JN287647

Physiology of Nutrition and Exercise

2003
DOBUNSHOIN
Printed in Japan

『ネオ　エスカ』シリーズの刊行にあたって

今日，私たちの日常生活で，身近に関わる食品・栄養・健康の学問分野には多くの新たな課題が投げかけられている。国民の疾病構造の変化をみても，自然環境破壊，少子化，高齢化といった事象が，問題に一層の拍車をかけているといえる。

こうした背景の中で，国民の健康課題に対応したより資質の高い栄養士・管理栄養士を養成するため，2000年3月に「栄養士法」の改正が行われた。これに伴い，保健医療サービスの担い手として高度な専門知識・技術を持った栄養士・管理栄養士を育成する必要から，新カリキュラムが導入された。これを受け大幅な学習内容の改編が行われ，2002年8月には「管理栄養士国家試験出題基準（ガイドライン）」が発表された。

同文書院では，これらの分野にわたる栄養士・管理栄養士養成のための教科書『新エスカ21』シリーズを1987年来発刊し，すでに好評を博してきたが，この新ガイドライン導入を機に従来の『新エスカ21』シリーズに加えて，新たに『ネオ　エスカ』シリーズ（新ガイドライン完全対応）を刊行することとなった。

『ネオ　エスカ』シリーズの内容は，新ガイドラインの目標を踏まえたうえで，

1）基本的な事項を現実に即した視点でまとめる

2）必要事項を豊富な図表と平易な文章でわかりやすく解説する

3）管理栄養士受験参考書として対応している

4）学生，教師の立場にたって使いやすさを求める

など，従来の方針がさらに充実，発展するよう努めた。

本書で学んだ学生から，次代を担う専門家が一人でも多く輩出することを願うものである。

2003年春

『ネオ　エスカ』シリーズ
編纂委員会

NEO ESKKA SERIES

ネオ エスカ

運動・栄養生理学

橋本　勲　編著

同文書院

執筆者紹介（執筆順）

編著者

橋本（はしもと）　勲（いさお）（第1章，4章，6章）
大妻女子大学教授

著　者

上原（うえはら）　万里子（まりこ）（第2章）
東京農業大学准教授

南（みなみ）　久則（ひさのり）（第3章）
熊本県立大学教授

山田（やまだ）　哲雄（てつお）（第5章，第9章）
関東学院大学教授

工藤（くどう）　一彦（かずひこ）（第7章）
慶友生活習慣病研究所所長

青地（あおち）　克頼（かつより）（第8章，第11章）
聖徳大学准教授

稲山（いなやま）　貴代（たかよ）（第10章）
首都大学東京准教授

松枝（まつえだ）　秀二（しゅうじ）（第12章）
川崎医療福祉大学教授

齋藤（さいとう）　実（まこと）（基礎用語）
国立スポーツ科学センター研究員

（カッコ内は，担当した章を示す）

まえがき

栄養と運動の生理学は医学からみると応用的な学問であるが，栄養学からみると最も基礎的な学問である。平成14年度施行の栄養士法改正にともない新カリキュラムが導入され，栄養士，管理栄養士には医療の担い手として高度の知識及び技術が求められるようになった。これまで，この分野は解剖生理学と運動生理学として教えられてきたが，この度のカリキュラムの改訂にともない，人体の構造と運動生理学を含めた栄養生理学的ヒトの機能を総合的に学ぶことが求められるようになってきた。

そこで，本書は栄養及びスポーツの生理学，健康，医学に関連した分野から得た研究成果をもとに運動・栄養生理学の概念を構築しようと試みた。本書の第1章で運動と栄養の生理学を学ぶことの必要性について，第2章で栄養素の生理について，第3章で摂取した栄養素の消化と吸収について，第4章でヒトの物質代謝について，第5章で呼吸と循環について，第6章で運動の起点となる骨格筋について，第7章で運動と栄養の調節をする神経系について，第8章でホルモンの働きについて，第9章で身体的トレーニングの生理的効果について，第10章でスポーツ栄養とドーピングについて，第11章で栄養と運動関連の健康増進施策について，第12章で栄養状態の判定・評価について述べた。

本書の執筆にあたり，国の内外をとわず栄養と運動に関連した生理学，生化学，スポーツ医学，その他の分野の研究論文を引用させて頂いた諸先生に対して，また，刊行にあたって，いろいろご尽力頂いた宇野文博同文書院社長，清水謙一編集部長ならびに編集部の方々に深く感謝する次第である。

2003年3月

編著者代表　　橋本　勲

ネオ エスカ　**運動・栄養生理学**

目　　次

第1章　序　　論 …… 1

1．運動・栄養と体　2

2．運動生理学と栄養生理学　3

第2章　栄養素の生理 …… 5

1．たんぱく質　6

（1）たんぱく質の分類　6
（2）アミノ酸の構造と働き　7
（3）たんぱく質・アミノ酸の代謝　8
（4）たんぱく質の合成　8
（5）たんぱく質の代謝回転　9
（6）たんぱく質栄養　9
（7）たんぱく質と他の栄養素との関係　11
（8）運動とたんぱく質　11

2．脂　　質　11

（1）脂質の種類と性質　12
（2）脂質の消化・吸収・運搬　13
（3）栄養素としての脂質　14
（4）脂質と他の栄養素との関係　15
（5）運動と脂質　16

3．糖　　質　16

（1）糖質の種類と性質　17
（2）糖質の代謝　18
（3）糖質の栄養　19
（4）糖質と他の栄養素との関係　20
（5）運動と糖質　21

4．ビタミン　21

（1）ビタミンの種類と機能　22
（2）主な脂溶性ビタミン　23
（3）主な水溶性ビタミン　24

5．ミネラル　26

（1）主要ミネラル　26
（2）微量ミネラル　29

6．水　31

（1）水の働き　31
（2）水のバランス　32

第3章　消化と吸収 …… 33

1．消化と吸収の機構　34

（1）消　　化　34
（2）吸　　収　34

2．消化器別の消化と吸収　35

（1）口　　腔　35
（2）食　　道　38
（3）胃　38
（4）小　　腸　40
（5）肝臓・胆嚢・膵臓　41
（6）小腸での消化と吸収　42
（7）大　　腸　42

3．栄養素別の消化と吸収　43

（1）炭水化物の消化と吸収　43
（2）たんぱく質の消化と吸収　44
（3）脂肪の消化と吸収　46
（4）ビタミン・ミネラルの吸収　48

4．消化器系の運動　48

5．運動と消化・吸収機能　49

（1）消化器症状　49
（2）胃酸分泌　49
（3）小腸機能　49
（4）食物の消化管通過速度　49

第4章　物質代謝 …… 51

1．物質代謝　52

2．中間代謝　52

（1）糖質の代謝　52
（2）脂質の代謝　56
（3）たんぱく質の代謝　57

3．エネルギー代謝　58

（1）栄養素の生理的燃焼値　58
（2）食物の物理的燃焼値　59

（3）エネルギー代謝の測定　61
（4）基 礎 代 謝　64
（5）基礎代謝に影響を与える因子　64
（6）1日の総エネルギー消費量　65
（7）第六次改定のエネルギー消費量　71
（8）日本人の食事摂取基準（2005年版）における推定エネルギー必要量　79

第5章　呼吸と循環 ……83

1．呼　吸　系　84
（1）肺　換　気　84
（2）ガスの交換と運搬　86
2．心臓血管系　88
（1）心　　臓　88
（2）血　管　系　90
3．運動と呼吸・循環系　91
（1）運動と呼吸系　91
（2）運動と心臓血管系　92
（3）運動と酸素摂取　94

第6章　筋　　系 ……97

1．骨格筋の形状　98
2．筋の種類とその役割　98
（1）筋の形や付着の仕方による分類　98
（2）筋の働き方の役割による分類　99
3．筋と関節の構造の仕組みと働き　99
（1）関節とその働き　99
4．骨格筋の収縮　100
（1）骨格筋の収縮様式　100
（2）縮の基本型　100
（3）収縮の分子的機序　102
（4）筋収縮の開始　103
（5）筋の収縮速度に関する特性　104
5．骨格筋線維とその燃料　105
6．心筋の収縮　106
7．平滑筋の収縮　107
（1）平滑筋細胞と臓器の構成　107
（2）平滑筋の特徴　107
（3）収縮の仕組み　107

第7章　神　経　系 ……109

1．神経系の分類　110
2．ニューロンの働き　110
（1）ニューロンの機能　110
（2）ニューロンの構造　111
（3）シ ナ プ ス　111
（4）神経筋伝達　112
3．体性神経と自律神経　112
（1）体 性 神 経　112
（2）自 律 神 経　112
4．運動と神経系　113
（1）随 意 運 動　113
（2）反　　射　113
（3）運動神経系の機能障害　114

第8章　ホ ル モ ン ……115

1．内分泌系とホルモン　116
（1）内分泌器官とホルモンの働き　116
（2）ホルモンの分類　116
（3）ホルモンの生理作用とその仕組み　118
（4）ホルモン分泌調節　120
2．運動におけるホルモンの働き　121
（1）運動時の内分泌応答　121
（2）運動強度とホルモン分泌　122
3．運動におけるホルモンの作用　122
（1）カテコールアミン　122
（2）インスリン　123
（3）グルカゴン　125
（4）グルココルチコイド　126
（5）成長ホルモン　126
（6）レニン，アンジオテンシン，アルドステロン　127
（7）バゾプレッシン　127
（8）心房性ナトリウム利尿ペプチド　127

第9章　運動の生理的効果 ……129

1．身体的トレーニング　130
（1）体力・運動能力　130
（2）身体的トレーニングの原則　131
2．運動の生理的効果　131

（1）神経への効果　132
（2）運動器への効果　133
（3）呼吸器への効果　134
（4）循環器への効果　136
3．トレーニングの方法　136
（1）運動処方の手順　136
（2）運動処方の内容　137
（3）目標とする相対強度に応じた運動の選択　137

第10章　スポーツ栄養とドーピング……143
1．運動能力を高める栄養　144
（1）適切な栄養管理の考え方　144
（2）糖質と水分補給の意義　146
（3）サプリメントとエルゴジェニックエイド　148
2．ドーピング　152
（1）ドーピングとは　152
（2）禁止薬物・方法　153
（3）ドーピング検査　155
3．アンチ・ドーピング教育　158
（1）アンチ・ドーピング活動　158
（2）アンチ・ドーピング教育活動　159

第11章　栄養・運動と健康増進……161
1．体づくり　162
（1）体づくりと体力　162
（2）体力の定義　162
（3）健康と体力の関係　163
（4）栄養と体力の関係　164
（5）運動と体力　165
2．体重調節　167
（1）エネルギー出納バランス　167
（2）消費エネルギー　168
（3）摂取エネルギーとやせの改善指導　168
（4）肥満の改善指導　168
（5）運動による体重調節の効果　169
（6）運動による体重調節の有用性　170
（7）運動と食欲　170
3．生活習慣病と老化の予防　171
（1）栄養・運動と動脈硬化　172
（2）栄養・運動と高血圧　174
（3）栄養・運動と糖尿病　176
（4）栄養・運動と骨粗鬆症　177
（5）栄養・運動と老化　179
（6）栄養・食生活習慣　180
（7）運動習慣　181
4．「健康日本21」の推進　181
（1）日本におけるこれまでのあゆみ　181
（2）健康日本21　181
（3）栄養・食生活　182
（4）身体活動・運動　184
（5）今後の生活習慣病対策における具体的な対応方針　187

第12章　栄養状態の判定・評価……191
1．発育と発達　192
（1）発育とは　192
（2）発達とは　192
（3）体格の発育　192
2．血液および尿検査による判定　198
（1）血清総たんぱく質　198
（2）アルブミン　198
（3）プレアルブミン　199
（4）レチノール結合たんぱく　199
（5）トランスフェリン　199
（6）血漿遊離アミノ酸　199
（7）尿素窒素　200
（8）クレアチニン　200
（9）尿酸　200
（10）血清脂質　200
（11）免疫機能検査　200
（12）尿中窒素　201
（13）尿中クレアチニン　201
（14）3-メチルヒスチジン　201
3．栄養状態の評価　202
（1）栄養アセスメントの必要性　202
（2）栄養アセスメントとは　202

基礎用語の解説　208
索引　211

…第1章…

序　　論

<学習のポイント>

1．生活習慣病がライフ・スタイル病とよばれる理由は，急に病気になったり，急に治ったりする性質の病気ではなく，栄養，運動，休養のバランスを失った生活様式（life style）によって徐々に悪化していき，治療するのに長期間が必要であるからである。このことは，上手に食べれば健康な生活を営めるとは限らず，適当に運動を日常の生活に取り入れるなど適切な生活習慣を確立することの重要性が分かってきたことを示している。

2．そこで，インスリン非依存性糖尿病，肥満，高血圧症，高脂血症，高尿酸血症，循環器病，大腸がん，歯周病などの生活習慣病を予防するためには運動生理学と栄養生理学について学ぶことが必要である。

1. 運動・栄養と体

個々人の健康意識の高い欧米諸国において，**健康増進政策**が実施され始めたのは，第２次世界大戦が終わってからまもなくである。その主な柱は，ストレスからの解放，食生活の改善，運動の不足の解消を基本とする３本の柱であった。それは，以下に述べる生活環境の変化によるものであった。

わが国や欧米工業先進諸国は，産業革命以降，工業化社会を経てまっしぐらに脱工業化社会へと進んでいる。この間，科学と技術の進歩は，私たちの生活を暮らしやすく，しかも豊かにしてきた。これらの数々の進歩は，私たちの職場，家庭，地域社会における生活様式（life style）に大きな変革をもたらした。生産能力の向上と機械化の促進は，人々を過酷な労働から解放し，労働時間を短縮し，生活水準を向上させた。

このような日常生活の変化は，人々の創造的表現に必要な余暇時間を増進させ，日常の食生活を豊かなものにした。さらに，科学技術の革新は医療の進歩を促進し，その結果，感染症は激減し，平均寿命は著しく延びることになった。

しかしながら，栄養の過剰と不適切な摂取，運動の不足，さらに現代文明の先進諸国における特殊な精神的ストレスの増大といった近年の傾向は，肥満症，高血圧症，虚血性心疾患，糖尿病，高尿酸血症などの，いわゆる生活習慣病の増加を促した。

私たちを**運動不足**に導いた大きな要因として，産業革命以降におこった機械化，オートメーション化，モータリゼーション化，コンピュータ化などをあげることができる。これらの要因が，職場，家庭や地域社会における私たちのライフ・スタイルを大きく変えた。例えば，激しい肉体労働に従事する人口が減少したと同時に，職業の専門化が著しく進み，座業的で軽い労作に属する職業に就く人々が増加した。家事労働においても電気洗濯機，電気衣類乾燥機，電気食器洗い機などにみられるように機械化から自動化へと進み，省力化に拍車がかかった。

日常生活の合理化，省力化によって生じた身体活動量の低下から誘発されたと考えられる心臓・血管系の機能障害，肺機能障害，末梢動脈血管系の血行障害，血栓形成，高・低血圧症，代謝機能低下による肥満，神経性胃炎，骨粗鬆症および非炎症性関節症などの疾患をみてきたハンス・クラウスとヴィルヘルム・ラープは，これらを「**運動不足症**」と定義し，1956年のアメリカ医学会において発表した。彼らはこのように運動不足により発症する慢性的で退化的症候群を**Hypokinetic Disease**とよんだ。これまで，種々の原因による運動機能，またはその活動性の異常な減少を示す病気は，「**運動低下症**」（英 Hypokinesia，独 Hypokinesie）とよばれてきた。

しかし，欧米工業先進諸国では，栄養・運動・休養の３本の柱では，生活習慣病の克服が不完全であることに気づき，例えば，アメリカ合衆国では，生活習慣病に対処するために467の改善目標を決め，生活を総合的に見直す「**Healthy**

People 2010」政策，わが国では「健康日本21」政策を実行に移した。

日本においては，運動不足および栄養過多・過少の両面において欧米諸国ほど悪化せずに現在に至っている。しかし，現在の運動不足と栄養状態をこのままにしておくことは，老若男女を問わず日本人の健康をいろいろな面において阻害し，生活の質（Quality of Life：QOL）を低下させることは明らかである。

他方，運動不足状態から脱しようとして，喫煙，飲酒，栄養状態などの生活習慣などに十分な配慮をしないで運動をやり過ぎている人も多くなり，その他，アスリートといわれる人々も栄養状況の改善なしには，より良い成績を残せないような時代になってきた。

また，厚生省は健康づくりのため1980年代の「第1次国民健康づくり対策」，1990年代の「第2次国民健康づくり対策—Active 80 Health Plan」政策を実行に移した。この政策は，欧米諸国の政策と同様に栄養・運動・休養を3つの柱としたものであった。わが国も欧米諸国と同様に「健康日本21」政策が厚生労働省によって実施に移され，国民各層の自由な意思決定に基づく健康づくりに関する意識の実践を促進させようとしている。

2．運動生理学と栄養生理学

最近の研究成果により，生活習慣病とは「食習慣，運動習慣，休養，喫煙，飲酒等の生活習慣が，その発症・進行に関与する疾患群」と厚生労働省によって定義されるようになり生活習慣との関連が明らかになった。

そこで，このような生活習慣病を予防するためにどのような生活習慣を確立し，運動の不足を解消し，栄養状態を改善したらよいかについて学び，運動と栄養のプログラムを作成し，実践活動を指導するために運動と栄養の生理学について学ぶ必要がある。

近年，スポーツ栄養，健康の維持増進，高齢者や病人を介抱し，日常生活を助ける専門家は，運動を含めて栄養生理学を学ぶ必要がでてくる。ここでは，運動生理学と栄養生理学の概要について簡単に述べることにする。

- 運動生理学とは，一過性の運動および身体的トレーニングによる生理的適応をそのメカニズムについて研究する学問の領域である。
- 栄養生理学とは，1回の食事と継続的な食生活がヒトの体に及ぼす影響とメカニズムについて研究する学問である。

…第 2 章…

栄養素の生理

<学習のポイント>

1．たんぱく質は，生物の体を形づくる骨格筋，組織，臓器などの基本構造をつくり，生命活動はすべて酵素が触媒する化学反応によって支えられている。
2．脂質は，体内で水を伴わずに少ない体積で貯蔵できる，非常に効率のよいエネルギー貯蔵体であり，細胞膜やホルモンの構成成分として重要な役割がある。
3．糖質は，ヒトにとって最も豊富かつ簡単に利用できる食糧資源かつエネルギー源であり，炭水化物ともよばれている。
4．糖質の摂取を調節することにより体内のたんぱく質の分解が節約され，糖質の摂取過剰分は脂質として貯蔵されるなど，三大栄養素は体内での相互作用を示す。
5．食物繊維は整腸作用の他，生活習慣病に対する予防効果が期待される。
6．ビタミンは生体の機能を正常に維持するのに必要な微量栄養素で，脂溶性と水溶性に大別され，三大栄養素のエネルギー代謝にも関与する。
7．ミネラルは，主要ミネラルと微量ミネラルに大別され，生体を構成する成分として微量ではあるが，さまざまな働きをもち，生体にとって必須なものが多い。
8．健康なヒトでは体内総水分量が一定に保たれており，体から失われる水と供給される水とが等しい。

1．たんぱく質

ホルモンとサイトカイン
ホルモンは生理活性をもつさまざまな化学物質の総称で，ペプチドホルモンとステロイドホルモンに大別される。一般的には産生臓器があり，血流を介して遠くの標的細胞に働き，遺伝子発現や細胞機能の調節を行う。
一方，サイトカインは細胞間の情報を伝達する一群のたんぱく質であり，血液，免疫系，神経系，発生，形態形成，生殖などの生命現象のさまざまな場面で重要な働きをする。

たんぱく質は，炭素，水素，酸素，窒素，硫黄の５元素からなり，構成単位としてアミノ酸が結合してできた高分子化合物である。たんぱく質は，生物の体を形づくる骨格筋，組織，臓器などの基本構造をつくり，生命活動はすべて酵素とよばれるたんぱく質が触媒する化学反応によって支えられている。

さらに酸素を運ぶ**ヘモグロビン**も，生体異物から身を守る免疫の担い手である抗体も，細胞間の情報伝達にかかわる**ホルモン**や**サイトカイン**も，そして遺伝子の発現を調節する転写制御因子もすべてたんぱく質である。

国民栄養調査によると，たんぱく質の摂取量は1975（昭和50）年～2000（平成12）年まで国民１人１日当り80g前後で，極端な増減の傾向はみられない（図２－１）。しかし**動物性たんぱく質比率**（%）は，1975年の48%に比較し，2000年では，53.6%と増加している。これは，米類が減少し，肉類および乳類の増加に伴うものである。

（1）たんぱく質の分類

１）構成成分別分類

・**単純たんぱく質**：アミノ酸のみでできているたんぱく質で，溶媒に対する溶解性によって分類される。

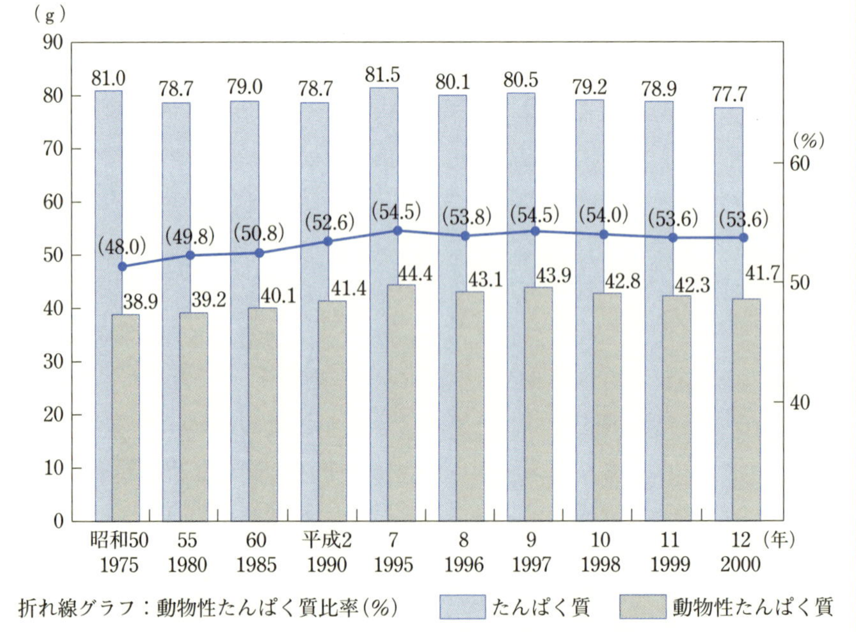

図２－１　たんぱく質摂取量の年次推移

資料）健康・栄養情報研究会編『国民栄養の現状―平成12年 厚生労働省国民栄養調査結果』第一出版，2002

アルブミン，グロブリン，グルテリン，プロラミン，硬たんぱく質

・**複合たんぱく質**：単純たんぱく質と非たんぱく性成分（脂質，糖質，核酸，色素など）とが結合したもので，生理的に重要なものが多い。

糖たんぱく質，リンたんぱく質，リポたんぱく質，色素たんぱく質，核たんぱく質

・**誘導たんぱく質**：天然のたんぱく質が，化学的・物理的に変性したり分解したりして得られるもの。

ゼラチン，プロテオース，ペプトン

2）機能別分類

・**結合たんぱく質**：カルモジュリン，カルビンディンなど（カルシウム結合たんぱく質）
・**構造たんぱく質**：コラーゲン，エラスチンなど（結合組織）
・**収縮たんぱく質**：アクチン，ミオシンなど（筋肉収縮）
・**運搬（輸送）たんぱく質**：ヘモグロビン（酸素運搬），アルブミン（血液中の物質運搬）など
・**防御たんぱく質**：免疫グロブリンなど（異物排除）
・**酵　　素**：アミラーゼ，ペプシンなど（化学反応の触媒）
・**ホ ル モ ン**：インスリン，グルカゴンなど（ペプチドホルモン）
・**受容体たんぱく質**：ホルモンの受容体，サイトカインの受容体

（2）アミノ酸の構造と働き

生体内に膨大に存在するたんぱく質合成に必要なアミノ酸はわずか20種である。アミノ酸はα炭素に**アミノ基（$-NH_2$）**と**カルボキシル基（-COOH）**を合せもつ**両性電解質**で（図2－2），側鎖（R）の構造の違いから塩基性，中性，酸性アミノ酸に分類され，また官能基により**分岐鎖アミノ酸**，**含硫アミノ酸**，**ヒドロキシアミノ酸**に分類される。

たんぱく質は2つのアミノ酸の間でアミノ基とカルボキシル基1個ずつから水（H_2O）が1分子除かれて結合（**ペプチド結合-CO-NH-**）し，直鎖上につながった化合物である。どのアミノ酸がどのような配列でつながるかによってたんぱ

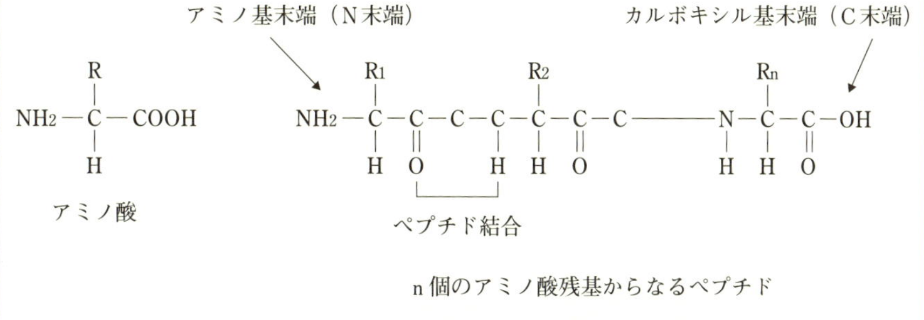

図2－2　アミノ酸とペプチドの基本構造

く質の構造と機能が決定され，わずか20種類のアミノ酸から，私たちの生命を支えるさまざまな機能をもった約10万種類のたんぱく質をはじめとするポリペプチドができる。

（３）たんぱく質・アミノ酸の代謝

食事から摂取されたたんぱく質は，いったんアミノ酸に加水分解（消化）され，それを材料に人体のたんぱく質が再合成できる。

たんぱく質の消化はまず胃で開始される。食物が胃に入ると，胃壁の主細胞から不活性型の酵素前駆体である**ペプシノーゲン**と**壁細胞**から**塩酸（胃酸）**が分泌される。ペプシノーゲンはpH 2前後の酸性下で活性型の**ペプシン**に変り，たんぱく質をある程度の大きさのポリ（オリゴ）ペプチドにする。その後，十二指腸で膵液と混じり，小腸へ進むと膵液に含まれる**トリプシン**，**キモトリプシン**，**エラスターゼ**，**カルボキシペプチダーゼ**によって，さらに細かくアミノ酸もしくは小さなペプチドに加水分解され，小腸粘膜細胞から吸収される。

アミノ酸代謝の中心となっている酵素反応は，グルタミン酸デヒドロゲナーゼでのアンモニアの固定と遊離，およびアミノ基転移アミノ酸とα-ケト酸との間のアミノ基の受け渡しである。これらは可逆反応なので，アミノ酸の合成，異化に共通して用いられる。さらにα-ケト酸は解糖系と**TCA回路**の基質でもあるので，この反応を介してアミノ酸代謝は糖質および脂質代謝に合流する。

糖質の代謝経路に入るアミノ酸を**糖原性アミノ酸**，脂質の代謝経路に入るアミノ酸を**ケト原性アミノ酸**という。また，これらの代謝の中心臓器は肝臓であり，糖質，脂質代謝と連携して，栄養状態に応じた**アミノ酸プール**の恒常性を維持している。アミノ酸は，それぞれのアミノ酸の骨格となるα-ケト酸に，グルタミン酸に固定されているアミノ基が転移することで合成される（非必須（可欠）アミノ酸）。また，食事より摂取される**必須アミノ酸**から合成されるものもある（メチオニン → システン，フェニルアラニン → チロシン）。

アミノ酸の異化は，アミノ基に由来するアンモニアの代謝とアミノ基を除いた炭素鎖の代謝に分けられる。

スレオニンとリジンを除くα-アミノ酸の全てのアミノ基はそれぞれのアミノ基転移酵素によってα-ケトグルタール酸に渡される。この反応で外された窒素は，いったんグルタミン酸のアミノ基を経由する。グルタミン酸デヒドロゲナーゼがグルタミン酸からアンモニアを遊離させるが，このアンモニアは中枢神経毒になるため，尿素回路により，無毒の尿素に変換され，尿中に排泄される。アミノ酸の異化は主に肝臓で行われるが，分岐鎖アミノ酸は脳と筋肉で代謝される。

アミノ基が外された炭素鎖（骨格）は，アセチルCoAやTCA回路のメンバーとなり，糖質，脂質代謝に合流し，ATP産生にかかわる。

（４）たんぱく質の合成

生体にとって必要なたんぱく質の生合成は，遺伝情報の転写と翻訳によって行

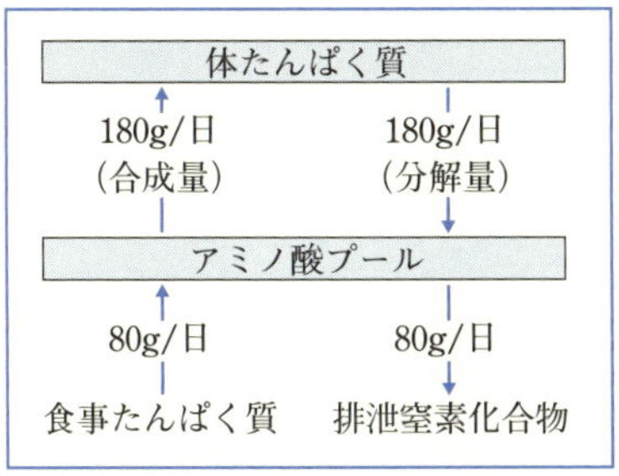

図２－３　体たんぱく質の動的平衡

われる。

・**転写因子**によって活性化されたDNAの情報（特定部分の塩基配列）が**RNA分子（mRNA）**に写しとられる（転写）。

・DNAの**塩基配列**を転写したmRNAはリボゾームに移動し，細胞質で特定のアミノ酸と結合した後，やはりリボゾームに移動してきた**tRNA**と結合し，アミノ酸配列が決定する（翻訳）。

・アミノ酸どうしは結合によって連結され，ポリペプチド鎖を作り，できあがったたんぱく質はリボゾームから離れ，小胞体やゴルジ体でさまざまな修飾を受けるものもある。

（５）たんぱく質の代謝回転

体たんぱく質は，いったん合成されると細胞が死滅するまでそのまま存在するわけではなく，常に入れ替わっている。体重に増減のない成人では合成と分解をくり返しながら一定の状態を保っており，この平衡状態を**動的平衡**とよんでいる。現在の日本の成人は，１日当り約80gのたんぱく質を摂取しているのに対し，体たんぱく質の合成量と分解量はその２倍以上の180gといわれている（図２－３）。

また，たんぱく質の**半減期**（分解の速度）は組織によって異なり，小腸粘膜，肝臓，腎臓，血漿などは速く（10～15日），筋肉や結合組織のコラーゲンなどは遅い（約180日）。

（６）たんぱく質栄養

１）動物性たんぱく質と植物性たんぱく質

たんぱく質は種類によって栄養価が異なるのは，構成アミノ酸の組成に関係がある。一般的に動物性たんぱく質は植物性たんぱく質に比べて栄養価が高い。

しかし栄養価の低いたんぱく質でも，特定のアミノ酸を添加すると栄養価が高くなる。例えば小麦や精白米たんぱく質にリジンを，トウモロコシたんぱく質にトリプトファンなどを加えると，栄養価が高くなる。これを**アミノ酸の補足効果**といい，これらのアミノ酸は，そのたんぱく質の**制限アミノ酸**とよばれている。また，補足するアミノ酸の種類や量が適当でないと，かえって栄養価が低下し，脂肪肝を発生する場合もあり，このような現象を**アミノ酸インバランス**とよぶ。

表２－１　必須アミノ酸と非必須アミノ酸

必須アミノ酸	非必須アミノ酸
ヒスチジン	グリシン
イソロイシン	アラニン
ロイシン	セリン
リジン	アスパラギン酸
メチオニン	グルタミン酸
フェニルアラニン	アルギニン
スレオニン	プロリン
トリプトファン	シスチン
バリン	システイン
ヒスチジン	チロシン

２）必須アミノ酸と非必須アミノ酸

アミノ酸には，体内で合成できない**必須（不可欠）アミノ酸**と，合成できる**非必須（可欠）アミノ酸**とがある（表２－１）。したがって，必須アミノ酸は絶えず食事から供給しなければならない。

ヒスチジンは幼児では体内で十分に合成されないので，必須アミノ酸ととり扱われてきたが，近年は成人でもヒスチジンの必須性が明らかにされている。

非必須アミノ酸のうち，システインとシスチンはメチオニンから，チロシンはフェニルアラニンから，体内で合成されるので，メチオニンとフェニルアラニンの必要量を節約できる。

3）たんぱく質の栄養評価法

たんぱく質の栄養評価法は，**生物学的評価法**と**化学的評価法**とに大別される（表2－2）。生物学的評価法には，動物を用い摂取たんぱく質1g当りの体重増加量で示す**PER（たんぱく質効率）**や，吸収された窒素のうち体内に保留された割合を示す**BV（生物価）**，BVに消化吸収率を加味した**NPU（正味たんぱく質利用率）**などがある。

これに対して化学的評価法は，たんぱく質のアミノ酸組成から計算して評価する方法である。現在まで**プロテインスコア**（1957年），**卵価・人乳価**（1963年），**アミノ酸スコア**（1973年）がFAO/WHO委員会から，さらにその後の研究の成果をふまえて1985年に必須アミノ酸必要量パターンがFAO/WHO/UNU委員会から提案されている。たんぱく質の栄養価が高いということは，構成必須アミノ酸のバランスがよいことである。

いずれの評価法も，理想的アミノ酸組成と比較して，評価するたんぱく質の必須アミノ酸のうち基準値に対して最も低いパーセントを示すものを**第一制限アミノ酸**とよび，このパーセントをスコアとしている。

4）ペプチドの機能

たんぱく質は，その最小単位のアミノ酸まで分解され，吸収されると考えられてきたが，近年，低分子のペプチドでも例外的に吸収されることがわかってきた。**生理活性ペプチド**とよばれ，血圧調節，カルシウム吸収促進，鎮静効果など特異的な生理活性機能をもつペプチドが分離されており，これを添加した食品には従来のものと異なる特殊な機能が期待できるといわれている。

ラクトトリペプチド（血圧低下作用）やCPPとよばれるカゼインホスホペプチド（カルシウム吸収促進）は，市販飲料などに添加されている。

表2－2　たんぱく質の栄養評価法

生物学的評価法	PER：Protein Efficiency Ratio（たんぱく質効率）	$= \frac{\text{体重増加量}}{\text{摂取たんぱく質量}}$
生物学的評価法	BV：Biological Value（生物価）	$= \frac{\text{体内保留窒素量}}{\text{吸収窒素量}} \times 100$
生物学的評価法	NPU：Net Protein Utilization（正味たんぱく質利用率）	$= \frac{\text{体内保留窒素量}}{\text{摂取窒素量}} \times 100$
化学的評価法	アミノ酸スコア	アミノ酸評点パターンに基づいて計算された第一制限アミノ酸のパーセント
化学的評価法	プロテインスコア	FAOの比較たんぱく質に対する第一制限アミノ酸のパーセント
化学的評価法	卵　価	全卵たんぱく質に対する第一制限アミノ酸のパーセント
化学的評価法	人乳価	人乳たんぱく質に対する第一制限アミノ酸のパーセント

（7）たんぱく質と他の栄養素との関係

1）ミネラルの吸収への影響

食事中たんぱく質の種類と量が，ミネラル（カルシウム，鉄など）の吸収に影響を与える。

2）ビ タ ミ ン

アミノ酸代謝に必要な補酵素成分としてビタミンB_6（ピリドキシン）が関与する。

（8）運動とたんぱく質

運動時には，摂取たんぱく質の必要量も増加するが，高たんぱく食やアミノ酸添加食を摂っても，それだけでは筋肉増強に結びつかないという説と，いくつかのアミノ酸は，それらがホルモン分泌を刺激するという知見に基づき，筋力トレーニングをしている人々のパフォーマンスの改善を助けるという概念がある。

何人かの研究者は，持久性運動中の**分岐鎖アミノ酸**（バリン，ロイシン，イソロイシン）を含む**サプリメント**の体たんぱく質分解の抑制効果を示唆している。

2．脂　　質

脂質は，体内で水を伴わずに少ない体積で貯蔵できる，非常に効率のよいエネルギー貯蔵体（主に中性脂肪）である。また細胞膜やある種のホルモンの構成成分（主にリン脂質，コレステロール）として，さらには脂溶性ビタミンの担体としても重要な役割がある。

図2－4はエネルギーの栄養素別摂取構成比（年次推移）である。1975（昭和50）年の摂取エネルギーに対する脂質の割合は22.3％であるが，2000（平成12）

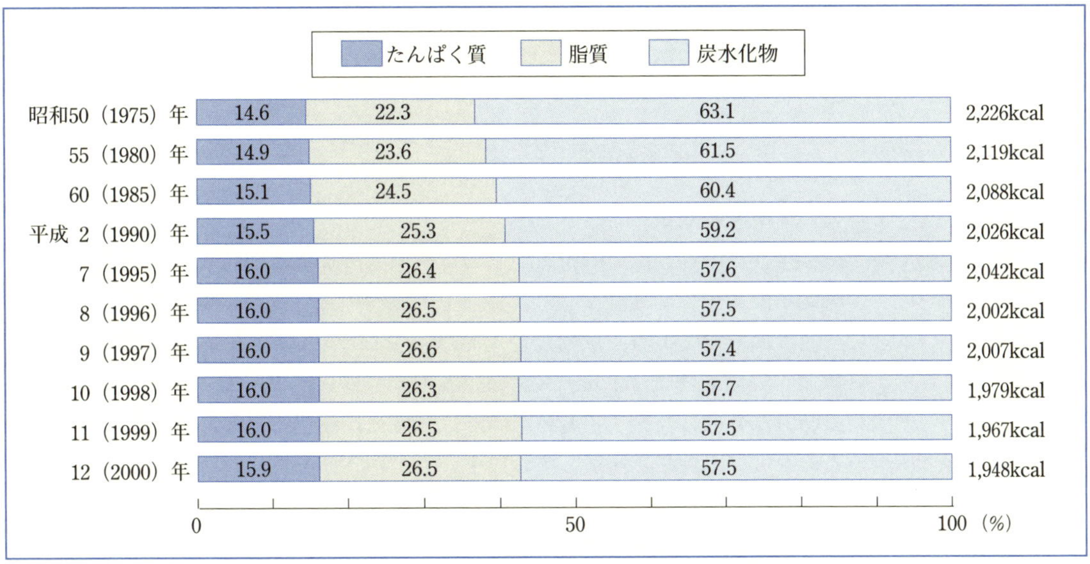

図2－4　エネルギーの栄養素別摂取構成比（年次推移）

資料）健康・栄養情報研究会編『国民栄養の現状－平成12年 厚生労働省国民栄養調査結果』第一出版，2002

年では26.5％と増加している。**脂質エネルギー適正比率**は25％が上限であるため，1990（平成２）年以降の25％を上回る比率増加が問題視されている。

（１）脂質の種類と性質

脂質はエーテル，クロロホルム，ベンゼンなどの有機溶媒には溶けるが，水には溶けない性質がある。化学構造から単純脂質，複合脂質，誘導脂質に大別される。

１）化学構造による分類

①単純脂質

単純脂質は，脂肪酸とアルコールがエステル結合したものである。食用油脂の主要な成分であるトリアシルグリセロール（中性脂肪）は，常温で液状のものは油，固体のものは脂肪とよばれる。油には綿実油，オリーブ油など，脂肪にはバター，ラードなどがある。

単純脂質の中にはワックス（ロウ）なども含まれるが，消化吸収されないので食用として利用されることはない。

②複合脂質

複合脂質は脂肪酸とアルコールとその他の物質との化合物で，リン脂質，リポたんぱく質，糖脂質などがある。

リン脂質はリン酸と窒素を含み，生体膜の主要な成分で，レシチン，スフィンゴミエリンなどがある。レシチンは卵黄，大豆中にも多く，乳化剤として食品加工にも使用されている。

リポたんぱく質は，リン脂質とたんぱく質の複合体である。血中のリポたんぱく質はその内部にトリグリセリド（中性脂肪）やコレステロールエステルなどを含み，脂質の運搬役を果たす。また，リポたんぱく質は生体膜の基本構造でもある。糖脂質は糖質を含む脂質で，光合成組織にみられるガラクトリピドなどがある。

③誘導脂質

誘導脂質は，単純脂質あるいは複合脂質が加水分解してできる脂質で，脂肪酸，グリセロール（グリセリン），ステロイド類，色素類，炭化水素，脂溶性ビタミンがある。

２）脂肪酸の分類

特に重要なのは，多くの脂質に共通な構成成分である脂肪酸である。脂肪酸は２炭素単位で生合成されるため，食物や生体内に含有される脂肪酸のほとんどの炭素数は偶数個である。炭素数が４個以下のものを**短鎖**，５～10のものを**中鎖**，11以上を**長鎖脂肪酸**とよぶ。炭素原子間の結合様式によって，**飽和脂肪酸**と**不飽和脂肪酸**に分けられる。不飽和脂肪酸は，さらに炭化水素鎖に二重結合を１つもつものを**モノ不飽和脂肪酸**，２つ以上のものを**多価不飽和脂肪酸**とよぶ。不飽和脂肪酸の多い植物油は室温で液状のものが多く，飽和脂肪酸の多い動物性脂肪は室温で固体のものが多い。

ステロイド類の代表であるコレステロールは，胆汁酸，ステロイドホルモン，細胞膜の主要な成分となるが，動脈壁には過剰に蓄積すると動脈硬化を誘引する。

（2）脂質の消化・吸収・運搬

1）消化・吸収

脂質のうち，**トリアシルグリセロール（中性脂肪）**と**リン脂質**は胃内で，一部**胃リパーゼ**で加水分解され，主に**遊離脂肪酸**と**ジアシルグリセロール**になる。それらが十二指腸に運ばれると，大部分は胆汁酸によって小さな**脂肪球（ミセル）**に変えられ，**乳化**され，微粒子となって水に分散し，消化されやすくなる。

この後，**膵液リパーゼ**の作用を受け，**モノグリセロール**と遊離脂肪酸に分解され，そのまま吸収されるか，さらに**腸リパーゼ**によって脂肪酸とグリセロールにまで分解され，小腸上皮細胞から吸収されるものもある。

体重の約66％が水分である私たちの体内を脂質が自由に動きまわるには，たんぱく質などと共に複合体をつくり，水に可溶化した状態になっていなくてはならない。リンパ液や血液中で脂質を運搬する粒子を**リポたんぱく質**とよぶ（図2－5）。

リポたんぱく質は，その比重の低い順に，カイロミクロン，VLDL（超低比重リポたんぱく質），LDL（低比重リポたんぱく質），IDL（中間比重リポたんぱく質），HDL（高比重リポたんぱく質）に分けられる。

2）運搬・分解

小腸上皮細胞より吸収された脂質は，カイロミクロンとともに球状粒子を形成し，リンパ管に放出され，胸管を経て大静脈へ入る。

カイロミクロン中の脂質は食事から摂取された脂質を反映し，大部分がトリアシルグリセロールである。カイロミクロンが末梢の筋肉，脂肪組織，心臓へ運ばれると，毛細血管に存在する**リポたんぱく質リパーゼ（LPL）**により内部のトリアシルグリセロールが分解され，粒子径の小さい**カイロミクロンレムナント**になる。カイロミクロンレムナントは**レムナント受容体**を介して肝臓に取り込まれ，トリアシルグリセロールとコレステロールエステルを供給する。

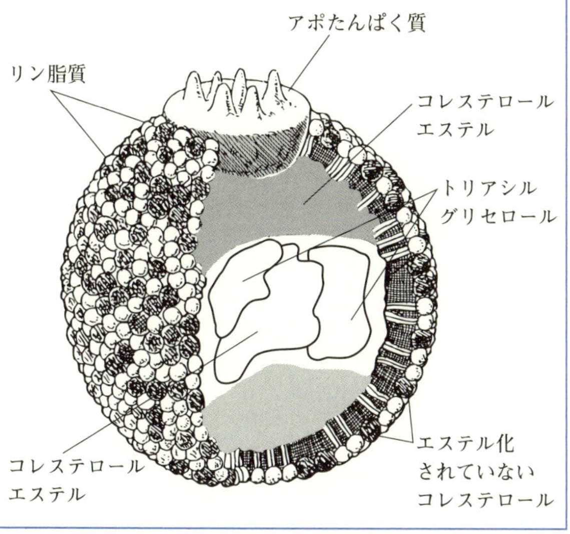

図2－5　リポたんぱく質（LDL）の構造

これをもとに，肝臓ではVLDLが合成され，血中に分泌された後，末梢組織に脂肪酸を供給し，IDLとなる。さらに肝臓の血管壁にある**肝性リパーゼ**により内部のトリアシルグリセロールが分解され，LDLに代謝される。LDLはコレステロールを豊富に含むため，**LDL受容体**を介し，末梢組織にコレステロールを供給する。

HDLは末梢組織から余分なコレステロールを引き抜き，**レシチンコレステロールアシルトランスフェラーゼ（LCAT）**の作用により，レシチンの脂肪酸を受け取り，**エステル化**して肝臓に送り返す。この経路をコレステロールの逆転送経路という。HDLコレステロールエステルの

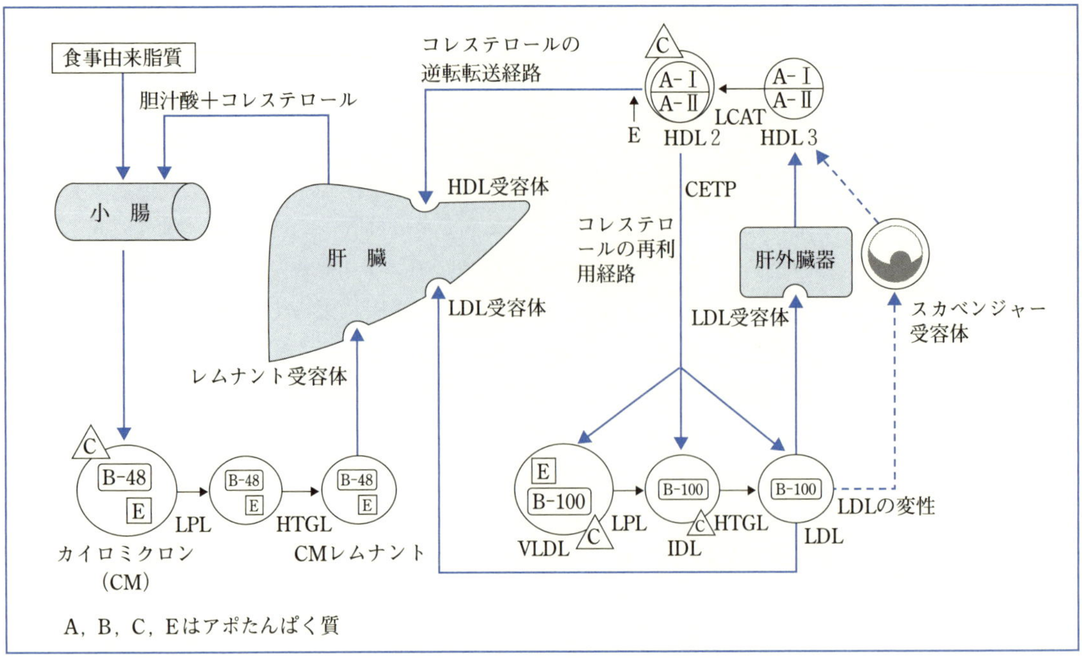

図2－6　リポたんぱく質の代謝

一部は，**コレステロールエステル転送たんぱく質（CETP）**によりVLDL，IDL，LDLへ転送され，代謝される（図2－6）。

（3）栄養素としての脂質

1）エネルギー源として

脂質のもつエネルギーは9 kcal/gで，糖質やたんぱく質の2.25倍であることから，同じエネルギーを得るのに摂取量は少なくてすむ。

2）動物性脂質と植物性脂質

私たちが摂取する脂質は，飽和脂肪酸の多い動物性（魚類を除く）のものと，不飽和脂肪酸の多い植物性（魚類を含む）のものに分けられる。動物性脂質を多く摂取している欧米人には動脈硬化性疾患が多く，最近では動物性脂質の摂取と免疫系，老化，がんとの関係も指摘されている。

日本でも食事の欧米化が進み動物性脂質の摂取量が増加しているので，植物性脂質の摂取比率を高めるよう配慮することが望ましいとされている。

3）必須脂肪酸

脂質の中にはエネルギー源としてのみならず，動物の正常な発育と生体機能を維持するのに必要な成分がある。これが**必須脂肪酸**（リノール酸，リノレン酸，アラキドン酸）で，体内では合成できない。しかし，この中でアラキドン酸はリノール酸から合成されるので，リノール酸を多く摂取すれば，アラキドン酸の欠乏は起らない。

ヒトで必須脂肪酸が欠乏すると，皮膚の異常，組織再生力の低下，感染症への抵抗力の減少などを起すことが知られている。

4）飽和脂肪酸と不飽和脂肪酸

脂肪酸は分子内に二重結合をもたない飽和脂肪酸と，二重結合をもつ不飽和脂肪酸とに大別される。脂肪酸の重要な役割のひとつは，リン脂質の成分として生体膜を構成することであり，生体膜はさまざまな多価不飽和脂肪酸を必要とするので，**脂肪酸の長鎖化**，**不飽和化**が行われる。「日本人の食事摂取基準（2005年版）」では，飽和脂肪酸と多価不飽和脂肪酸であるn－6系とn－3系脂肪酸の摂取範囲（上限・下限を含む）を年齢階級別に定めている。

5）n－6系およびn－3系脂肪酸

多価不飽和脂肪酸には，植物油に多いリノール酸が属する**n－6系**の脂肪酸と，植物油に多いα－リノレン酸や魚類に多いエイコサペンタエン酸（EPA）と**ドコサヘキサエン酸（DHA）**が属する**n－3系脂肪酸**がある。これらの脂肪酸はそれぞれ生体における機能が異なるため，適正な摂取を心がけることが大切である。

日本人の通常な食生活では，n－3系脂肪酸1に対し，n－6系脂肪酸は4.2程度の摂取である。

6）EPAとDHA

EPAおよびDHAはn－3系多価不飽和脂肪酸で，どちらも魚油に多く含まれている。魚類の摂取量が多いグリーンランドイヌイット，カナダインディアンに，心筋梗塞などの血栓症が少ないという疫学調査の成績がきっかけとなって注目され始めた。n－3系脂肪酸摂取を増加させることにより，動脈硬化，アレルギー予防効果が期待され，妊婦，授乳期には胎児および乳児の適正な発育のため，DHAの不足なく摂取することが重要視されている。

しかし，この多価不飽和脂肪酸は非常に酸化されやすい欠点があり，空気中の酸素で容易に酸化され，できた**ハイドロパーオキサイド（過酸化物）**が健康障害を引き起こすおそれがあることも注意せねばならない。

7）プロスタグラディン

生体内のいたる所で必須脂肪酸から合成される物質で，多彩な生理活性を示すことから，注目されている。血小板凝集，血管の収縮拡張，胃液分泌の調節，子宮収縮などに関与し，必要なときに微量つくられ，必要な場所で働いたのち，その付近で破壊されることが多いため，**局所ホルモン**とよばれることもある。

（4）脂質と他の栄養素との関係

1）脂溶性ビタミンの担体

バター，卵黄にはビタミンAやDが含まれ，植物油にはビタミンEなどが含まれているため，脂質を摂取すればこれらビタミンを補給できる。

2）過酸化脂質とビタミンE

不飽和脂肪酸が空気中の酸素で自動酸化されることにより，**過酸化脂質**ができる（光，高温，鉄や銅の金属などで生成が促進される）。過酸化脂質を生成しやすい食品を大量に摂取しているときは，体内で起る**過酸化反応**をできるだけ防ぐような配慮が大切となる。

こうした組織内・細胞内での過酸化脂質の増大は，ビタミンEをはじめとする抗酸化効果を示すビタミンや**グルタチオンペルオキシダーゼ（GPX）**などの抗酸化酵素で防御されることから，不飽和脂肪酸を多く摂取するときには，ビタミンE，ビタミンCあるいはカロテノイドなどの摂取量を増加させることが必要である。

（5）運動と脂質

脂肪組織や筋肉内のトリアシルグリセロール由来の脂肪酸は骨格筋の収縮に利用され，持久性トレーニングでは，脂質が主要燃料となる運動強度の範囲を拡大し，筋肉内トリアシルグリセロールの利用を高め，貯蔵量も増加させる。したがって，筋肉中のトリアシルグリセロールの貯蔵が少ないとグリコーゲンの枯渇と同様にパフォーマンスを低下させることになる。

「日本人の食事摂取基準（2005年版）」では，摂取脂肪エネルギー比率は25％が上限であるが，運動量が多く，対象者の動脈硬化性疾患の危険性がより低いと考えられる場合には，上限値に幅をもたせる可能性がある。しかし，高脂肪食は中等度の運動（60％最大酸素摂取量：$\dot{V}o_2max$）に対しては**ケトーシス**を引き起こさず，内因性糖質を節約することができるが，高強度（90％$\dot{V}o_2max$）の場合には効果がみられず，さらに摂取が長期間になる場合には，ケトーシスを避けるために充分なグルコースの供給が必要となる。

3．糖　　質

糖質は，ヒトにとって最も豊富に，簡単に利用できる食糧資源でありかつエネルギー源である。糖質は，水の生成に必要な割合の水素と酸素とが炭素と結合した化学構造（$C_m(H_2O)_n$）をしていることから，炭水化物ともよばれている。

従来，炭水化物は糖質と繊維の総称として用いられてきたが，**難消化性多糖**である**食物繊維**の概念が確立されてきたため，「五訂　日本食品標準成分表」では炭水化物と食物繊維とに分けている。本書ではたんぱく質，脂質にそろえて糖質と分類し，食物繊維は難消化性糖質として解説する。

糖質の摂取量は各国の食糧事情や経済事情などで左右され，**糖質のエネルギー摂取構成比**は，西欧諸国の50％から開発途上国での70％に及んでいる。日本の1950（昭和25）年の糖質が占める摂取エネルギー比は約80％であったが，2000（平成12）年には57.5％まで減少している。さらに糖質の摂取状況を種類別に比較してみると（図2－7），1975（昭和50）年に39.2％であった米類が，1995（平成7）年以降2000年まで30％前後で一定している。

小麦やその他の穀類と合わせると，穀類としての摂取比率は2000年では，41.3％となる。こちらも20年前の49.6％に比較すると低くなってきた。「日本人の食事摂取基準（2005年版）」では，糖質（炭水化物）の摂取量は総エネルギーの少なくとも50～70％とすることが望ましいとされている。

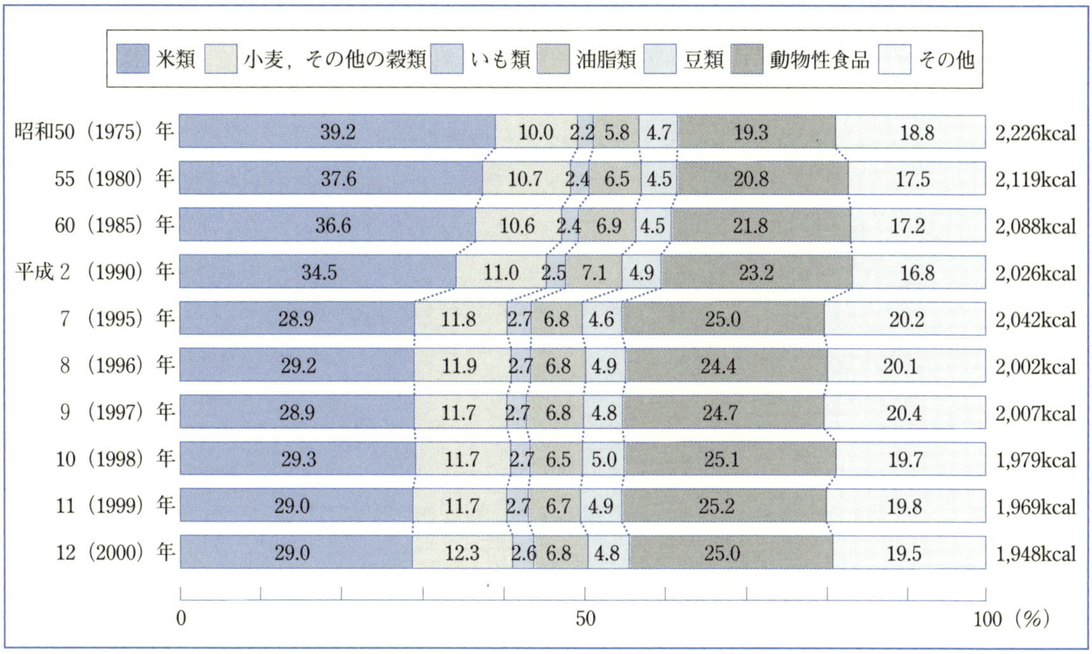

図２－７　エネルギーの食品別摂取構成比（年次推移）

資料）健康・栄養情報研究会編『国民栄養の現状―平成12年厚生労働省国民栄調査結果』第一出版，2002

（１）糖質の種類と性質

糖質は，化学構造上から**単糖類**，**少糖類**，**多糖類**に大別される。

１）単　糖　類

単糖類は，加水分解をこれ以上受けない糖質であり，炭素の数から三～六炭糖に分けられる。五炭糖にはリボースなどがあり，核酸の構成成分になっている。食品中の主な単糖類はほとんどが六炭糖で，グルコース（ブドウ糖），フルクトース（果糖），ガラクトースなどがある。単糖類は，水によく溶けて甘味があるが，アルコールに溶けにくく，エーテルなどの有機溶媒には溶けない性質をもっている。

２）少　糖　類

少糖類は，２～６個の単糖類が結合したもの（縮合体）であるが，食品中の少糖類は単糖類が２個結合した二糖類が主である。日常使用している砂糖はショ糖（シュクロース）とよばれ，グルコース（ブドウ糖）とフルクトース（果糖）が結合したものである。

麦芽や甘酒に含まれるマルトース（麦芽糖）は，グルコース２分子からなる。動物の乳汁中に含まれるラクトース（乳糖）は，グルコースとガラクトースが結合したものである。

３）多　糖　類

多糖類は，多数の単糖類が結合してできた高分子化合物である。私たちのエネルギー源として最も重要なでん粉は，グルコースが多数結合したもので，穀類やいも類に多く含まれている。でん粉には，グルコースが直鎖状に結合した**アミロ**

ースと，枝分かれした分子構造をもつ**アミロペクチン**の２種類がある。うるち米でん粉には約20％のアミロースが含まれているが，もち米でん粉はほぼ100％がアミロペクチンである。アミロペクチンはその構造から弾力性に富むため，もち米でん粉などは糊化した状態で高い粘度を示す。

アミロペクチンと構造の似たグリコーゲンは，動物の筋肉や肝臓に含まれる貯蔵多糖類で，生体内でエネルギー源として消費される。でん粉に比べ水によく溶ける性質がある。

多糖類にはこの他，難消化性多糖類として食物繊維があり，近年注目されている。植物の細胞壁の主成分であるセルロース，ペクチン，ヘミセルロース。リグニンなどの食物繊維は小腸で消化吸収されないので，非栄養素として軽視されてきたが，便通や生活習慣病予防の効果が指摘され，その栄養学的役割が見直されている。また従来はエネルギー源にならないと考えられてきたが，大腸の腸内微生物で発酵し，その**発酵代謝産物**（短鎖脂肪酸など）がエネルギー源として大腸細胞に利用されるともいわれている。

４）新しい甘味料

肥満，糖尿病，虫歯などの予防のため，シュクロースの代替え品として，新しい甘味料が開発されており，糖質系と非糖質系がある。

①糖　質　系

少糖類甘味料のパラチノース，ラクチュロース，フラクトオリゴ糖，糖アルコール甘味料のマルチトール，ソルビトールなどで，チューインガムやキャンディのような菓子類に使われている。甘味度は砂糖より低く，低カロリーである。虫歯になりにくい。

②非糖質系

甘味度は糖質系の数百倍高い。アミノ酸系甘味料アスパルテーム（アスパラギンとフェニルアラニン），ステビアなど炭酸，スポーツ飲料用などの甘味料として使用されている。これらはエネルギー摂取を抑える目的のダイエット用飲料として，または血糖値を上昇させないので，糖尿病患者にも使用可能であり，さらに虫歯になりにくいという利点もある。

（２）糖質の代謝

摂取された多糖類（主としてでん粉）は，唾液腺や膵臓から分泌される**α-アミラーゼ**によって口腔，小腸管腔内で加水分解され，**イソマルトース**，**マルトース**，**マルトトリオース**などが生成される。これら二糖類を分解する消化酵素が小腸上皮細胞の微絨毛膜上に局在しており，分解されて生じた**グルコース**は直ちに吸収される。消化が小腸粘膜表面で行われるので**膜消化**とよばれる（図２－８）。

シュクロースと**ラクトース**も，小腸膜上に存在する酵素で加水分解され，シュクロースはグルコースとフルクトース，乳糖はグルコースとガラクトースになって吸収される。また，近年，単糖の小腸における吸収は担体を介することが明らかとなった。

グルコースとガラクトースは同じ吸収担体による能動輸送で，フルクトースは促進拡散により吸収される。筋肉へのグルコースの取り込みは**グルコース輸送担体**を介し（**GLUT 1，GLUT 4**），小腸吸収時とは異なり，能動輸送ではない。運動により筋肉への糖の取り込みが増加した時には，GLUT 4の活性が上昇する。

体内で糖質をエネルギーに変える過程を解糖系という。グルコース$C_6H_{12}O_6$が2分子のピルビン酸$C_3H_6O_3$に分解され，ATPが2分子生成される。この反応に酸素は必要とされないので，嫌気性過程ともよばれる。解糖系で作られたピルビン酸が酸化され，アセチルCoAに変化後TCA回路に入る。オキザロ酢酸と反応してクエン酸となり，TCA回路を1周するうち，グルコース1分子に対して，30分子のATPが産生される。

グリコーゲンは，グルコースが核酸の**ウリジン3-リン酸（UTP）**と反応して**ウリジン2-リン酸グルコース（UDPG）**となる経路を経て，合成される。

核酸の成分であるリボース，デオキシリボースはペントースリン酸回路によってつくられる。この回路では，NADPHも産生され，脂肪酸合成に使われる。

グルコースはUDPGに変化後，**ウロン酸回路**に入り，**UDP-グルクロンクロ酸**となり，有害物質の排除に働くほか，**アミノ酸多糖類**を産生する。

（3）糖質の栄養

1）エネルギー源としての糖質

糖質は人間にとって最も重要で，また入手しやすいエネルギー源で，4 kcal/gのエネルギーを生成する。生体内で特にグルコースを必要とする組織のひとつに脳（中枢神経系）があり，グルコースの供給が切れるとわずか数分間で脳細胞の働きは停止するといわれている。したがって飢餓時には，体たんぱく質を分解してアミノ酸とし，これからグルコースを合成し供給している。

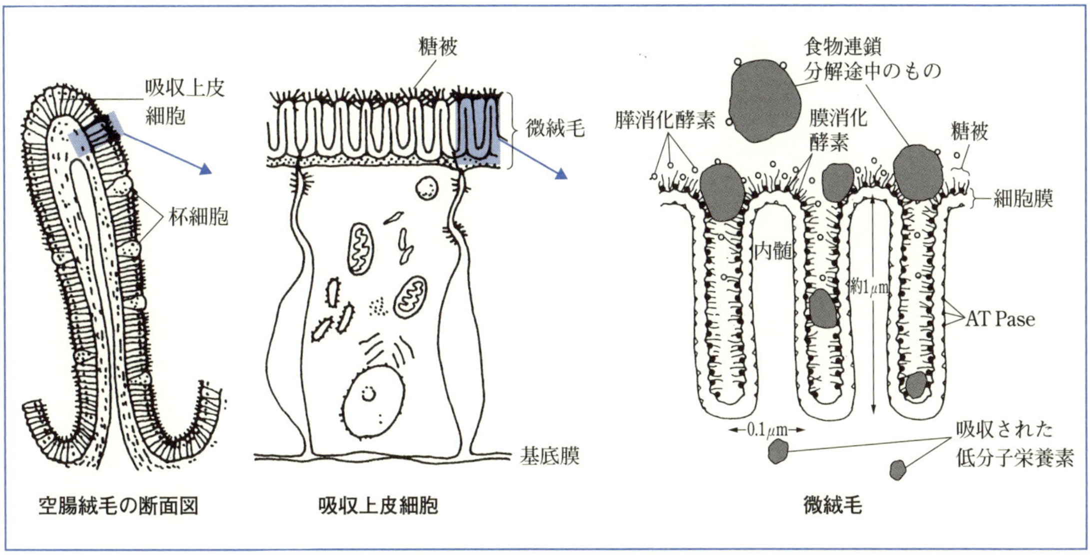

図2－8　小腸における膜消化

２）難消化性糖質

代表的なものは前述の食物繊維であり，成人の１日当たりの目標摂取量は20～25gである（現状は約16g程度）。小腸では消化吸収されず，エネルギー源にはならないが，水溶性のものは糖尿病予防，血中コレステロール値低下作用，動脈硬化予防への効果が指摘されており，また不溶性のものは大腸がんや便秘などに効果がある。しかし，難消化性多糖類の場合，大量に摂り過ぎるとビタミンやミネラルの吸収を阻害する可能性もある。しかし，**難消化性オリゴ糖**の場合には，ビフィズス菌産生による整腸作用の他，逆に大腸でのミネラル（カルシウム，マグネシウム，鉄）の吸収を促進するという報告もある。

３）グリセミックインデックス（GI）

GIとは**血糖上昇指数**のことで，糖質を含む食品を摂取した直後の血糖値（血中グルコース濃度）を，同じ量のグルコースを摂取した直後の血糖値と比較した値のことで，100を基準として数字が大きいほど血糖値が上がりやすく，小さいほど上がりにくいことを表している。

GI値は同じ糖質量でも，食品により大きな差がある。血糖上昇率は**インスリン**の分泌にも影響するため，GI値の低いものを選ぶことで，糖尿病や肥満の予防になるといわれている。しかし，GI値は糖質の種類だけではなく，咀嚼回数，米や麦などはその精製度，また調理方法，他の栄養素との組み合わせ，食物繊維の種類や量など，さまざまな条件に大きく左右される。したがってGI値の利用はあくまで目安として，参考程度にとどめておく方がよいとする考え方もある。

（４）糖質と他の栄養素との関係

１）糖質のたんぱく質節約作用

食物中に存在する糖質は，体内のたんぱく質が**脱アミノ反応**で分解されエネルギー生産を行う割合を少なくする。つまり一定量の糖質を摂取すれば，体内のたんぱく質の分解が節約できることになる。

２）糖質とビタミン

糖質が代謝される際に**ピルビン酸**を**アセチルCoA**に変えなければならないが，この反応には，補酵素としてビタミンB_1が必要である。したがって糖質を多量に摂取すると，ビタミンB_1の必要量は増加する。たんぱく質，脂質も含めたエネルギー代謝に対するビタミンの相互作用を図２－９に示した。

３）糖質の摂取不足とケトーシス

糖質の摂取不足もしくは極端な高脂肪食を摂取した場合には，体内で脂肪が優先的にエネルギーに用いられるようになり，不完全酸化物のケトン体が産生され，ケトージスになりやすい。

４）糖質の摂取過剰と肥満

糖質の摂取過剰により，**グリコーゲン**として貯蔵できる限界を超えた場合，脂質に変換される。この脂質は組織に沈着し，体脂肪として蓄積されるため，肥満の原因となる。

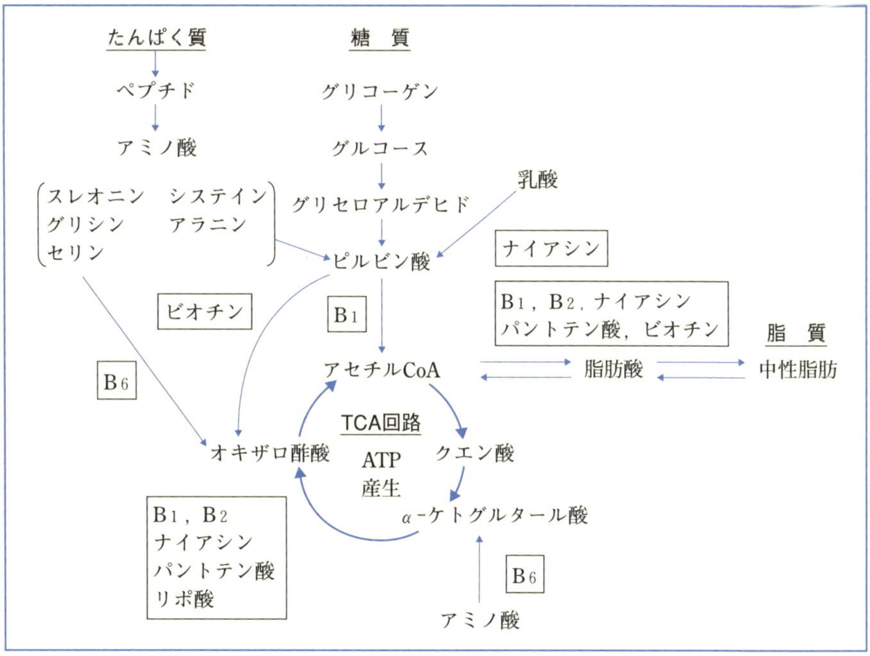

図２－９　ビタミンとエネルギー代謝

（5）運動と糖質

摂取した糖質はグリコーゲンとして肝臓および筋肉に蓄積されるが，筋肉中のグリコーゲン貯蔵量が筋の運動効率を左右する。食事から糖質エネルギー比として55～60％を摂取すれば通常の筋肉グリコーゲン量が維持できる。

しかし，持久運動にはより多くのグリコーゲンを骨格筋に蓄積させることが望ましく，試合１週間前に筋グリコーゲンを枯渇させ，再び試合数日前より糖質を多量に摂取させて（摂取エネルギー比70％以上），もとのレベル以上の筋グリコーゲン蓄積する**グリコーゲンローディング**という食事法が開発されている。

4．ビタミン

ビタミンは，発見当初，「生命維持に必要なアミン：Vit - Amine」という意味で命名されたが，後に正確にはアミンではないことが判明したので，語尾のeを除いて，Vitaminとすることが提唱された。

ビタミンは生体の機能を正常に維持するのに必須な微量栄養素で，ビタミンD，ナイアシンを除き体内では合成されず，食物から摂取しなければならない。最初に発見されたビタミンはB_1であるが，いくつかのビタミンはアルファベット順で命名された歴史的経緯がある。現在では化学構造が明らかとなり，化学名でよぶものが多くなってきている。

日本人のビタミン類摂取量は第２次大戦後次第に改善され，ほぼ必要量を満たしているため，ビタミンの適正摂取は，単に欠乏症を予防するだけではなく，健康の保持，増進，疾病予防に寄与することが期待されている。1975（昭和50）年以降，ビタミンB_1，B_2，Cの摂取量はほとんど変動ないが，Aは緑黄色野菜の増加などで摂取量の増加傾向がみられる。

また，最近ではサプリメントとして従来では考えられなかった多量のビタミンが摂取されるようになり，その安全量についても論議されるようになり，「日本人の食事摂取基準（2005年版）」では，上限量が決められたビタミン（ビタミンA，D，E，B_6，ナイアシン，葉酸）もある。

(1) ビタミンの種類と機能

表2−3　主なビタミンの生理作用，欠乏症，過剰症および給源

	ビタミン	化学名	生理作用	欠乏症	過剰症	給源
脂溶性ビタミン	ビタミンA	レチノール	ロドプシンの構成成分	夜盲症，成長停止	頭痛，吐き気	肝臓，ウナギ
	プロビタミンA	カロテン（α，β，γ）	生殖機能・免疫機能の維持	生殖不能，免疫能低下	腫瘍	緑黄色野菜
	ビタミンD	カルシフェロール	Ca，Pの代謝調節	骨・歯の発育不全，くる病，骨軟化症	臓器へのCa沈着	シイタケ，レバー，魚類
	ビタミンE	トコフェロール	生体膜機能維持，脂質過酸化防御	神経・運動機能低下	肝への蓄積	穀類，胚芽油
	ビタミンK	メナキノン（フィロキノン）	血液凝固促進，Ca代謝調節	出血症，肝障害		肝臓，納豆
水溶性ビタミン	ビタミンB_1	チアミン	糖代謝系脱水素酵素の補酵素の構成成分，神経機能の維持	脚気，ウェルニッケ脳症		米ぬか，胚芽，豚肉，豆類
	ビタミンB_2	リボフラビン	フラビン酵素の補酵素の構成成分	成長障害，皮膚炎		肝臓，牛肉，卵黄，酵母
	パントテン酸	パントテン酸	糖・脂質代謝の補酵素の構成成分	成長・末梢神経障害		肝臓，牛肉，イモ類，胚芽
	ナイアシン	ニコチン酸 ニコチン酸アミド	酸化還元酵素の補酵素の構成成分	ペラグラ，皮膚炎		肝臓，酵母，魚介類
	ビタミンB_6	ピリドキシン	アミノ酸代謝および補酵素の構成成分	皮膚炎，貧血		肝臓，卵黄，野菜類
	葉酸	プテロイル	たんぱく質生合成の補酵素の構成成分 グルタミン酸補酵素の構成成分	悪性貧血		肝臓
	ビタミンB_{12}	コバラミン	核酸の合成，赤血球の成熟に関与	悪性貧血		肝臓，肉類，乳製品
	ビオチン	ビオチン	糖・脂肪酸・アミノ酸代謝の補酵素の成分	脱毛，感覚異常，結膜炎		肝臓，酵母，胚芽
	ビタミンC	アスコルビン酸	コラーゲンの生成，生体内還元作用，抗酸化作用，免疫能増強，鉄・銅代謝の調節，シュウ酸と結合し結石を作りやすい	壊血病		野菜，果物

ビタミンは溶媒に対する性質から**脂溶性ビタミン**と**水溶性ビタミン**とに大別される（表２－３）。

（2）主な脂溶性ビタミン

1）ビタミンA（レチノール）

ビタミンAは普通アルコール型で**レチノール**とよばれているが，そのアルデヒド型，酸型はそれぞれレチナール，レチノイン酸という。特に肝油中に多く含まれる。

食品中にはビタミンAの前駆物質である**カロテン**として存在し，摂取後，体内でビタミンAに変る。このためカロテンは**プロビタミンA**ともよばれる。食品中には**α，β，γ-カロテン**のうち，β-カロテンが最も多く，ビタミンA効力（ビタミンA変換率）も高い。

- **吸収・代謝：**食事由来のβ-カロテンは小腸壁において，開裂酵素によりレチナールを経てレチノールに転換され，またレチノールの脂肪酸エステルは加水分解されてから吸収される。
- **生理作用：**レチナールとオプシンというたんぱく質が結合した**ロドプシン（視紅）**が網膜の桿体に存在することから，ビタミンAは視覚機能発現に重要である。その他，皮膚や粘膜の細胞を正常に保つ作用，成長や生殖能などにも関与している。

　また，最近β-カロテン以外のカロテノイドである**リコピン**および**β-クリプトキサンチン**の抗酸化作用も注目されている。
- **欠乏症・過剰症：**欠乏により暗順応の遅れ，夜盲症，体重減少，上皮細胞の角質化などが引き起こされる。過剰摂取により，体内に蓄積され（脂溶性なので）脳圧亢進症，骨障害，脂肪肝などが引き起こされる。

2）ビタミンD（カルシフェロール）

ビタミンDは**カルシフェロール**とよばれ，**ビタミン**D_2**（エルゴカルシフェロール）**，**ビタミン**D_3**（コレカルシフェロール）**に分類される。肝油，魚肉，牛肉などに多い。それぞれのプロビタミン（前駆体）はエルゴステロール，7-デヒドロコレステロールである。紫外線により皮膚上ではプロビタミンDからビタミンDに変換される。

- **吸収・代謝：**脂質と同様な機構で吸収され，肝臓で25-ヒドロキシビタミンD_3となり，腎臓で1,25-ジヒドロキシD_3に転換する。その後，小腸に運ばれ，カルシウム結合たんぱく質の合成を促進し，カルシウム吸収を調節する。
- **生理作用：**カルシウムとリン代謝に関与し，ホルモン様作用を示す。特に活性型ビタミンD_3（1,25-ジヒドロキシD_3）はカルシウム調節物質ともいわれ，骨形成などに重要な働きをする。
- **欠乏症・過剰症：**欠乏により，小児ではくる病（骨の成長障害），成人（妊婦）では骨軟化症となる。過剰摂取により，血中カルシウムやリンが増加し，成長抑制，消化器および腎臓障害が引き起こされる。

3）ビタミンE（トコフェロール）

ビタミンEは**トコフェロール**ともよばれ，**α，β，γ，δ-トコフェロール**などの同族体がある。その中で，α-トコフェロールの生理活性が最も高く，その生理活性を100とするとβ：50，γ：10，δ：1とされている，植物油（小麦胚芽油，コーンオイル，大豆油，綿実油）に多く含まれる。

- **吸収・代謝：**胆汁酸によりミセル化され，小腸から吸収され，カイロミクロンに取り込まれる。その後，リンパ管を経て血中に入り，脂肪組織，筋肉，肝臓，骨髄などに貯蔵される。
- **生理作用：**抗酸化作用が強く，体内での不飽和脂肪酸の酸化を防止する。特に細胞膜の構成成分である多価不飽和脂肪酸の過酸化抑制に働く。
- **欠乏症：**脂質の吸収不良障害のある腸管系の疾患では，血漿中α-トコフェロール濃度は低下する。遺伝的に脂質の吸収不良障害のある小児では，ビタミンE欠乏が起り，神経病変が進行する。過剰症の報告は，ほとんどない。

4）ビタミンK（フィロキノン）

ビタミンKには，**K_1（フィロキノン）**，**K_2（メナキノン）**，**K_3（メナジオン）**などがある。フィロキノンは緑黄色野菜，小麦胚芽，植物油に多く，メナキノンは腸内細菌によって合成される。

- **吸収・代謝：**ビタミンK_1とK_2は，小腸から胆汁の存在のもとに吸収されるが，K_3は胆汁によるミセル化を受けずに吸収され，血流に入り肝臓に蓄積される。
- **生理作用：**血液凝固に必要な**プロトロンビン**の合成に関与する。
- **欠乏症・過剰症：**欠乏は血液凝固を遅延する。成人では，腸内細菌がビタミンKを合成するので欠乏症は起りにくいが，新生児ではこの合成量が少ないので，まれに欠乏症が発症し，組織の出血が引き起こされる場合がある（**新生児メレナ**）。

（3）主な水溶性ビタミン

1）ビタミンB_1（チアミン）

ビタミンB_1は，米胚芽，ぬか，大豆，豚肉，卵黄などに多く含まれる。

- **吸収・代謝：**小腸から吸収され，肝臓や筋肉に貯えられる。
- **生理作用：**ビタミンB_1はピルビン酸脱水素酵素，トランスケラーゼ，α-ケトグルタル酸脱水素酵素の補酵素であるチアミンピロリン酸の構成成分として，糖質および脂質の酸化分解に関与している。糖質を多量に摂取するとビタミンB_1の必要量が増加し，逆に脂質の摂取が多くなればB_1を節約することになる（ビタミンB_1節約作用）。
- **欠乏症：**食欲不振，便秘，疲労，神経炎，心臓障害，浮腫，脚気症状などを呈する。

2）ビタミンB_2（リボフラビン）

ビタミンB_2は，肝臓，牛乳，卵黄，魚介類，緑黄色野菜に多く含まれる。

- **吸収・代謝：**小腸から吸収され，肝臓，腎臓，心臓に貯蔵される。
- **生理作用：**リン酸分子と結合したフラビンモノヌクレオチド（FMN）と核酸の成分と結合したフラビンアデニンジヌクレオチド（FAD）などの補酵素の成

分となっており，細胞内の酸化還元反応の触媒にかかわる。
・**欠乏症：**口角炎，口内炎，舌炎などが起る。

3）ビタミンB_6（ピリドキシン）

ビタミンB_6作用をもつものには**ピリドキシン**，**ピリドキサール**，**ピリドキサミン**がある。肝臓，牛乳，卵黄，豆類に多く含まれる。
・**生理作用：**アミノ酸代謝に関与する補酵素の成分として働く。
・**欠乏症：**皮膚炎，口内炎，舌炎，貧血などがあげられるが，日本では主食としている白米に多く含まれているので，欠乏症はほとんど起らない。

4）ナイアシン（ニコチン酸）

ニコチン酸および**ニコチン酸アミド**を総称して**ナイアシン**とよぶ。肝臓，肉類，魚介類酵母などに多く含まれる。
・**吸収・代謝：**小腸から吸収され，ニコチン酸はニコチン酸アミドに変る。体内ではニコチンアミド・アデニン・ジヌクレオチド（NAD）あるいはニコチンアミド・アデニン・ジヌクレオチド・フォスフェート（NADP）として存在し，必要に応じて**トリプトファン**から合成される（ナイアシン当量〔mgNE〕＝ニコチンアミド〔mg〕＋ニコチン酸〔mg〕＋1/60トリプトファン〔mg〕）。
・**生理作用：**多くの脱水素酵素の補酵素として糖質，脂質，たんぱく質の代謝，ATPの生産に関与している。
・**欠乏症：**ペラグラとよばれる皮膚炎になり，その皮膚症状に加えて，幻覚などの神経症状がみられる。トリプトファンの少ないトウモロコシを多食する地域に多い。

5）パントテン酸

パントイン酸と**β-アラニン**から成る**コエンザイムA（CoA）**の構成成分である。穀類，豆類，酵母，肉類などに多く含まれる。
・**生理作用：**CoAとして脂質の合成や分解，糖代謝にも関与している。
・**欠乏症：**動物では成長阻害，皮膚炎などを起すが，ヒトでの欠乏はほとんどみられない。

6）葉　酸

葉酸は**プテロイルグルタミン酸**ともよばれ，肝臓，肉類，牛乳，緑黄色野菜などに多く含まれる。
・**生理作用：**核酸，グリシンの代謝，ヘモグロビン（血色素）のポルフィリン環の生成に関与する。
・**欠乏症：**ヒトでは巨赤芽球性貧血（悪性貧血）が知られているが，通常は欠乏になりにくい。

7）ビタミンB_{12}（コバラミン）

分子中にコバルトを含むので**コバラミン**ともよばれており，肝臓，肉類，貝類，卵などに多く含まれる。
・**吸収・代謝：**内因子（胃液に存在する糖たんぱく質の一種）とともに回腸下部で吸収される。大部分のビタミンB_{12}は糞から排泄される。

・**生理作用**：核酸の合成，アミノ酸や糖質などの代謝に補酵素の成分として作用しており，赤血球の成熟にも関与している。
・**欠乏症**：胃切除などで内因子が不足すると，悪性貧血が引き起こされる。

8）ビオチン

硫黄を含み，**ビタミンH**ともよばれる。腸内細菌が合成し，供給している。
・**生理作用**：脂肪酸の合成など脂質代謝に関与している。
・**欠乏症**：通常ヒトでは腸内細菌によって合成されるので，欠乏症はみられない。

9）ビタミンC（アスコルビン酸）

ビタミンCには還元型の**アスコルビン酸**と酸化型の**デヒドロアスコルビン酸**があり，果物，野菜，いも類などに多く含まれる。
・**吸収・代謝**：小腸上部から吸収され，肝臓に送られ，血液によって全身に運ばれ体内に広く分布し，副腎に最も多く，眼球，肝臓，脾臓などにも多い。多量に摂取しても尿中に排泄される。
・**生理作用**：体内での酸化還元作用，コラーゲンの合成，アミノ酸代謝，鉄の代謝，過酸化脂質の生成抑制（ビタミンEの再生）などに関与している。
・**欠乏症**：代表的なものは毛細血管が損傷して出血しやすくなる壊血病で，航海時代には多くの人命が失われた。骨形成不全が引き起こされる場合もある。

5. ミネラル

生体を構成している多くの元素のうち，主として有機物と水をつくっている炭素（C），水素（H），酸素（O），窒素（N）以外の元素を，ミネラルまたは無機質という。

比較的量の多い主要ミネラルとしてカルシウム，リン，カリウム，硫黄，塩素，ナトリウム，マグネシウムなどがあげられ，微量ミネラルでは鉄，フッ素，亜鉛，銅，マンガン，ヨード，セレン，コバルトなどが必須ミネラルとして重視されている。現在，23種のミネラルの必須性が証明されているが，今後の研究でさらにその数は増加する可能性がある。

ミネラルのうち，「日本人の食事摂取基準（2005年版）」によりナトリウム，カリウム，カルシウム，リン，マグネシウム，鉄，銅，ヨウ素，マンガン，セレン，亜鉛，クロム，モリブデンについて食事摂取基準が定められた。

カルシウムと鉄は不足しがちなミネラルで，両者とも食事上，注意しないと摂取しにくい状況にある。最近，加工食品の消費が増加し，使用される材料が精製されてミネラルの損失，逆に添加物として用いられるミネラルの過多など，生体に及ぼすミネラル過不足の影響が心配されている。

（1）主要ミネラル（表2－4）

1）カルシウム（Ca）

生体に最も量的に多く含まれるミネラルで，その99％は骨，歯に存在している。給源としては牛乳，乳製品，小魚などである。

表２－４　主なミネラルの生理作用，欠乏症，過剰症および給源

	ミネラル／化学記号	生理作用	欠乏症	過剰症	給源
主要ミネラル	カルシウム Ca	骨形成，筋肉収縮，血液凝固，神経興奮	テタニー，骨粗鬆症		牛乳，乳製品，小魚，海藻類
	リン P	ATPの構成成分，体液の浸透圧調整		低Ca状態	牛乳，乳製品，穀類
	マグネシウム Mg	補酵素成分，Caに拮抗，神経・筋の興奮	麻痺		緑黄色野菜，穀類，種実類，海藻類
	ナトリウム Na	酸・塩平衡，浸透圧調節		高血圧，胃がん	塩，味噌，醤油
	カリウム K	酸・塩平衡，浸透圧調節	筋肉麻痺		野菜，果物，肉類
	硫黄 S	含硫アミノ酸の成分	筋肉麻痺		卵，肉類
微量ミネラル	鉄 Fe	酵素運搬，金属酵素の構成成分	貧血	ヘモクロマトージス	肝臓，赤身肉，アサリ，ひじき
	亜鉛 Zn	金属酵素の構成成分，核酸合成に関与	免疫能低下，成長障害，味覚障害		肝臓，魚介類，卵黄
	銅 Cu	金属酵素の構成成分，コラーゲン合成に関与，鉄輸送	貧血，メンケス病	ウィルソン病	肝臓，魚介類，豆類
	マンガン Mn	金属酵素の構成成分，骨代謝に関与			種実類，穀類，野菜，果物
	セレン Se	金属酵素の構成成分，抗酸化作用	克山病，カシン・ベック病	脱毛，末梢神経障害	魚介類，穀類，野菜類
	モリブデン Mo	金属酵素の構成成分，尿酸代謝に関与			乳製品，豆類，穀類
	クロム Cr	糖・脂質代謝に関与	耐糖能不全		肝臓，肉類，乳製品
	ヨウ素 I	甲状腺ホルモンの構成要素	甲状腺腫	甲状腺腫	魚介類，海藻類
	フッ素 F	歯・骨の構成，虫歯予防			煮干，抹茶
	コバルト Co	ビタミンB_{12}の成分	悪性貧血		肝臓，葉菜類
	塩素 Cl	浸透圧調節，pH維持			食塩

・**吸収・代謝：**小腸上部から吸収され，血液中に入る。ホルモンによって，骨中カルシウムの血液中への溶出の促進・抑制が行われ，濃度の平衡，すなわち，骨吸収と骨形成のバランスが保たれる。カルシウムの吸収は，食事中のたんぱく質の種類や量，ビタミンD，乳糖などによって促進される。逆に食事中カルシウム：リン比率が１：２を超えた場合や，シュウ酸，フィチン酸，高脂肪食の摂取などは，吸収低下の要因となる。

カルシウムの排泄は通常，糞中に最も多く，尿中への排出量は比較的少ないが，摂取食物によっても左右される。特にたんぱく質の摂取過剰は尿中カルシウム排泄を増加させることから，たんぱく質の摂取量も考慮する必要がある。

汗への排泄量はごくわずかである。

・**生理作用**：歯・骨の形成，神経および筋肉の興奮性の調節，血液凝固促進，各種酵素の活性を保つことなどがあげられる。

・**欠乏症**：若年期に不足すると，成長が緩慢になり，骨や歯の形成障害を起す。更年期の女性ではエストロゲン欠乏による骨粗鬆症が原因で，骨折の危険度が増加する。したがって，若年期からの充分なカルシウム摂取により，**最大骨塩量（ピークボーンマス）**を上げることが推奨されている。

2）リ　ン（P）

体内の80％のリンは，カルシウム塩として骨や歯の成分になり，残りは筋肉，脳，神経などに存在する。給源としては卵黄，肝臓，小魚，大豆，穀類などがある。

・**吸収・代謝**：カルシウムと同様，小腸から吸収され，血液によって各組織へ運ばれる。リンの過剰摂取は，カルシウムの吸収低下につながる。リンの排泄の大部分は尿中に，一部が糞中にみられる。

・**生理作用**：歯や骨を構成するほか，核酸やATPのような高エネルギー化合物の構成成分になっている。またリン脂質として細胞膜の構成成分にもなっている。さらに，筋肉収縮やホルモン分泌などにもかかわっている。

・**欠乏症・過剰症**：食品中に広く分布しているので，摂取不足による欠乏症はほとんどみられない。加工食品の摂取増加に伴い，その添加物としてリン酸塩が使用されているため，カルシウムと比較し，リンの摂取が過剰気味になる危険性がある。

3）マグネシウム（Mg）

体内の70％のマグネシウムは骨中にリン酸塩や炭酸塩として存在し，その他は筋肉，脳，神経などの軟組織に含まれる。給源は野菜，穀類，豆類，海草，小魚などである。

・**吸収・代謝**：小腸から吸収され，腎臓の制御を受け，余剰マグネシウムは尿中から排泄される。

・**生理作用**：骨の形成に関与する他，種々の組織の酵素反応に必要とされるため，エネルギー代謝，たんぱく質合成，体温調節，神経の興奮，筋肉の収縮，ホルモンの分泌などの生理機能にかかわっている。またマグネシウムもカルシウムとの摂取比率が重要で（Ca：Mg＝2：1），マグネシウムによる脳動脈，心臓の冠状動脈へ過剰流入の抑制は，脳梗塞，心筋梗塞の予防につながる。

・**欠乏症**：通常の食事で欠乏することはないが，食事の欧米化により，摂取量が低下の可能性が生じる。また，慢性下痢などによる腸管での吸収障害や，利尿剤の長期投与，またアルコールの大量摂取による排泄促進によってマグネシウム欠乏症が起る可能性もある。

　震え，筋肉の痙攣などの神経過敏症状，不整脈の他に，心臓，腎臓，筋肉などへのカルシウム沈着などの欠乏症状がみられる。近年，慢性的なマグネシウム欠乏が心臓疾患発症の一因として考えられ，注目されている。

4）ナトリウム（Na）

体内では大部分が**細胞外液**に，食塩，リン酸塩，炭酸水素塩として存在する。給源は大部分が食塩で，みそ，しょう油なども摂取源である。

・**吸収・代謝：**大部分が小腸上部で吸収され，一部は発汗，腸管からの排泄もあるが，ほとんどは腎臓を経て尿中に排泄される。腎臓はナトリウム排泄の調節器官で，副腎皮質ホルモン（アルドステロン）の作用によって体液中濃度が一定に維持される。

・**生理作用：**細胞外液の浸透圧の調節，体液のpHの調節，水分代謝，神経の刺激，筋肉収縮などに関与する。

・**欠乏症・過剰症：**通常の食事で欠乏することはないが，過度の下痢や発汗が続き体内のナトリウムが減少すると，吐き気，食欲減退，筋肉の痙攣（けいれん）などを起す。しかし，日本では欠乏よりも過剰摂取が問題とされ，高血圧，循環器疾患に悪影響を及ぼすといわれている。また，最近ではナトリウム単独の量に加え，カリウムとの摂取比率も問題となっている。

5）カリウム（K）

ほとんどが細胞内液に，リン酸塩やたんぱく質結合物として存在している。給源はいも類，野菜，果実類などである。

・**吸収・代謝：**ナトリウムに次いで吸収されやすく，主に腎臓から尿中へと排泄される。

・**生理作用：**細胞内液の浸透圧の調節，酸・塩基平衡，神経機能，糖およびたんぱく質代謝，骨格筋および平滑筋の働きに関与している。

・**欠乏症：**通常の食事での過不足はないが，欠乏症状としては筋力の低下，腸閉塞，反射力の低下などがあげられる。過剰症状としては動物実験で筋肉麻痺（まひ）がみられ，呼吸停止を起すこともある。

6）その他（硫黄，塩素）

硫黄は，アミノ酸のメチオニン，レスチン，システインに含まれ，ビタミン類の微量活性物質として存在する。また，塩素はナトリウムとの関係が深く，胃酸の成分にもなっている。

（2）微量ミネラル

1）鉄（Fe）

体内の65％以上の鉄は赤血球の**ヘモグロビン**として，約10％は筋肉のミオグロビンとして，12～25％（男女で差がある）は**フェリチン**や**ヘモシデリン**という貯蔵鉄として肝臓，脾臓，骨髄などに存在し，その他少量は酵素の成分となっている。

鉄の給源として量の多いものは海草類，豆類，緑黄色野菜だが，吸収率のよいものは肉類，魚介類である。

・**吸収・代謝：**鉄の吸収は小腸粘膜上皮細胞および輸送体により調節されている。貯蔵鉄量が少ない，すなわち，生体側の要求量が高い場合，その吸収率は上昇する。

食物中には2つの型の鉄，主に動物性食品に含まれる**ヘム鉄**と，植物性食品に多く含まれる**非ヘム鉄**とがあり，ヘム鉄の方が吸収はよいが，量的には非ヘム鉄の占める割合が大きい。ヘム鉄の吸収率は一緒に摂取する食品因子の影響をほとんど受けないが，非ヘム鉄の場合，その吸収率は，ビタミンC，有機酸，食肉因子（アミノ酸）などを補充すると上昇する。

体外への鉄の損失は主に糞中排泄によるが，その他にも汗，胆汁，脱落した粘膜，皮膚細胞などからも少量の鉄が失われる。尿中への排泄は微量である。閉経前の女性では月経による鉄の損失があるため，鉄欠乏性貧血になりやすい。

- **生理作用：**酸素の運搬，エネルギー代謝，生体内の酸化還元作用，解毒などに重要な役割を果たしている。
- **欠乏症・過剰症：**鉄は地球上で最も豊富な元素のひとつであるが，食品から十分量の鉄を供給するのは容易ではない。穀類や豆類中の鉄は腸管からの吸収率が特に低く，これらを多食している開発途上国では，鉄欠乏性貧血が発症しやすい。さらに最近ではダイエットによる食事量の減少に伴い鉄摂取量が低下し，若い女性が貧血となるケースもある。

また鉄欠乏症は外傷，胃潰瘍による多量の出血，長期の下痢などでも引き起こされる。過剰症には，遺伝性疾患である**ヘモクロマトージス（血色素症）**とよばれるものがある。鉄の吸収が増加し，過剰の鉄が組織に蓄積して細胞障害を起し，糖尿病，肝不全，心不全などが引き起こされる。

2）亜鉛（Zn）

体内含有量は少ないが，ほとんどすべての細胞に存在している。筋肉，脳，肺，心臓などの軟組織の濃度は比較的一定で，骨，精巣，毛髪，血液などの濃度は，摂取量を反映する傾向がある。給源は魚介類，肉類，穀類などである。

- **吸収・代謝：**小腸から非常に速く吸収され，門脈を経て肝臓で濃縮され，血漿を通じて組織に分布される。食事由来の亜鉛摂取量が低いと吸収が増加し，過剰摂取のときは排泄が増加する。

亜鉛の体外損失は主に糞中排泄によるが，膵液，胆汁，粘液の分泌，粘膜細胞の剥離による損失もある。通常，亜鉛の尿中排泄は微量であるが，筋肉分解の亢進時や，たんぱく尿時には増加する。

- **生理作用：**種々の酵素成分として重要な働きをしており，特定のホルモン作用とも密接な関係をもっている。また，核酸，たんぱく質合成にも不可欠で，膜機能にも関与している。
- **欠乏症：**通常の食事でほぼ必要量は補えるが，中心静脈栄養が施された患者および育児用粉乳を使用する乳児には注意が必要である。欠乏症状としては成長阻害，骨格異常，免疫機能の低下，皮膚炎，生殖機能の低下，味覚障害などがある。

3）銅（Cu）

銅の体内含有量もわずかではあるが，広く各組織に分布している。比較的多いのは，肝臓，脾臓，脳で，肝および脾臓は銅の貯蔵器官である。給源としては牡蠣，肝臓，豆類などがあげられる。

・**吸収・代謝：**銅は消化管の全部位から吸収されるといわれているが，主として小腸上部（十二指腸）で吸収される。さらに肝臓に取り込まれ，**セルロプラスミン**という銅たんぱく質に変換され，血中に送られ，鉄の輸送に関与する。排泄は，大部分が胆汁を介して腸管から糞中へと行われ，尿中へはわずかに排泄されるのみである。亜鉛の過剰摂取により銅の糞中排泄が増加する場合がある。

・**生理作用：**鉄の吸収と貯蔵の促進，ヘモグロビン（血色素）の合成などの鉄代謝に関与している。また脂質の過酸化を防御する酵素の成分にもなっている（**SOD：スーパオキシドジスムターゼ**）。その他，骨の基質となるコラーゲン（結合組織），メラニン合成にも関与している。

・**欠乏症・過剰症：**通常，銅欠乏症が発症するのは，銅の要求量が高い乳児である。欠乏症状は体重増加不良，貧血，骨の異常などである。またメンケス病という，腸管から銅が吸収されない先天性の疾患が有名で，その症状は特有な縮れた毛髪，筋力の低下，知能の発育遅延である。

4）ヨウ素（I）

生体内では甲状腺に最も多く含まれており，チロキシンというホルモンの構成成分となる。海草類に多く含まれており，日本では欠乏症の心配はないが，逆に過剰摂取による甲状腺腫や甲状腺機能障害が心配される地域（海岸沿い）もある。中央アジアなどの大陸内部で欠乏症が発生しており，その代表的な症状は甲状腺肥大である。

5）セレン（Se）

ビタミンEの生理作用と共通する点があり，ビタミンEの節約効果がある。脂質過酸化を防御する**グルタチオンペルオキシダーゼ**の成分でもある。給源には魚介類，海草類があげられる。欠乏症は中国の克山病（心筋疾患）が有名である。

6）その他

糖代謝に必要とされる**クロム（Cr）**，歯の形成に関与するフッ素（F），骨（リン酸カルシウムなど）の生成を促す**マンガン（Mn）**，ビタミンB_{12}の成分である**コバルト（Co）**，たんぱく質や鉄の代謝に関与するキサンチンオキシダーゼの成分である**モリブデン（Mo）**などがある。

6．水

水はエネルギーとなる栄養素ではないが，生体にとってなくてはならない重要な成分である。成人は体の約60％が水で，その10％を失うと健康に支障をきたし，20％を失うと生命の危険が伴う。

（1）水の働き

水を溶媒として生体内の生理化学的な反応（消化吸収）が行われる。

・栄養素や老廃物の運搬，排泄，消化液の分泌

・酸・アルカリ平衡，浸透圧の調節

・体温の保持，調節

（２）水のバランス

健康なヒトでは体内総水分量が一定に保たれており，体から失われる水と供給される水とが等しくなっている。

１）体から失われる水

・尿の水：１日の尿量は摂取水分量により変動するが，そのうち400～600 mℓは**不可避尿**とよばれ，体内の老廃物を排泄し，生体機能を正常に維持するために必要とされる。

・糞の水：消化液として１日に７～８ℓの水が分泌され，大腸で再吸収されるため，糞中に排泄される水は少ない（成人で100 mℓ程度）。

・皮膚・肺からの水：１日に600～1,000 mℓの水のうち，約65％は皮膚面から，残りは呼吸によって肺から失われる。このような意識されない水分排泄を**不感蒸泄**という。

２）供給される水

・飲料水

・食物中の水分

・**代謝水**：体内で糖質，脂質，たんぱく質が酸化分解してエネルギーとなるときに生じる水（糖質：0.56 mℓ/g，脂質：1.07 mℓ/g，たんぱく質：0.41 mℓ/g）

【参考文献】

1）健康・栄養情報研究会編『国民栄養の現状―平成12年　厚生労働省国民栄養調査結果』第一出版，2002
2）木村修一・小林修平翻訳監修『最新栄養学　第7版』建帛社，1997
3）栄養機能化学研究会編『栄養機能化学』朝倉書店，1999
4）日本ビタミン学会編『ビタミンの事典』朝倉書店，1996
5）鈴木継美・和田　攻『ミネラル・微量元素の栄養学』第一出版，1994

…第3章…

消化と吸収

<学習のポイント>

1．食物中の栄養素は，通常そのままの形態では吸収できず，吸収可能な形態にまで分解されなければならない。消化とは，高分子化合物を吸収可能な小分子に加水分解する過程である。

2．糖質，たんぱく質，脂質は吸収に先立ち消化を受ける。食事中糖質の大部分はでん粉であり，その他の糖質は，スクロース（ショ糖），ラクトース（乳糖）などの二糖類である。これらは単糖類になり吸収される。たんぱく質はアミノ酸またはアミノ酸が2から3個からなるオリゴペプチドとして吸収される。脂質（トリアシルグリセロール）は遊離脂肪酸とモノアシルグリセロールに分解され吸収される。ビタミン，ミネラルは一般的には消化は必要ない。

3．消化により，食品のもつ特異的な栄養素の組成や抗原性が取り除かれる。食物に特異的な高分子化合物（例えば鶏卵中のオボアルブミン）は消化され，特異性のない低分子化合物（アミノ酸やジペプチド，トリペプチド）に変換される。この過程で，食品のもつ抗原性は失われる。

4．身体運動は消化管の血流量を変化させ消化・吸収機能に影響を与える。

1．消化と吸収の機構

(1) 消　　化

1）消化機構の分類

① 機械的（理学的）消化

食物を咀嚼（そしゃく）によって砕き，蠕動（ぜんどう）運動により消化液とよく混ぜ，粥状，液状にすること。

② 化学的（酵素的）消化

消化液中に含まれる消化酵素の作用により分解すること。酸，アルカリ，胆汁酸塩などにより変性，中和，溶解，乳化なども行われる。小腸吸収上皮細胞刷子縁膜（さっしえんまく）に存在する二糖類水解酵素，ペプチダーゼなどによる消化も含まれる。

③ 細菌学的（生物学的）消化

腸内細菌による発酵，腐敗など。

2）管腔内消化と膜消化

消化機構は**管腔内消化**と**膜消化**に分類できる。

① 管腔内消化

消化管管腔内に分泌される種々の消化酵素による管腔内で行われる消化を意味する。例えば，小腸上部では膵液の消化酵素により，糖質，たんぱく質，脂質が分解される。このような消化液中の酵素によって栄養素が分解されることを管腔内消化という。しかしながら，管腔内消化で栄養素が吸収可能な単位にまで完全に消化されるわけではない。でん粉は膵アミラーゼの作用により，主としてオリゴ糖，マルトース，マルトトリオースなどに分解されるがグルコースにまで完全に分解されるわけではない。たんぱく質の場合，ペプシン，トリプシン，キモトリプシンなどの作用により生成する産物は，オリゴ−，トリ−，ジペプチドと遊離アミノ酸の混合物である。

② 膜　消　化

管腔内消化で生成した産物は，吸収上皮細胞刷子縁膜に局在する種々の酵素により加水分解され，吸収可能な単位にまで変化する。刷子縁膜表面で消化される機構を膜消化とよぶ。膜消化の重要な点は，種々の消化酵素に近接して，分解された栄養素を細胞内に吸収する輸送担体が存在し，栄養素の分解と同時に吸収を行うことである。消化液および膜消化酵素の一般的性状と生理作用を表３－１（36，37頁）に示した。

(2) 吸　　収

栄養素吸収の第１のステップは，微絨毛膜を横切った栄養素の吸収上皮細胞内への輸送である。物質の膜透過横構としての次の４種類がよく知られている。

1）単 純 拡 散

物質が細胞膜を隔てた細胞内外の濃度勾配に従って移送される現象で，受動輸送ともいう。物質は濃度の高い側から低い側に移行し，輸送速度は膜内外での物質の濃度差が大きいほど速い。物質の輸送にエネルギーを必要としない。

2）促進拡散

促進拡散は物質の濃度勾配に従って吸収されるが，担体を利用し物質を輸送する。輸送される物質は担体と結合することにより，単純拡散より速やかに膜を通過する。担体を介して輸送されるので，①輸送速度に飽和現象がみられ，②構造の類似した物質間で競合阻害が観察される。

3）能動輸送

能動輸送とは，物質が細胞膜を隔てた細胞内外の電気化学的濃度勾配に逆らって輸送される現象をいう。能動輸送の特徴は，担体を介して輸送されるので，①輸送速度の飽和現象が観察され，② 構造類似物質間での競合阻害が観察される。また，③ 能動輸送にはエネルギーを必要とする。

4）飲作用

飲作用は，細胞膜の一部が吸収しようとする物質を徐々に取り囲み，それが陥入した形になり，次第にくびれて膜から遊離し，細胞内の小胞物質を細胞内へ輸送する現象をいう。新生児では，母乳の初乳中の免疫グロブリンを飲作用により腸管吸収する。

2．消化器別の消化と吸収

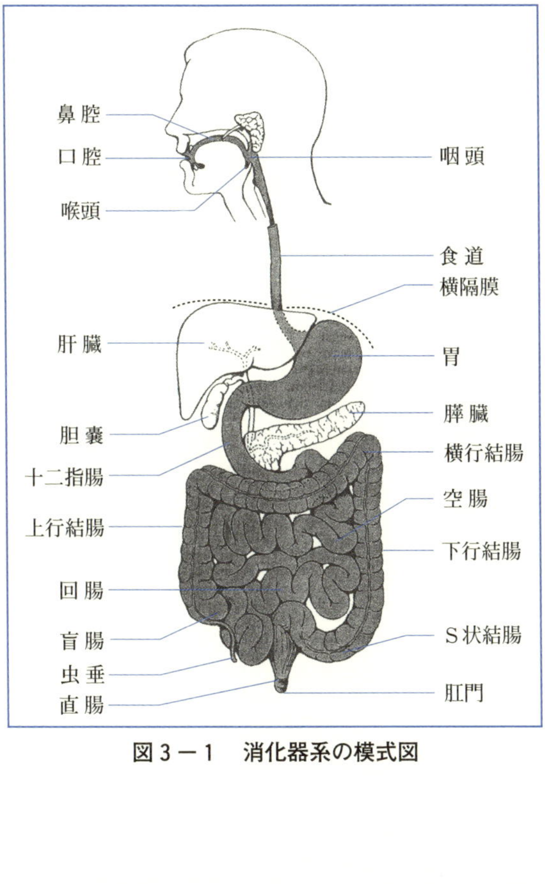

図３－１　消化器系の模式図

消化器系は，口腔，咽頭，食道，胃，小腸（十二指腸，空腸，回腸），大腸（盲腸，結腸），直腸，肛門にいたる消化管とその付属器官（唾液腺，膵臓，肝臓）からなっている。消化管には消化液を分泌する消化腺が開いている。消化腺には唾液腺，胃腺，膵臓，肝臓，腸腺などがある（図３－１）。

(1) 口腔

口腔は消化管の最上部にあり食物の咀嚼（そしゃく）を行う。舌は口腔底にあり味覚に携わり，咀嚼や嚥下（えんげ）を助ける。**唾液**を分泌する腺を口腔腺という。唾液分泌量は１日約１～1.5 ℓ であり，約70％が耳下腺，25％が顎下腺（がっかせん），５％が舌下腺から分泌される。唾液には α－アミラーゼが含まれる。

１）口腔での消化

口腔内では，食物を歯によってかみ砕き，唾液を混合して飲み込み可能な状態の食塊にし，唾液中の α－アミラーゼにより，でん粉の消化が行われる。唾液α-アミラーゼは，でん粉，グリコーゲンを加水分解しα-限界デキストリン，マルトトリオース，マルトースを産生する。食物の口腔内停滞時間が短く，唾液アミラーゼの作用はわずかである。

唾液の作用は消化作用のほかに，① 口腔粘膜をぬらして食物がなめらかに食道

表3－1　消化液の

部　位	消化液	性　　状	酵素以外の作用
口　腔 (oral cavity)	唾液 (saliva)	無色・弱酸性 pH6.3～6.8 1日分泌量：1.0～1.5 ℓ	1 食物を飲み込みやすくする 2 粘膜保護
胃 (stomach)	胃液 (gastric juice)	無色・弱酸性 pH1.5～2.0 1日分泌量：1.5～2.5 ℓ	HClの作用 1 ペプシンの至適pHにする 2 たんぱく質変性・膨化 3 ペプシノーゲン→ペプシン
小　腸 (small intestine)	膵液 (pancreatic juice)	無色・弱アルカリ性 pH8.5 1日分泌量：0.7～1.0 ℓ	$NaHCO_3$の作用 HClを中和して，pHを弱アルカリ性に変える
	胆汁 (bile)	肝臓胆汁：黄褐色 pH8.3 胆嚢胆汁：赤褐色 pH6.9 1日分泌量：0.5～0.8 ℓ	1 界面活性作用―脂肪乳化 2 脂肪酸，コレステロール，脂溶性ビタミンの可溶化 3 リパーゼ活性化
	腸液 (intestinal juice)	無色・弱アルカリ性 pH8.3 1日分泌量：1.5～3.0 ℓ	十二指腸，空腸，回腸から分泌される pHの調整 粘膜の保護
	膜消化* (membrane digestion)		エンテロキナーゼがトリプシノーゲンをトリプシンに変える

*膜消化は消化液ではないが便宜上ここに含める。

資料）古河太郎・本田吉行編『現代の生理学』金原出版，p.761，1997，を改変

に入ることを容易にし，② 舌の動きをなめらかにする，③ 歯や口腔の衛生保持，④ 殺菌，⑤ 解毒・排泄などの作用ももっている。

唾液の分泌の調節は，主に副交感神経によりコントロールされている。食物を摂取していないときでも，覚醒時には粘液性の唾液が常に分泌されている。食物

一般性状と生理作用

消化酵素				非酵素成分
糖質	脂質	たんぱく質	その他	
1 プチアリン （α-アミラーゼ） でん粉→デキストリン →麦芽糖 2 マルターゼ （α-グルコシダーゼ） 麦芽糖→ブドウ糖	——	——	——	ムチン（粘膜） Cl^- HCO_3^- PO_4^{3-} SCN^-
（唾液アミラーゼ（至適pH6.6）が不活性となる）	リパーゼ （至適pH 8） 胃内ではほとんど働かない	ペプシノーゲン ↓←HCl ペプシン（至適pH 2） たんぱく→ペプトン （ポリペプチド）		HCl NaCl 電解質
1 アミロプシン （アミラーゼ） でん粉→デキストリン →麦芽糖 2 マルターゼ 麦芽糖→ブドウ糖	ステアプシン （リパーゼ） トリアシルグリセロール→脂肪酸＋グリセロール	1 トリプシノーゲン ↓←エンテロキナーゼ トリプシン（至適pH 8） （エンドペプチダーゼ作用） 2 キモトリプシノーゲン ↓←トリプシン キモトリプシン （エンドペプチダーゼ作用） 3 カルボキシペプチダーゼ C末端アミノ酸遊離	リボヌクリアーゼ デオキシリボヌクリレーゼ RNA，DNA→ モノヌクレオチド	$NaHCO_3$ 電解質
——	——	——	——	胆汁色素 胆汁酸塩 コレステロール $NaHCO_3$
?	?	?	?	$NaHCO_3$
1 マルターゼ （α-グルコシダーゼ） 麦芽糖→ブドウ糖 2 シュクラーゼ （インベルターゼ） ショ糖→ガラクトース＋フルクトース 3 ラクターゼ 乳糖→ブドウ糖＋ガラクトース	リパーゼ トリアシルグリセロール→脂肪酸＋グリセロール	1 アミノペプチダーゼ N末端アミノ酸遊離 2 ジ-，トリペプチダーゼ ジ-，トリペプチド →アミノ酸	ヌクレオチダーゼ ヌクレオチド →ヌクレオシド＋リン酸 ヌクレオシダーゼ ヌクレオシド →糖＋塩基	

が舌や口腔粘膜などに触れる，食事や食物を思い浮かべる，食物を見る，良い香りを嗅ぐなどの刺激により分泌が刺激される。

（2）食　　道

食道は食塊を胃に送り込む管である。食塊の移送は食道の蠕動による。

（3）胃

胃は食道に続いて上腹部正中線よりやや左にある嚢状の器官である。胃の入口から噴門，噴門レベルより高位にある部分の胃底部，胃の中央部の胃体部，それに続く幽門部（幽門洞，幽門管）からなる。胃壁は外側から漿膜，筋層，粘膜からなり，粘膜には多数の襞がある。

胃の内面には著しい粘膜の皺壁がある。胃粘膜は一層の円柱上皮細胞に覆われ，その面に無数の胃小窩とよばれる凹みがあり，胃腺の開口部である。噴門腺は主として噴門に分布し，粘液を分泌する。胃底腺は，胃の大部分（上方２/３）に分布する。

主細胞は主に腺体部にありペプシノーゲンを分泌し，壁細胞は腺中央部にあり塩酸を生成・分泌する。頸細胞は腺頸部に分布し，粘液を分泌する。そのほか底粒細胞（消化管内分泌細胞）はセロトニンなどの分泌に関与している（図３－２）。

幽門腺の頸細胞は粘液を分泌し，底粒細胞はガストリンを分泌する（G細胞）。ビタミンB_{12}の吸収に関与する内因子の分泌も行われる。

１）胃での消化

胃内では，蠕動運動と胃液の分泌により，消化が行われる。蠕動運動により食物と胃液を混合し，内容物を均質な消化粥にし，これを胃内に留め，緊張性収縮によって少量ずつ十二指腸に送る。

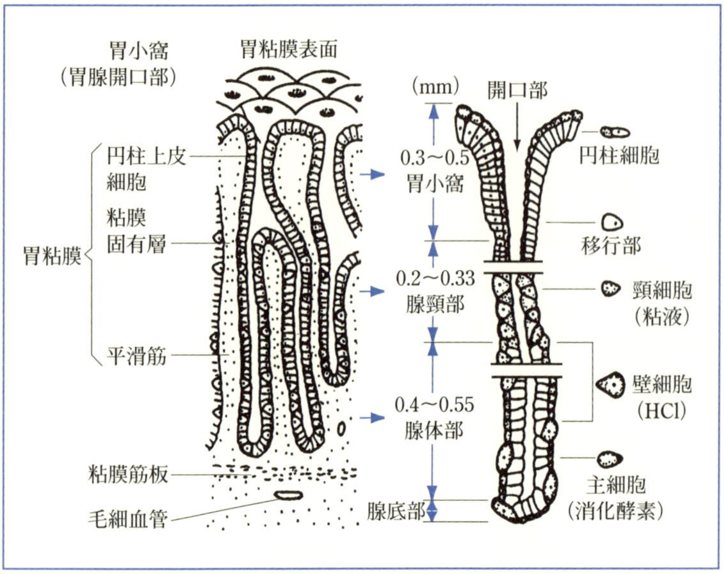

図３－２　胃底腺と主な腺細胞の種類（模式図）

資料）細谷憲政 監修，武藤泰敏 編著『消化・吸収―基礎と臨床―』第一出版，p.46，2002

胃液は塩酸（HCl），ペプシノーゲン，粘液の混合物であり，３種の胃腺より１日1.5～2.0 ℓ分泌される。胃内では唾液アミラーゼによるでん粉の消化，リパーゼによる脂質分解，たんぱく質の消化，胃液中の塩酸による食物の殺菌などが行われる。唾液アミラーゼの至適pHは6.6～6.8であるが，胃内でただちに失活するのではなく，食塊に胃酸が浸透するまでの間（約30分）は消化が進行すると考えら

表３－２　胃液分泌の経過とその機序

		相		刺激	求心路	遠心路	効果
神経性調節	条件反射	脳相	精神相	食物の連想，見る，嗅ぐ	大脳の連合線維	迷走神経	消化酵素に富む胃液
	無条件反射		中枢神経分泌相	食物の味，物理化学的刺激	味覚神経		
		胃相		食物の機械的刺激	迷走神経		
体液性の調節				たんぱく質の消化産物 → 幽門部の粘膜 → ガストリン → 血流へ		大循環 → 胃の動脈	HClに富む胃液
		腸相		たんぱく質の消化産物 → 十二指腸粘膜 → ガストロセクレチン（インテスティナールガストリン）→ 血流へ			胃液分泌
				乳糜（脂肪）→ 十二指腸粘膜 → エンテロガストロン → 血流へ			胃液分泌抑制

資料）古河太郎・本田吉行 編『現代の生理学』金原出版，p.775，1997

れている。

HClの生理作用は，① たんぱく質を変性させる，② プシノーゲンを活性型のペプシンに変換する，③ 胃内のペプシンが作用しやすい酸性状態にする（pH 1.5～2.5），④ 胃内の殺菌，微生物の増殖抑制，⑤ 胆汁や膵液の分泌を促す，などの作用がある。

2）胃液分泌の調節

胃液分泌の経過とその仕組みを表３－２に示す。

① 脳　　相

食物を見る，食物の匂いを嗅ぐ，味を感じるなどの刺激が，延髄の迷走神経核に伝えられ，迷走神経を介した無条件反射が起こり，胃液分泌が亢進する。迷走神経刺激は胃底腺の壁細胞を刺激し，胃酸分泌を促進させる。また，幽門腺からのガストリン放出を介することによっても胃液分泌を促進する。

② 胃　　相

食塊が胃に入り，胃壁の拡張（伸展刺激）とたんぱく質消化産物（化学的刺激）が刺激となり，ガストリン分泌が促進され，胃液分泌を亢進する。たんぱく質消化産物（ペプチドやアミノ酸）は直接G細胞に作用する。その他に，局所的神経刺激と迷走神経反射により胃液分泌が起こる。

③ 腸　　相

胃内容が十二指腸に移行すると，胃酸分泌の腸相が生じるとされるが，腸相における胃酸分泌は脳相・胃相に比べて寄与は小さい。むしろ，食塊が胃から腸に移行することにより胃液分泌が抑制されることに生理的意味がある。胃液の H^+ がガストリン分泌細胞（G細胞）に作用し，ガストリン分泌を抑制する。

上部小腸への H^+，脂肪酸，たんぱく質消化産物，浸透圧の変化などの刺激が起こり，セクレチン，コレシストキニン，GIPなどの分泌を促し，胃液分泌を抑制する。

3）胃酸の生成機構

胃酸は壁細胞においてH⁺が細胞外濃度の約3～4万倍に濃縮される。分泌時の濃度は約170mEq/ℓ，pH約1.0である。

4）ペプシンの作用

ペプシンは活性をもたないペプシノーゲンとして合成され，胃酸（HCl）による酸性の条件下にペプシンに変換される。ペプシノーゲンにはペプシノーゲンAとペプシノーゲンCの2つが存在する。

ペプシンはたんぱく質内部のペプチド結合を切断するendopeptidaseであり，アミノ酸の生成は少ない。

5）胃リパーゼ

胃底腺主細胞で合成・分泌される**胃リパーゼ**は胃酸による酸性条件下でも失活せず，ペプシンの作用も受けない。食物由来の脂肪の20～30％が胃リパーゼにより加水分解される。胃リパーゼはトリアシルグリセロールの3-エステル結合を加水分解し，ジアシルグリセロールと脂肪酸を生じる。この結果，胃内での脂肪のエマルジョン化が容易に行われる。

新生児期では膵リパーゼ活性はほとんど観察されないが，胃リパーゼ活性は成人と同程度分泌されるので，乳幼児の栄養に重要である。

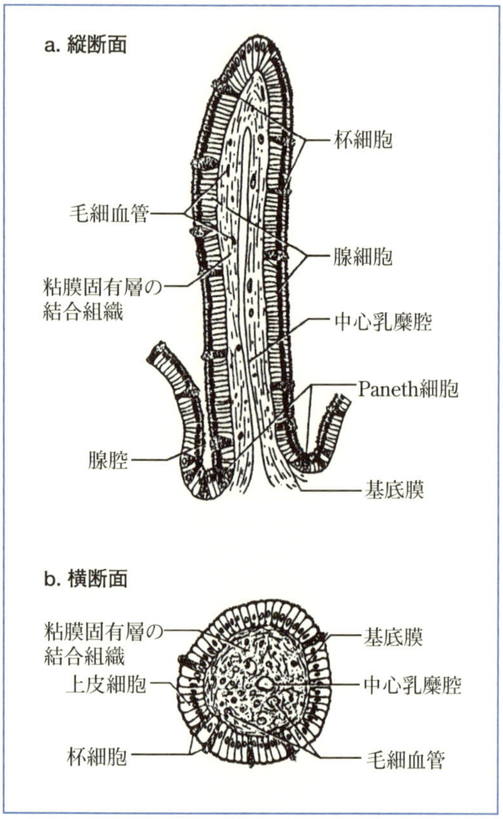

図3－3　ヒト空腸絨毛の断面（模式図）

資料）細谷憲政監修，武藤泰敏編著『消化・吸収—基礎と臨床—』第一出版，p.76，2002

（4）小　　腸

小腸は幽門に続き，十二指腸，空腸，回腸と続き大腸にいたる。全長は6～7mである。十二指腸は約25cmのC型のループ状に走っている。

幽門から約10cmのところで十二指腸下行部に総胆管と膵管とが合流して開口している（**ファーター乳頭**）。膵液，胆汁はファーター乳頭から管腔内に分泌される。

空腸は十二指腸に続き，腹腔の左上部を占め，回腸は主として右下部を占める。長さは空腹2/5，回腸は3/5を占める。

腸管腔内には輪状襞（ひだ）が存在し，特に空腸上部で発達している。十二指腸上部，回腸末端部では認められない。粘膜表面には無数の絨毛（じゅうもう）が密生し，輪状襞壁とともに腸の吸収面積を増大させている。小腸上部1/4で小腸全体の表面積の50％を占める。粘膜表面には無数の絨毛が密生し，絨毛の表面は単層の上皮細胞に覆われている（図3－3）。

吸収上皮細胞表面には微細な刷毛状の微絨毛が存在している。ヒトの小腸を単純な管として表面積を

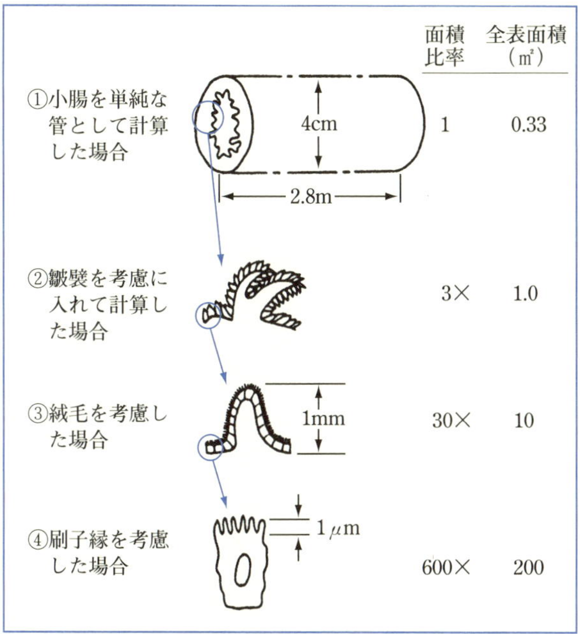

図３－４　小腸粘膜の構造と吸収表面積との関係

資料）細谷憲政監修，武藤泰敏編著『消化・吸収―基礎と臨床―』第一出版，p.77，2002

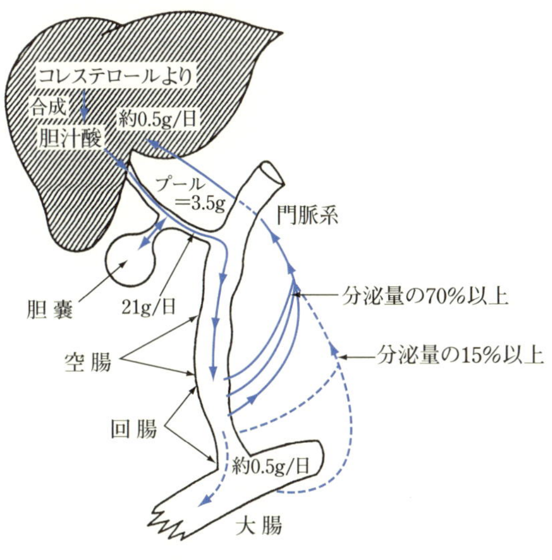

＊実線は抱合胆汁酸塩，破線は腸内細菌によって分解された非抱合胆汁酸塩の単純拡散による吸収を示す。

＊図中に示されている分泌量（21g/日）は１回の食事ごとにプールの２倍量（１日にすると６倍量）の胆汁酸が分泌，吸収されるとして算出されたおおよその数値である。便中に排出されるのと同じ量が新生される。

図３－５　胆汁酸の腸肝循環

資料）古河太郎・本田吉行編『現代の生理学』金原出版，p.783，1997

計算すると0.33m^{2}であるが，皺襞（すうへき），絨毛，微絨毛（刷子縁膜（さっしえんまく））を勘案すると表面積は200m^{2}にもなる（図３－４）。

（５）肝臓・胆嚢・膵臓

１）肝　　臓

肝臓の消化・吸収に関与する役割は胆汁の生成である。胆汁は肝臓でつくられ，胆嚢（たんのう）に送られる（肝臓胆汁）。ここで一時的に貯蔵され，その間に濃縮され，必要に応じて，１日100～500 mℓが十二指腸に送りこまれる。胆汁の成分は，胆汁色素（ビリルビン）と胆汁酸塩からなる。

胆汁酸塩は界面活性作用があり，脂肪を細かな微粒子（乳化）にして酵素との接触面を広くし，リパーゼの作用を助ける。

また，リパーゼによって分解された脂肪の分解産物の，長鎖脂肪酸やモノアシルグリセロールは，胆汁酸塩とともに，表面が水溶性の複合体（ミセル）を形成して脂質の吸収を促進する。胆汁酸は下部回腸から再吸収され，肝臓にもどり，再び胆汁として分泌される。これを胆汁酸の腸肝循環という（図３－５）。

胆汁分泌は，神経性の刺激および消化管ホルモンのコレシストキニンによって，胆嚢が収縮することによって起こる。

２）膵　　臓

膵臓（すいぞう）は，膵液を分泌する外分泌部と，インスリン，グルカゴンなどのホルモンを分泌する内分泌部よりなる。外分泌部では，腺房細胞で消化酵素を含むアルカリ性の膵液がつくられ，膵液は導管を流れ十二指腸に流入する。

膵液は膵臓より分泌され，膵管を経て小腸内に送り出される。HCO_3^-が分泌され，アルカリ性（pH7.0～8.0）で，１日の分泌量は約１～３ ℓである。HCO_3^-の分泌は主として**セクレチン**により，種々の消化酵素の分泌は**コレシストキニン（CCK）**と迷走神経により調節されている。セクレチンは，十二指腸

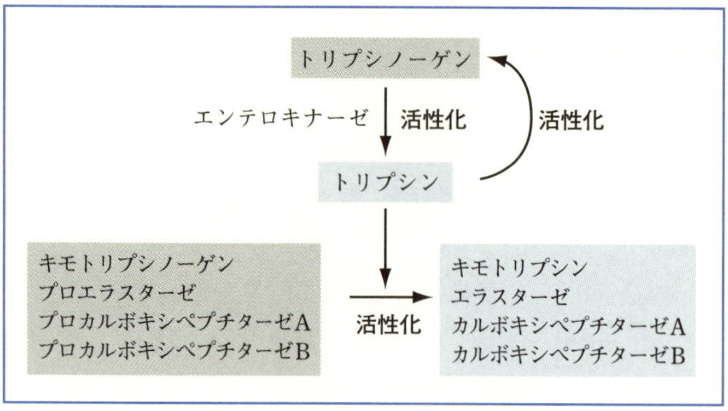

図3－6　膵プロ酵素の活性化機構

や空腸粘膜のセクレチン細胞（S細胞）から分泌される。酸性の胃内容物，胆汁，グルコース，脂質，アルコールなどにより放出され，血液を介して膵臓にいたり，HCO_3^-に富む膵液を大量に分泌させる。CCKの作用も増強する。CCKの内分泌細胞（I細胞）は小腸上部に分布し，食事性脂質，たんぱく質分解物など刺激により放出される。胆嚢収縮，膵消化酵素放出，セクレチンの膵外分泌作用増強，胃内容排出の抑制，膵腺房細胞の肥大・増殖などの作用がある。

膵たんぱく質分解酵素もペプシノーゲンと同様に，不活性なプロ酵素（トリプシノーゲン，キモトリプシノーゲン，プロカルボキシペプチダーゼ）の形で分泌される。トリプシノーゲンは刷子縁膜に存在する**エンテロキナーゼ**により，トリプシンへと変換する。エンテロキナーゼは刷子縁膜に存在し，胆汁酸の界面活性作用により膜表面から遊離する。トリプシンはさらにトリプシノーゲン自体と，他のプロ酵素を活性化する（図3－6）。

（6）小腸での消化と吸収

小腸では，膵液中の種々の酵素と胆汁の作用により，本格的な消化が行われる。管腔内消化に引き続き，微絨毛膜表面に局在する刷子縁膜酵素により，膜消化が行われ，同時に栄養素の吸収が進行する。

1）管腔内消化

胃液と混合し，粥状となった食物が少しずつ幽門を通って十二指腸に送られる。膵液と胆汁が十二指腸に流れ込んでくる。食物の酸性状態はアルカリ性の膵液で中和されて，酵素が作用するに都合のよいpHとなる。膵液中の種々の酵素により，たんぱく質，糖質，脂肪の消化が進行する。

2）膜　消　化

消化管腔内は食物の消化活動全体からみると，まだ完全なものとはいえない。最終段階で栄養素は，小腸粘膜上皮細胞の細胞膜の一部である微絨毛へと移行し，**膜消化**を受ける。管腔内消化を終えた栄養素は，刷子縁膜表面に存在する膜消化酵素により，消化されると同時に上皮細胞内に取り込まれる。

（7）大　　腸

大腸は小腸に続く消化管の終末であり，盲腸・結腸・直腸に分けられる。盲腸は回腸開口部より下方の短い部分を指す。結腸は，上行，横行，下行，S字状結腸に分けられる。直腸は腸の最終部である。大腸は輪状皺襞（すうへき）や絨毛がなく，腸腺は小腸より深く，粘液産生細胞が多数存在する。

1）大腸での消化と吸収

大腸では，水分・無機質（K，Na，Clなど）の吸収を行うと同時に，腸内細菌による未消化物の分解が行われる。大腸内細菌が産生した短鎖脂肪酸は，大腸上皮細胞の重要なエネルギー源である。腸内細菌はビタミン（B群，Kなど）の合成も行う。

3．栄養素別の消化と吸収

（1）炭水化物の消化と吸収

ヒトが摂取する糖質の大部分はでん粉（多糖類）とショ糖（二糖類）である。そのほかに，乳糖，麦芽糖，トレハロースなどの二糖類，果物，野菜，清涼飲料水などに含まれる果糖も摂取する（図3－7）。

1）管腔内消化

でん粉はグルコースがグリコシド結合で連なった多糖類である。グルコースがα－1，4グルコシド結合で重合した直鎖ポリマーは**アミロース**とよばれ，直鎖のα－1，4結合のところどころにα－1，6結合が入ることにより枝分かれが生じているものは**アミロペクチン**とよばれる。

唾液および膵液中の**アミラーゼ**はα－1，4結合を加水分解するα－アミラーゼ

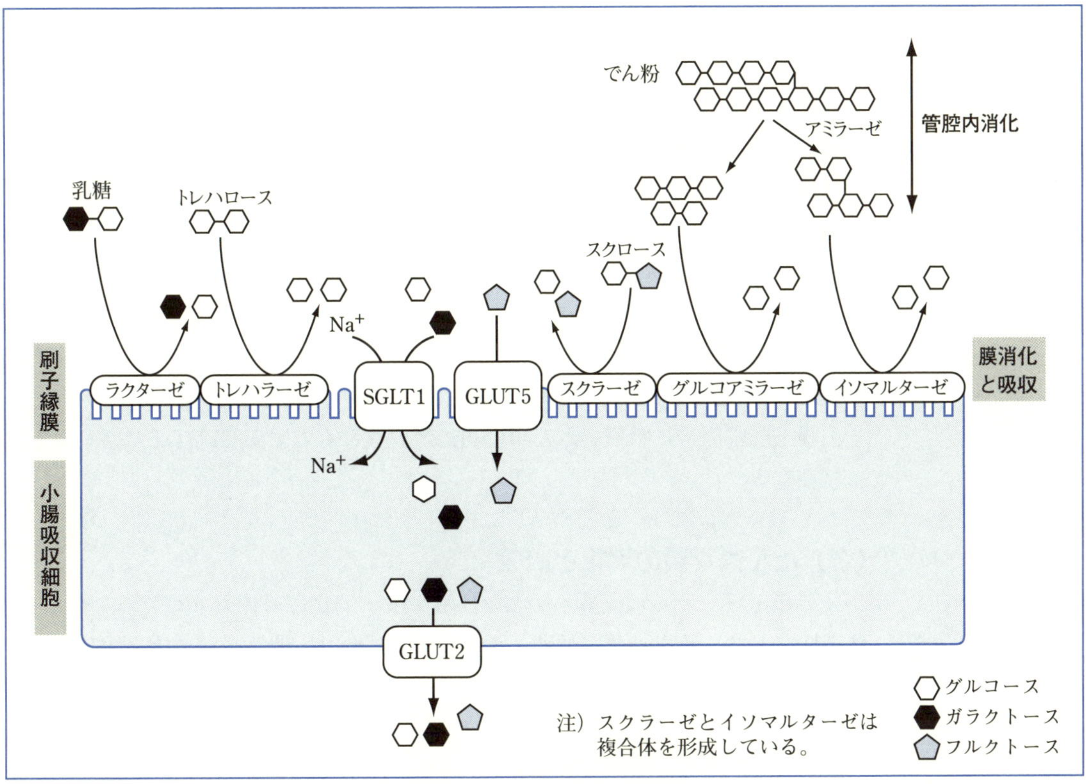

図3－7　糖質吸収の概要

である。唾液アミラーゼはβ−でん粉に作用しないが，膵アミラーゼは作用する。アミラーゼは，末端以外のグルコシド結合を切断する“エンド型”の加水分解酵素であり，加水分解の結果生じる産物は小糖類である。

アミロースの場合は，α−１，４結合のみの直鎖の小糖類が生成する。アミロペクチンの場合は，α−１，６結合に近接したα−１，４結合の加水分解は充分でなく，**α−限界デキストリン**も生じる。

２）膜　消　化

でん粉の管腔内消化の結果生じた分解産物は，吸収上皮細胞の微絨毛膜に局在している**グルコアミラーゼ**と**スクラーゼ・イソマルターゼ複合体**による膜消化を受ける。グルコアミラーゼは５〜９個のグルコースからなるグルコース多量体に作用する。

スクラーゼ・イソマルターゼ複合体は微絨毛膜状では２つのサブユニットに分かれ，複合体として存在している。スクラーゼ，イソマルターゼいずれもグルコース多量体と麦芽糖を加水分解する。スクラーゼはでん粉の中間消化産物のほかにショ糖を加水分解する。イソマルターゼはα−１，６結合を切断する。

小腸微絨毛膜には，その他に**トレハラーゼ**と**ラクターゼ・フロリジン水解酵素**の２種類の二糖類水解酵素が存在している。トレハラーゼはトレハロース（グルコースがα−１，１結合，昆虫の体液やキノコに含まれる）を基質とする。ラクターゼ・フロリジン水解酵素はβ−グルコシダーゼであり，乳汁中に存在する乳糖を基質とする。

３）吸　　収

二糖類水解酵素によって生成したグルコース，ガラクトース，果糖などの単糖は速やかに微絨毛膜を通過して細胞内に取り込まれる。二糖類水解酵素とグルコース輸送担体は微絨毛膜の近接した部位に存在し，消化により生じたグルコースは，近傍に存在するグルコース輸送担体を介して吸収される。グルコース，ガラクトースは**Na^+/グルコース共輸送担体**（SGLT１）を介して吸収される。この輸送担体は，Na^+依存的でありグルコースやガラクトースをNa^+とともに共輸送する。

果糖は刷子縁膜に存在する**フルクトース輸送担体**（GLUT５）により細胞内に取り込まれる。GLUT５は促進拡散型の輸送担体である。

小腸上皮細胞内に吸収された単糖類は側底膜に存在するGLUT２により血管側に移行する。

（２）たんぱく質の消化と吸収

ヒトは１日にたんぱく質を約80g摂取する。消化管腔内たんぱく質の由来は，食事性たんぱく質以外に，唾液・胃液・膵液・胆汁・腸液分泌に由来するものが約30g，消化管上皮細胞の脱落に由来するたんぱく質が20〜30g，血漿からの小腸内へのアルブミンの喪失が約２gある。

消化管におけるたんぱく質の消化・吸収の概要を（図３−８）に示した。たんぱく質の管腔内消化は，胃あるいは膵由来のたんぱく分解酵素により行われる。

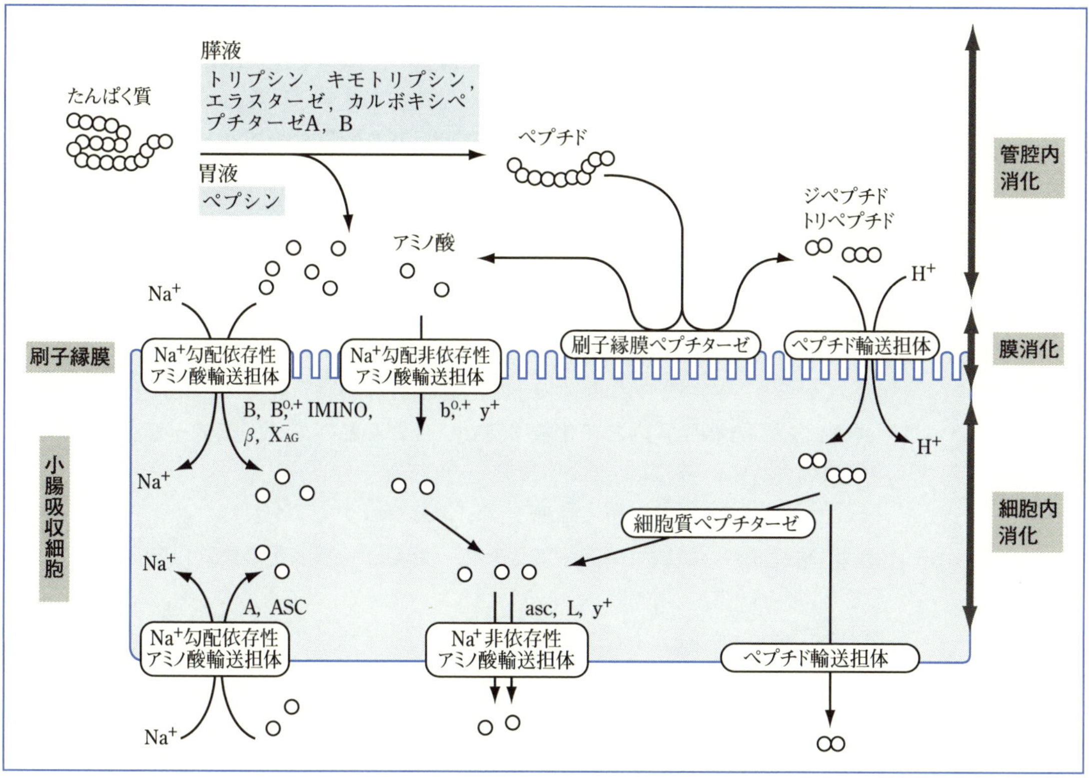

図3－8　たんぱく質の消化・吸収の概要

管腔内消化の産物の多くは分子量の大きなペプチドであり，刷子縁膜の種々のペプチダーゼにより引き続き分解される。遊離アミノ酸は，小腸細胞の刷子縁膜に存在する基質特異的アミノ酸輸送系を利用して吸収される。

一方，アミノ酸残基数が2または3のペプチドは，刷子縁膜の**ペプチド輸送系**を利用して小腸細胞内に取り込まれ，上皮細胞内のペプチダーゼによりアミノ酸に加水分解される。小腸細胞の側底膜にも，数種の基質特異的アミノ酸輸送系が存在し，小腸細胞内のアミノ酸の血中への移行と血中から小腸細胞内へのアミノ酸の取り込みを行っている（図3－8）。

1）管腔内消化

たんぱく質の管腔内消化は，ペプシンと膵液中のたんぱく質分解酵素によって行われる。膵液中のたんぱく質分解酵素は，**エンドペプチダーゼ**（トリプシン，キモトリプシン，エラスターゼ）と，ペプチド鎖のカルボキシ基側からアミノ酸を順次切断する**エクソペプチダーゼ**（カルボキシペプチダーゼA，B）の混合物である。この過程で生じる産物は，遊離アミノ酸が40％でペプチドが60％であり，**オリゴペプチド**のアミノ酸残基数は2から6である。

2）膜　消　化

① 刷子縁膜ペプチダーゼ

膵たんぱく質分解酵素の作用により生じたペプチドは，刷子縁膜に局在するペプチダーゼにより加水分解されるか，ジペプチドおよびトリペプチドに対する輸送担体で小腸細胞内に吸収される。遊離アミノ酸はアミノ酸に対する輸送担体で吸収される。

たんぱく質を完全に分解するためには，基質特異性の異なる多数のペプチダーゼが必要であり，小腸細胞に存在するペプチダーゼの種類は非常に多い。**刷子縁膜オリゴペプチダーゼ**は，アミノ酸あるいはオリゴペプチドの最終的な吸収に先立つ**膜消化**に重要な役割を果たしている。

② 小腸細胞内ペプチダーゼ

小腸細胞内にもペプチダーゼが存在し，細胞内に取り込まれたペプチドを分解している。ジペプチドに対する加水分解活性は小腸管腔にはほとんどない。活性を刷子縁膜と細胞質内とで比較すると，ほとんどのジペプチダーゼ活性は細胞質内に局在している。

このことから，ペプチド輸送システムはジペプチドをジペプチダーゼ活性の低い領域から高い領域に輸送することで，たんぱく質消化の最終段階に関与していると考えられる。

3）吸　　収

① アミノ酸の吸収

小腸におけるアミノ酸の吸収は，複数の輸送系を介して行われる。**アミノ酸輸送系**はNa^+依存性と非依存性のものが存在し，また刷子縁膜に局在するものと側底膜に局在するものに分類される。

刷子縁膜に存在する輸送担体が，小腸管腔からの**アミノ酸**の吸収に関与することに対し，側底膜の輸送担体は，アミノ酸の体内への移行だけでなく，血液から小腸細胞へのアミノ酸の供給にも関与している（図3－8）。

② ペプチド輸送担体

ジペプチドあるいはトリペプチドは，アミノ酸輸送系とは異なる経路で小腸細胞内に取り込まれ，細胞内で加水分解を受ける。**ペプチド輸送担体**は，輸送の駆動力として，H^+濃度勾配を利用することが特徴的である。

ペプチド輸送担体はジペプチドおよびトリペプチドを輸送するが，テトラペプチドやそれ以上のアミノ酸残基のペプチドはほとんど吸収されない。

（3）脂肪の消化と吸収

1）消　　化

食物中の**トリアシルグリセロール**は胃の中の蠕動（ぜんどう）により**エマルジョン**となり，舌リパーゼと胃底腺リパーゼによる消化が行われる。**胃リパーゼ**はトリアシルグリセロールの3−エステル結合を加水分解する。胃内での脂肪の消化は全消化管の脂肪消化量の20～30％に相当する。新生児期には**膵リパーゼ**が充分発達していないので胃のリパーゼ活性は重要である。

小腸内の脂肪消化は，膵外分泌腺から分泌される膵リパーゼとコリパーゼの作用で行われる。膵リパーゼと**コリパーゼ**が結合したものが，トリアシルグリセロ

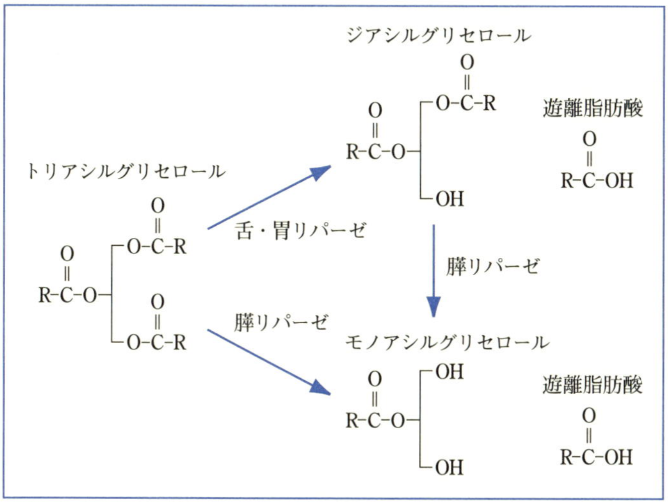

図3－9　トリアシルグリセロールの加水分解

ールの1－および3－エステル結合を加水分解し，2－モノアシルグリセロールと遊離脂肪酸を生成する（図3－9）。

リン脂質は**膵ホスホリパーゼ**A_2により加水分解を受ける。コレステロールエステルはコレステロールエステラーゼの作用を受け加水分解される。

2）吸　　収

食物中脂質の大部分を占めるトリアシルグリセロール（主に長鎖脂肪酸からなる）は，腸管内で膵リパーゼにより，脂肪酸とモノアシルグリセロールに分解された後，胆汁酸と混合されミセルを形成し可溶化される。

ミセルには脂肪酸，モノアシルグリセロール，リン脂質，コレステロールなどが取り込まれる。小腸吸収上皮細胞の表面に到達したミセルから，脂肪酸などが細胞に移行する。

小腸上皮細胞内に取り込まれた脂肪酸やモノアシルグリセロールはトリアシルグリセロールに再合成され，リン脂質やコレステロール，たんぱく質を組み込んだ**キロミクロン**が合成される（図3－10）。

形成されたキロミクロンは絨毛上皮細胞より乳糜管（にゅうびかん）を通り，リンパ管へ移行する。胆汁酸はそのまま腸管に移動した後，回腸で90％以上が再吸収され，肝臓に

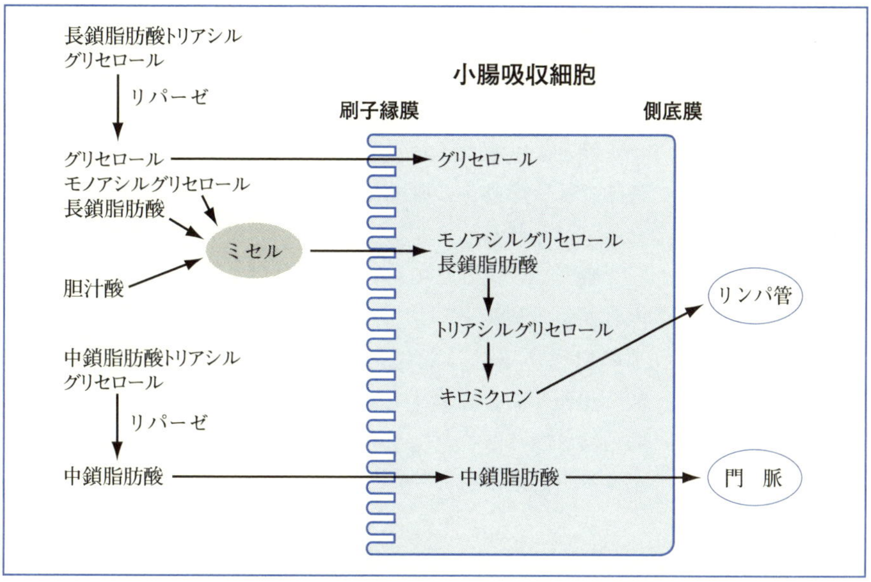

図3－10　脂肪の吸収とキロミクロンの形成

運ばれる。肝臓で再び胆汁の分泌生成を行う。

（4）ビタミン・ミネラルの吸収

1）脂溶性ビタミン

脂溶性ビタミン（A，D，E，K）の腸管吸収は，脂質吸収速度に左右される。脂溶性ビタミンの吸収には，胆汁による複合ミセルの形成が必要である。

2）水溶性ビタミン

ビタミンB群やビタミンCは小腸で吸収される。ビタミンB_{12}の吸収に幽門壁細胞より分泌される内因子が関与している。

3）水・電解質の吸収

消化管には，1日当たり約9 ℓ（消化液約7 ℓと摂取水約2 ℓ）の水が流入し，最終的にはその約98％が吸収され，100～200㎖前後の水が糞便とともに排泄される。

カルシウムは，小腸上部で能動輸送され，一部は受動的に吸収される。カルシウムの腸管吸収は，1，25ジヒドロキシコレカルシフェロールにより促進される。鉄吸収は小腸上部で行われる。鉄の吸収は，体内鉄貯蔵量の減少，あるいは赤血球産生の亢進時に増加する。

4．消化器系の運動

摂取された食物が，種々の化学的消化を効率よく受けるためには，消化の段階に応じて順序よく消化管内を移動する必要がある。

摂取された食物は，まず口腔（こうくう）で咀嚼（そしゃく）され，細かく噛み砕かれ，唾液とよく混合され，適当な大きさの食塊となる。ついで**嚥下（えんげ）運動**が行われ，食塊が胃に送り込まれる。嚥下運動は口腔期，咽頭期，食道期に分けられ，咽頭期以後は，食塊が咽頭粘膜に触れることによって順序よく反射的に行われる不随意運動である。

食道の**蠕動（ぜんどう）運動**によって食塊は胃に移送される。胃では蠕動運動により，食塊が胃液とよく混合され，半流動状の糜粥（びじゅく）となり，十二指腸に移送される。小腸の運動では，律動性の収縮として分節運動と振子運動および蠕動運動，**逆蠕動運動**などが行われる。

大腸では，主として水分の吸収および不消化物の細菌学的消化が行われ，大腸内容が漸次固形化され，S状結腸に溜められる。S状結腸の内容が多くなると，その自重あるいは総蠕動によって内容が直腸に移送され，直腸内圧が30～50mmHgぐらいに高まると便意が起こり，反射的に直腸の蠕動，内外肛門括約筋の弛緩を起こし，腹圧を高め声門を閉じるなどの働きが加わり，糞便を体外に排出する（**排便反射**）。

5．運動と消化・吸収機能

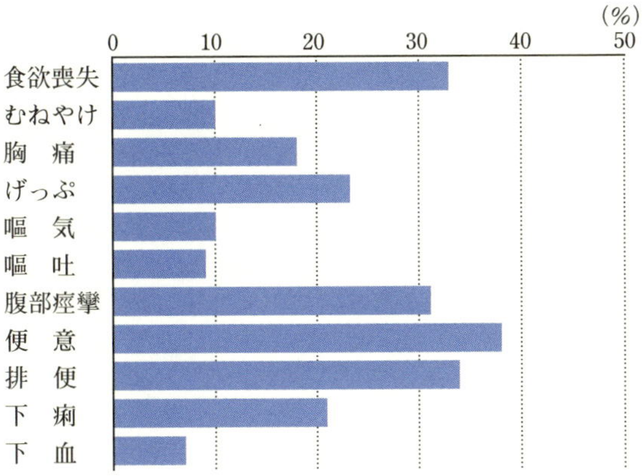

Moses（1990）により紹介された6報告の平均値で，マラソン，トライアスロンなどを行っている1,862人が対象である。報告のない症状は0％とせず，報告のある症状の頻度のみを平均した。腹部の痙攣性疼痛，便意，排便などの下部消化管に由来する症状のほうが，むねやけ，胸痛などの食道に由来する症状や，げっぷ，嘔気，嘔吐などの胃に由来する症状に比べ，頻度が多い。胸痛は1報告，下血（肛門出血）は2報告のみである。

図3－11　運動時の消化器症状の頻度

資料）宮村実晴編『最新運動生理学　身体パフォーマンスの科学的基礎』真興交易医書出版部，p.167，1996

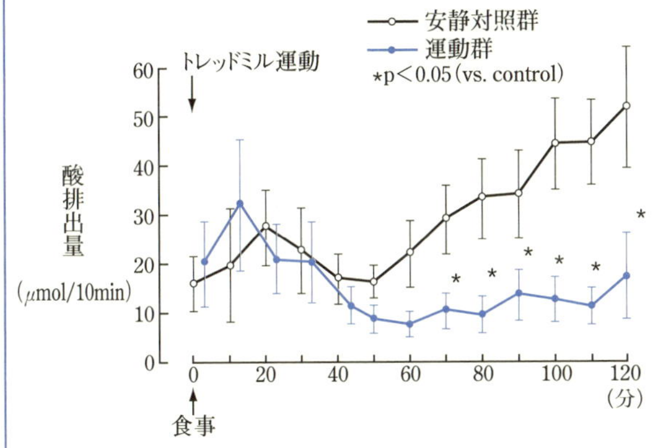

イヌにおける，ハイデンハイン小胃からの食後の胃酸分泌を示した。○は安静時，●は運動時の10分ごとの胃酸分泌である。運動はトレッドミルを用い，6 km/時間で2時間歩行させた。これは$\dot{V}O_2max$の70％程度の運動負荷である。食事摂取後，ただちに運動を行わせたが，1時間は胃酸分泌に差がなかった。1時間を超えると，運動負荷時の胃酸分泌は，安静時に比し有意に低値であった。運動時の脱水が胃酸分泌低下をもたらすと考えられる。

図3－12　運動時の胃酸分泌

資料）宮村実晴編『最新運動生理学　身体パフォーマンスの科学的基礎』真興交易医書出版部，p.170，1996

運動の消化・吸収機能に及ぼす影響には次のようなものがあげられる。

（1）消化器症状

運動により生じる消化器症状には，便意，排便，下痢，嘔吐，血便などがある（図3－11）。**運動中の消化器症状**の出現要因には，腸内細菌の変化，炭水化物の消化不良とガス発生，エネルギー源の枯渇，各種代謝産物の関与などがあげられる。運動時には消化管出血を伴うことがあるが，これは運動による消化管粘膜の虚血の結果，粘膜障害が生じることが原因と考えられている。

（2）胃酸分泌

運動により胃粘膜血流量が減少し，胃酸分泌が減少する（図3－12）。

（3）小腸機能

運動により腸管血流量が低下し，局所的な酸素とエネルギーの欠乏を来たし，小腸機能に影響を与えるが，その影響は一定していない。

（4）食物の消化管通過速度

胃排出は運動強度が弱いと促進し，強いと遅延する。小腸および大腸通過速度に及ぼす運動の影響は一定していない。

【参考文献】

1）古河太郎・本田吉行編『現代の生理学』金原出版，1997
2）細谷憲政監修，武藤泰敏編著『消化・吸収―基礎と臨床―』第一出版，2002
3）宮村実晴編『最新運動生理学　身体パフォーマンスの科学的基礎』真興交易医書出版部，1996

…第4章…

物質代謝

<学習のポイント>

1．私たちの体は生まれてから死にいたるまで，エネルギーをとり続けている。死というのは細胞のレベルでも細胞の集合体である個体においてもエネルギーの移動がなくなった状態である。私たちの体にとって必要な栄養素は数十にのぼるといわれ，これらの栄養素を大別すると，炭水化物，脂質，たんぱく質，ビタミン，ミネラル，水に分類できる。ここでは，対外から取り入れた栄養素がどのようにしてエネルギーを生み出すように機能しているかを物質代謝，中間代謝，エネルギー代謝の面から学ぶ。

2．ヒトが生命活動を営むうえでどのようにエネルギーを摂取し，消費しているかを測定する方法について学ぶ。

3．次にどのような食物をどの程度食べれば，どの程度のエネルギー摂取となり，どのような運動をどの程度やれば，どの程度のエネルギー消費量になるのかについて学ぶ。

1. 物質代謝

エネルギーはさまざまなかたちで存在し，飛行機は航空機用の特殊なガソリンを積み込まないと空を飛べないように私たちも食物からエネルギーを摂取しないと日常の生活をすることができない。栄養の最も重要な役割はエネルギー消費に見合う十分な食物を摂取することにある。エネルギーが必要量摂取されないと，子どもの発育・発達が阻害されたり，作業の効率が低下したりする。

エネルギーの源となる熱量素（糖質，脂質，たんぱく質）の補給が断たれると，体内のグリコーゲン，皮下脂肪，筋肉が分解されエネルギーを生み出す。体内で不要になった代謝の最終産物は，肺，腎臓，消化器から二酸化ガス，尿や糞便として，また一部は皮膚から汗として排泄される。以上に述べた生理的過程を総称して，**物質代謝**または単に**代謝**という。この過程のなかで物質の合成に関与する部分を**同化作用**とよび，分解の過程を**異化作用**という。

体内でエネルギーはグリコーゲンとして筋肉中や肝臓中に，脂質は中性脂肪として皮下に蓄えられ，たんぱく質や筋肉やその他の組織を構成し，必要に応じてエネルギーを生み出す燃料となる。生命現象のなかでエネルギーは筋収縮を起こす機械的エネルギー，神経伝達のための電気的エネルギー，物質合成のための化学的エネルギー，体温調節のための熱エネルギーとさまざまに形を変えて利用される。このようなエネルギー変換の過程をエネルギー代謝（energy metabolism）という。

体内の物質代謝においては，消化・吸収された各種栄養素，体の構成成分，いろいろな物質が代謝される過程において生まれるさまざまな中間物質がある。これらの物質の変換過程を中間代謝という。この中間代謝の研究分野は，**ラジオアイソトープ（radioactive isotope：放射線同位体）**を利用した化学者や生理学者によって飛躍的に進歩した。

2. 中間代謝

中間代謝のなかでも特に運動が関与するエネルギー生成，補酵素とその構成部分であるビタミンの関係を図4－1に示した。

(1) 糖質の代謝

1）解糖系（glycolysis）

吸収された単糖類（主にグルコース）は，血液によって門脈を経て肝臓や筋肉など全身の組織に運ばれ，グリコーゲンとして細胞に貯蔵され，一定量は血糖の維持に利用される。細胞内のグルコースは**解糖系酵素**によってピルビン酸にまで分解される。この後の過程は２つに分かれる。酸素供給が不十分な場合には，乳酸脱水酵素の働きによって乳酸にまで分解される（図4－2）。

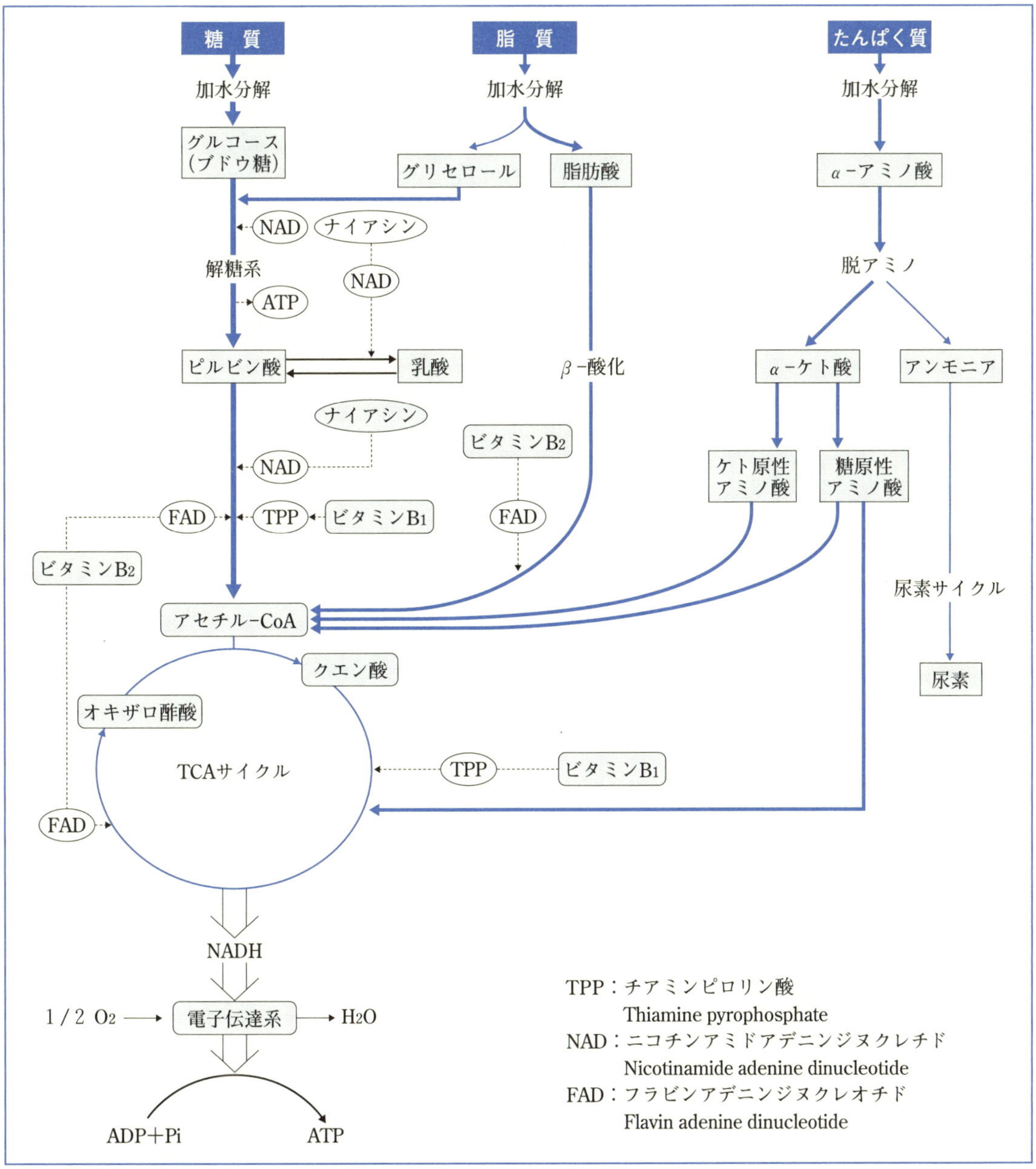

図４－１　運動のエネルギー生成に関与する栄養素とビタミンB_1，B_2とナイアシン（橋本，1996）

この過程を**嫌気性（anaerobic）過程**とよぶ。

酸素の供給が十分なときミトコンドリア内でアセチルCoAとなり，トリカルボン酸（tricarboxylic acid：TCA）回路を経て脱水素反応を受け，これによって生じた補酵素の水素は電子伝達系の酵素によって酸化され，嫌気性過程よりも多くのATPを作る。これを**好気性（aerobic）過程**という。TCA回路を図４－３，４－４に示した。

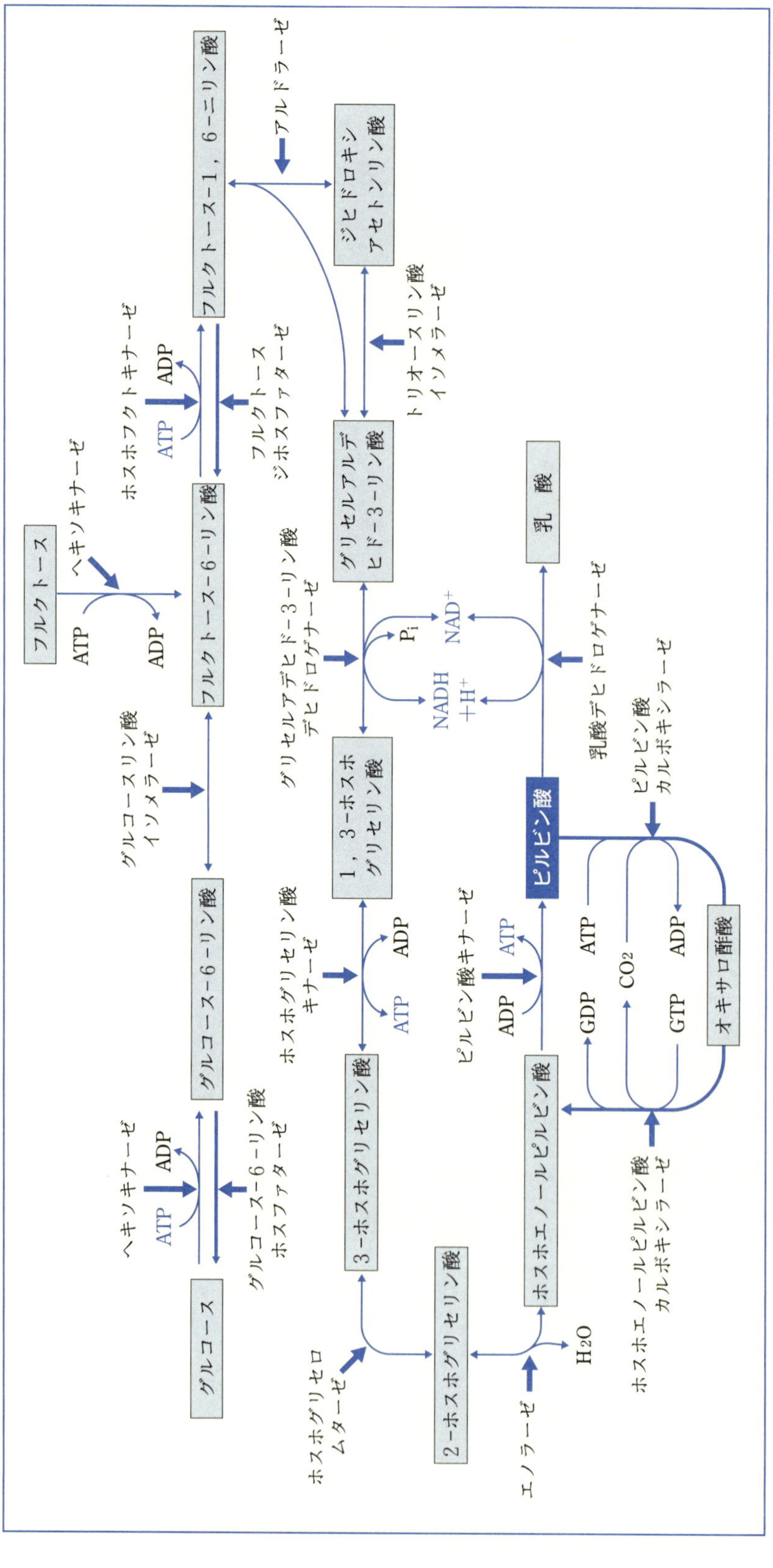

図4－2　解糖系と糖新生系

資料）大塚吉兵衛・安孫子宜光『ビジュアル生化学・分子生物学　第2版』日本醫事新報社，p.11，2003

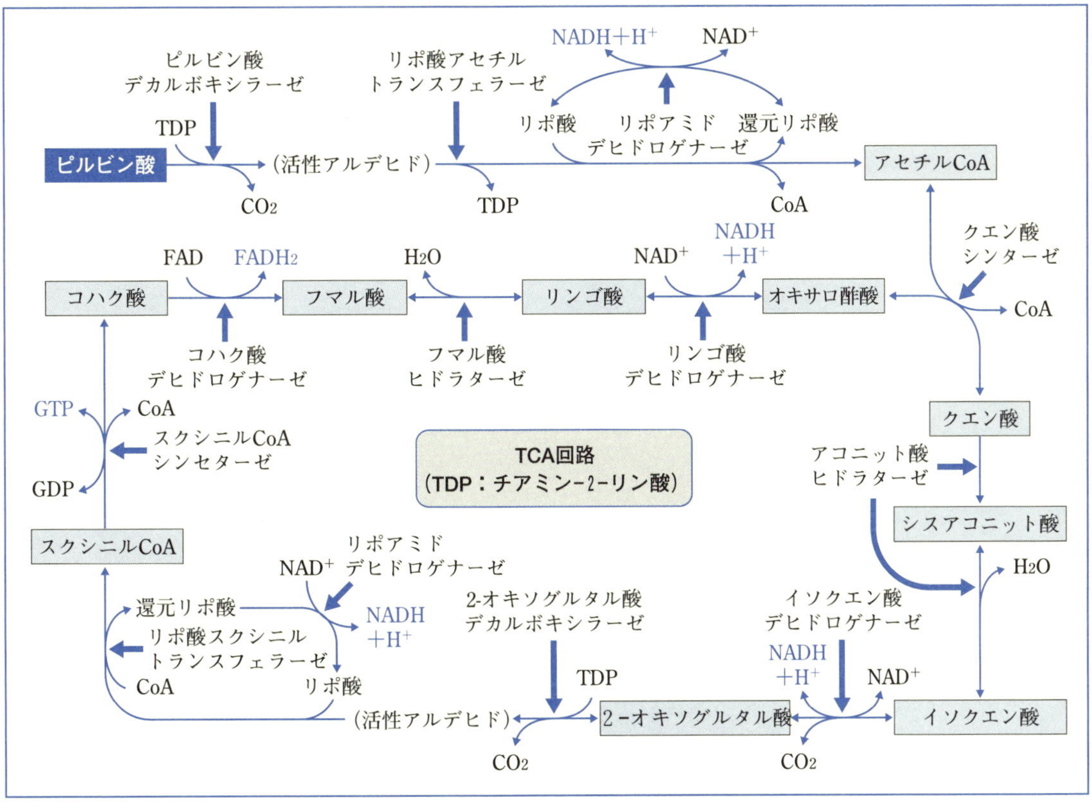

図4－3　トリカルボン酸（TCA回路）

資料）大塚吉兵衛・安孫子宜光『ビジュアル生化学・分子生物学　第２版』日本醫事新報社，p.11，2003

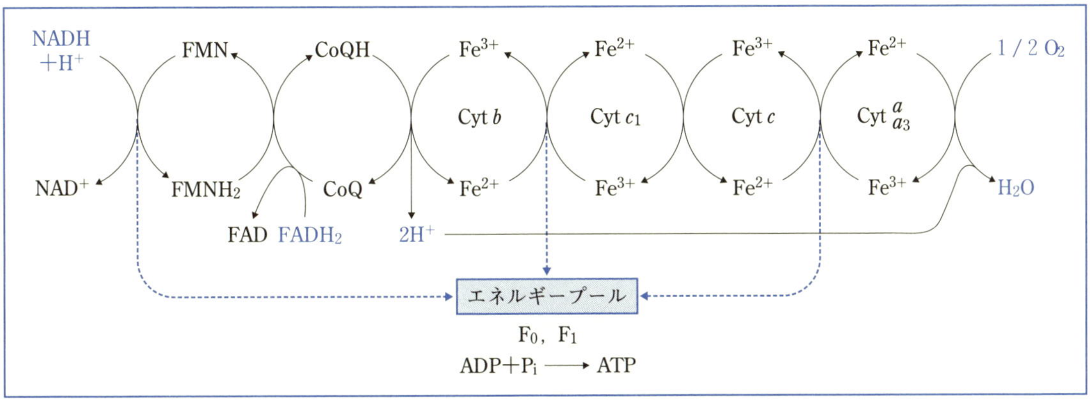

図4－4　ミトコンドリアの電子伝達系

資料）大塚吉兵衛・安孫子宜光『ビジュアル生化学・分子生物学　第２版』日本醫事新報社，p.12，2003

２）糖　新　生

脳神経細胞や赤血球は，グリコーゲンをエネルギー源としているため，血糖値を一定に保つことは恒常性の維持に非常に重要である。食事の後，血糖値が上昇するのは，大量のグルコースが吸収され血液中に入り込んだためであり，インスリンの作用で各組織の細胞が必要な量を取り込んだ後，残りの血糖は肝臓や骨格

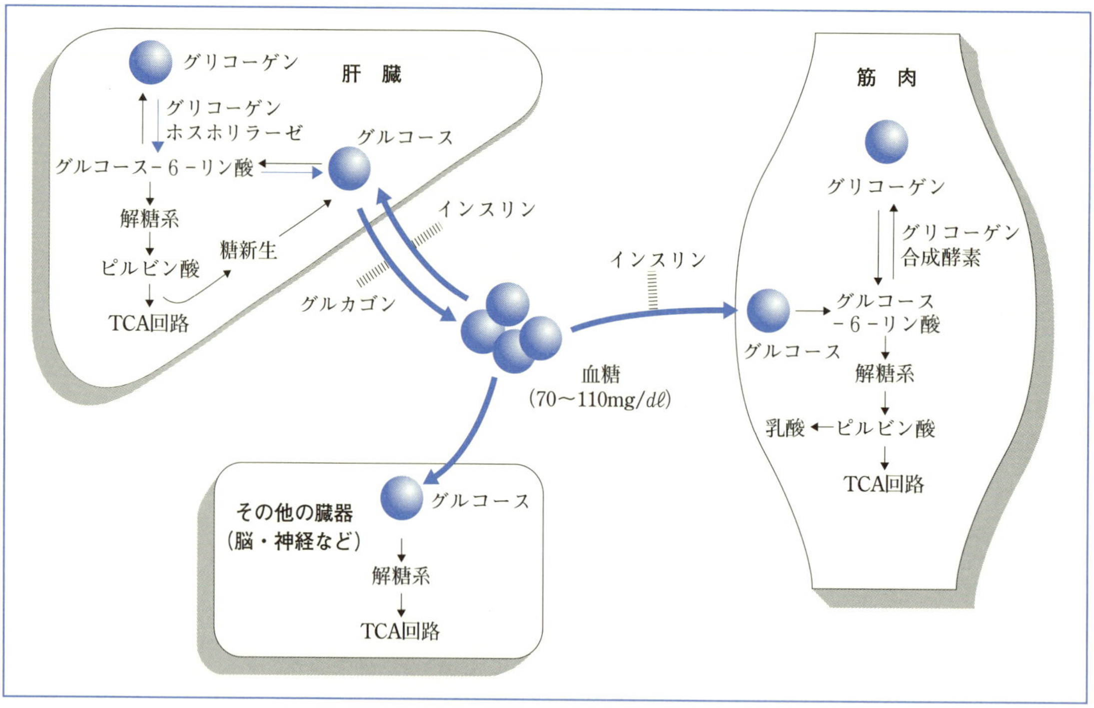

図4－5 血糖値の調節

資料）大塚吉兵衛・安孫子宜光『ビジュアル生化学・分子生物学 第2版』日本醫事新報社，p.13，2003

筋内に取り込まれグリコーゲンとして貯蔵される（図4－5）。

絶食，節食，糖尿病によって血糖値が低下するのは，糖質の摂取不足や尿中に糖質が失われるからである。血糖値が低下するとグルカゴンの作用により肝臓中のグリコーゲンが分解して，グルコースを血液中に放出する。グリコーゲンが消耗すると肝臓で乳酸やアミノ酸などからピルビン酸を経由してグルコースを作りだし，血糖維持に貢献する。このように体内の物質からグルコースを生成することを糖新生という（図4－2）。

（2）脂質の代謝

脂質のなかでもエネルギー貯蔵体である中性脂肪は必要に応じて分解されて脂肪酸となる。脂肪酸からエネルギーを生成するためには，まずβ－酸化のプロセスによってアセチルCoAができる。その後，TCA回路，電子伝達系の働きによって多くのATPが生成される。しかし，このプロセスは好気性であるため体内の脂肪量を減少させるためには脂肪酸を燃焼し，中性脂肪を少なくする必要がある。この代謝の過程では酸素供給が不可決であるので，運動による減量プログラムは有酸素性運動を取り入れなければならない。

リン脂質の代謝は細胞膜で行われ，グリセロールのC２位に結合しているアラキドン酸が遊離してプロスタグランデン（prostaglandin），プロスタサイクリン（prostacyclin），トロンボキサン（thromboxane），ロイコトリエン（leukotriene）

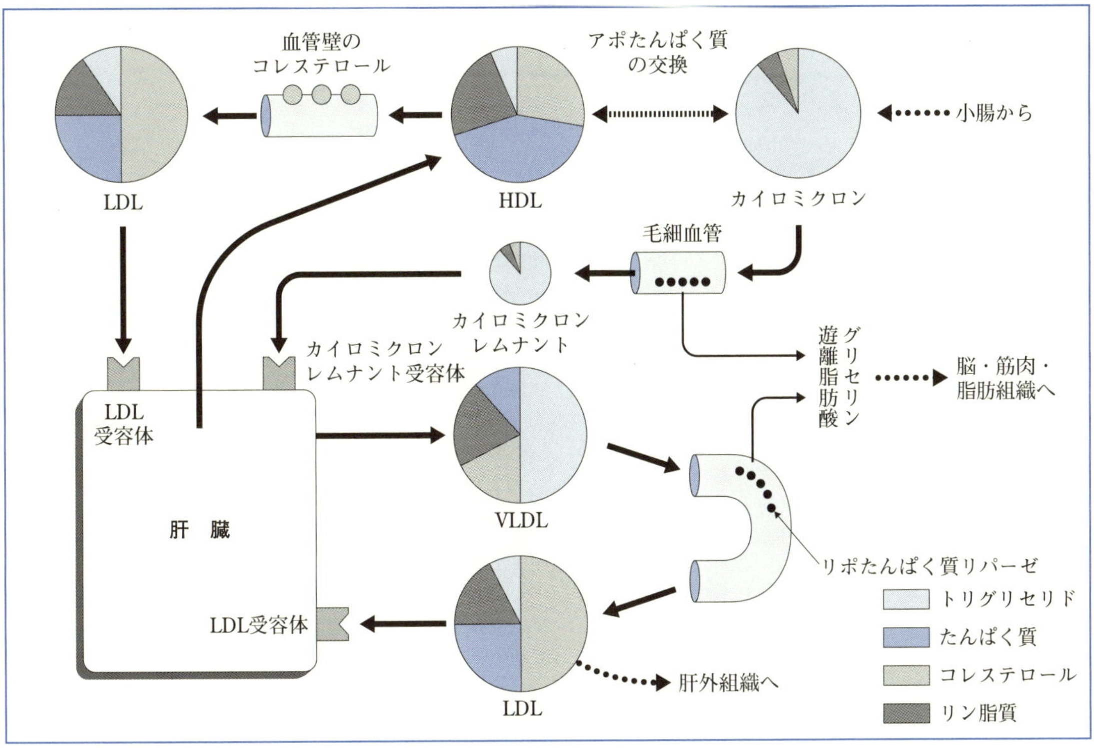

図4－6（a）　リポたんぱく質の代謝

資料）大塚吉兵衛・安孫子宜光『ビジュアル生化学・分子生物学　第2版』日本醫事新報社，p.17，2003

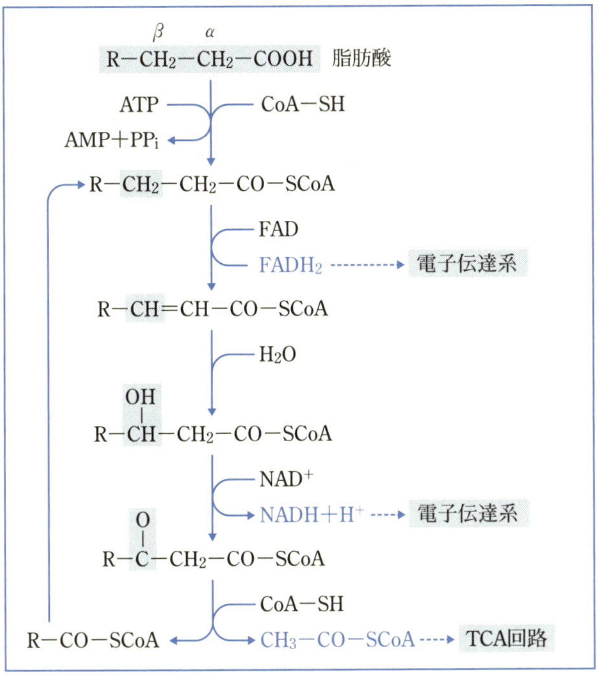

図4－6（b）　脂肪酸のβ酸化のプロセス

資料）大塚吉兵衛・安孫子宜光『ビジュアル生化学・分子生物学　第2版』日本醫事新報社，p.17，2003

などの生理活性を生成する。この系は炎症や免疫系の反応と密接に関係している。リポたんぱく質と脂肪酸のβ酸化のプロセスを図4－6に示した。

（3）たんぱく質の代謝

食物中のたんぱく質は消化酵素の働きでアミノ酸にまで分解され，吸収されたアミノ酸は門脈を経て肝臓に入り，一部はそこに貯蔵され，余剰分は血液によって他の組織に運ばれ利用される。アミノ酸は血中で，ある一定量に保たれる。

これは**アミノ酸プール**とよばれ組織の細胞をつくるとき，このプールのアミノ酸が使用されてたんぱく質が合成される。血中に必要以上のアミノ酸がプールされると，少しずつ分解され，一部はさまざまなアミノ酸，糖質，脂質の再合成に利用される。

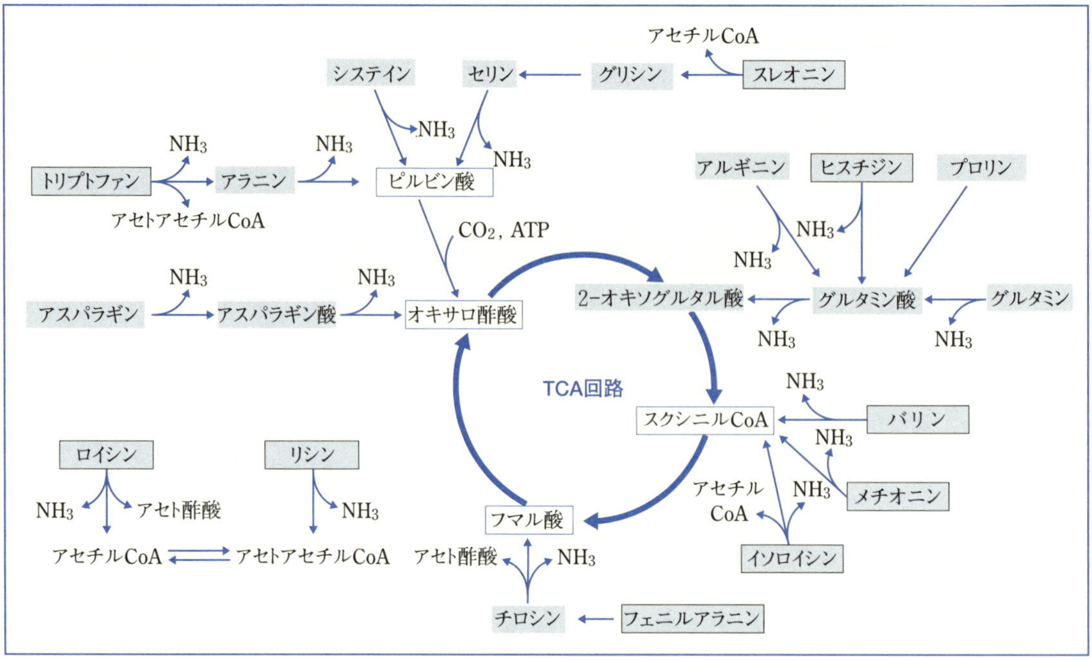

図4－7　アミノ酸の代謝

資料）大塚吉兵衛・安孫子宜光『ビジュアル生化学・分子生物学　第2版』日本醫事新報社，p.7，2003

脱アミノの過程で生じた大部分のアミノ基（$-NH_2$）は，その後の分解プロセスでアンモニアになり，尿素となって尿中に排泄されるが，一部は核酸などの塩基合成に使われる（図4－2，4－7）。

3．エネルギー代謝

（1）栄養素の生理的燃焼値

エネルギー代謝において「**熱量**」ということがよく使われる。簡単に「熱」というときもあるが，熱量というのはエネルギーがとるさまざまな形態のうちのひとつである熱エネルギーに対して与えられている名称である。

熱エネルギーの単位といえば，だれでもカロリー（calorie）と応えるほど普及している。しかし，国際単位系（System International d'Unité：SI）で表すと，その単位はJ（ジュール）となる。WHO/FAOのエネルギーおよびたんぱく質所要量のなかでkJ（キロジュール）をエネルギーの単位として採用されて以来，各国の栄養所要量においても従来のkcalにかえてkJないMJ（メガジュール）で表す傾向にある。日本においても1992（平成4）年5月に公布された新しい「計量法」（旧度量衡法）により，正式な熱量の単位はカロリーからジュールへと変わった。ただし，栄養に関するカロリーは従来のまま使用が認められた。

1 kcalとは，1 kgの水を14.5℃から15.5℃に1℃だけ水温を上昇させるのに必要な熱量として定義されている。次にkcalとJの関係についてみる。例えば，

表４－１　エネルギー代謝に関する単位の相互関係

1．力（Force，*F*）
$F=m\times a$
ただし，m：質量
a：加速度
〔例〕キロポンド（kp），キログラム（kg）
（1 kpとは正常加速度下において1 kgの質量に加わる力）
1 kp＝9.8N
1 kg＝1 kp＝9.8N*

2．仕事量（Work，*W*）
$W=F\times d$
ただし，d：距離
〔例〕kp・m，kg・m，N・m，ジュール（J）
エネルギー（*E*）の代表値はキロカロリー（kcal）
1 kcal＝4.184kJ≒4.2kJ*
1 ℓ O_2≒5kcal
1 kg・m≒1.8 mℓ O_2

3．パワー（Power，*P*）
$P=W/t$
ただし，t：時間
〔例〕kp・m/分，kg・m/分，ワット（watts，W）*
パワーの代謝当量はエネルギー消費量（E）
〔例〕*E*＝kcal/分，mℓ O_2/分，mℓ O_2/kg・分，METs
1 watts*＝1 J/s＝1 N・m/秒
1 watts*＝6.1kg・m/分≒6.0kg・m/分
1 MET＝3.5 mℓ/kg/分
1 MET≒1 kcal/kg/時
1 MET≒1.6km時（水平上のランニング）
1 MET≒1.0mi/時（水平上のランニング）　　*SI単位

資料）橋本勲・進藤宗洋他『新エスカ21　運動生理学』同文書院，p.198，1999

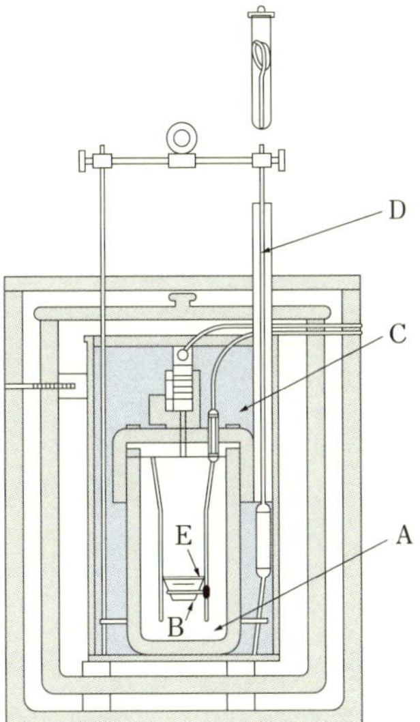

A 鉄製の缶で中に試料皿を入れ，酸素で満たす。
B 白金の試料皿で食品を入れる。
C 温度の上昇をみる水で絶えず撹拌されている。
D 水温を測る温度計
E ヒューズ。電流によって試料に点火する。

図４－８　ボンブ・カロリーメータ（速水）

資料）速水　泱『栄養生理学概論』光生館，p.96，1993

1日に食物から2,400kcalの熱量を摂取すると，これは約1万kJ＝10MJに相当する。つまり，1 kcal＝4.2kJである。食品，保健，衛生，熱化学反応の分野におけるkcalとJの換算率は，1 kcal当たり4.184kJと決められているエネルギーの代謝計算に必要な単位の相互関係を表４－１に示した。

（２）食物の物理的燃焼値

食物や食品のエネルギー値は**ボンブ・カロリーメーター(bomb calorimeter：爆発熱量計)**という測定装置（図４－８）によって実測できる。まず，測定するサンプルを白金の皿に入れ，酸素を詰め，点火した後サンプルの燃焼によって上昇した水温を測定することによって食物のエネルギー値を求める。このエネルギー値を食物の**物理的燃焼値**という。

ボンブ・カロリーメーターによって実測された食物のエネルギー値は，体のなかで燃焼されるときよりも高くなる。各種の食品のもつ物理的燃焼値を表４－２および表４－３に示した。これは体の中では3大熱源栄養素は完全に酸化されないし，消化・吸収の過程で起こる損失によるところが大きい。糖質と脂肪については，吸収されたものはボンブ・カロリーメーターの値と同様に完全燃焼するが，たんぱく質で燃焼できない部分は，尿素，尿酸，クレアチン，クレアチニンやその他の窒素を含む有機化合物として排泄される。

そこで，アトウォーター（Atwater）は（1899年頃），代表的なアメリカ食の糖質は98％，脂肪95％，たんぱく質92％の消化吸収率を考慮して，1 g

表4－2　各種食品の栄養素の物理的燃焼値（速水）

食品	エネルギー (kcal)	食品	エネルギー (kcal)
ブドウ糖	3.735	レギュミン（大豆たんぱく質）	5.62
ショ糖	3.942	グリアジン（小麦たんぱく質）	5.74
麦芽糖	3.947	カゼイン	5.85
でん粉	4.179	アルブミン	5.80
イヌリン	4.130	ゼラチン	5.30
デキストリン	4.110	動物性脂肪	9.50
グリコーゲン	4.186	バター脂	9.20
エデスチン（大麻たんぱく質）	5.64	植物性脂肪	9.47

資料）（財）健康・体力づくり事業財団『健康運動指導士養成講習会テキスト　Ⅰ』

表4－3　各種食品のたんぱく質および糖質の物理的燃焼値（小泉）

食品名	エネルギー (kcal)
あさり	4.706
しじみ	4.851
ま　す	5.138
ひらめ	5.150
にしん	5.197
いわし	5.198
こ　い	5.308
さ　ば	5.126
かつお	5.273
米（たんぱく質）	5.013
白米（糖質）	3.955
小麦（糖質）	3.772
蔬菜（糖質）	3.914
さつまいも（糖質）	3.873
砂糖（糖質）	3.933

資料）（財）健康・体力づくり事業財団『健康運動指導士養成講習会テキスト　Ⅰ』

表4－4　3大熱源栄養素とアルコールの燃焼価

栄養素	物理的燃焼値（kcal/g）	Atwaterの係数（kcal/g）
糖　質	4.10	4.0
脂　質	9.45	9.0
たんぱく質	5.65	4.0
アルコール	7.10	7.0*

*日本において使用されているアルコール燃焼価
資料）（財）健康・体力づくり事業財団『健康運動指導士養成講習会テキストⅠ』

当たりの純粋たんぱく質の燃焼値を4 kcal，脂肪9 kcal，糖質4 kcalとすることを提案した（表4－4）。これらの体内における食品の燃焼値を生理的燃焼値という。たんぱく質は体内で完全燃焼されないため，生理的燃焼値は物理的燃焼値よりかなり低くなる。

アトウォーターは表4－5のような計算根拠を示し，これらの値は**アトウォータ**

表4－5　Atwaterによるたんぱく質のエネルギー係数の算出の根拠（速水）

たんぱく質の種類	消化吸収率 *A*	燃焼エネルギー −1.25* *B*	エネルギー係数 *A*×*B*
牛乳・乳製品	0.97	4.40	4.27
獣肉・魚肉	0.97	4.40	4.27
鶏　卵	0.97	4.50	4.36
小麦（歩留まり　97～100%）	0.79	4.55	3.59
（歩留まり　85～ 93%）	0.83	4.55	3.79
（歩留まり　70～ 74%）	0.89	4.55	4.05
豆　類（乾）	0.78	4.45	3.47
じゃがいも	0.75	3.75	2.81
野　菜	0.83	3.75	3.11
果　物	0.85	3.95	3.36

注）*1.25は尿中へ失われるたんぱく質1g当たりのエネルギー
糖　質　4.10　　4.10×98%＝4
脂　質　9.45　　9.45×95%＝9
たんぱく質　5.65×92%＝5.20　　5.20−1.25≒4
資料）（財）健康・体力づくり事業財団『健康運動指導士養成講習会テキスト　Ⅰ』

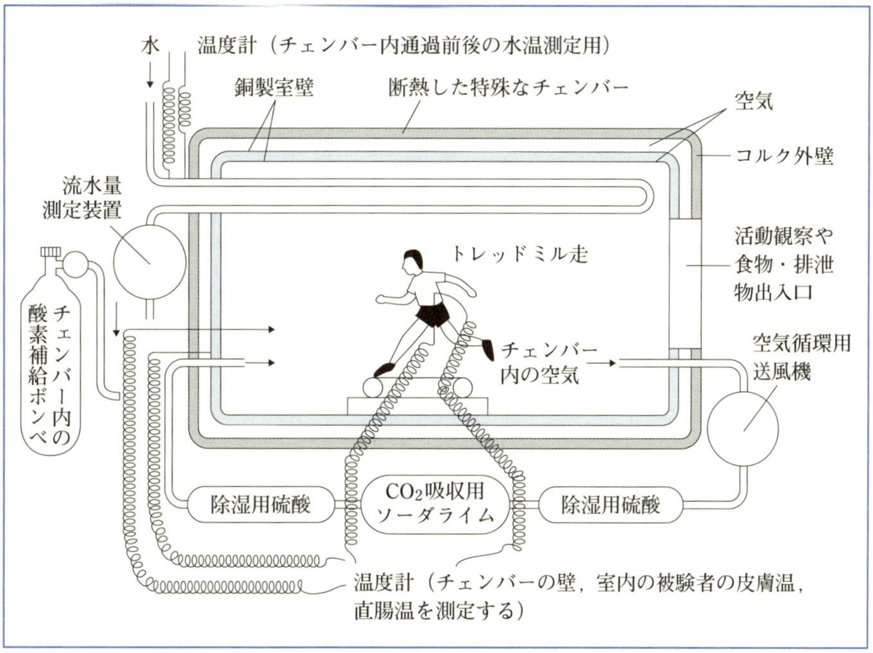

図4－9　アトウォーター（Atwater），ローザ（Rosa），ベネディクト（Benedict）の respiration calorimeter の模式図（橋本，1983）

ーの係数とよばれ，食事のときのエネルギー出納計算の目安として使用されている。

ただし，計画的減量を実施するためには皮下脂肪の燃焼値を求める必要がある。皮下脂肪は細胞膜や水分を含むため純粋な脂肪の燃焼値と同じとはならない。したがって1 g当たりの脂肪燃焼値は9 kcalとはならない。この燃焼値を決めるに当たっては大いに議論の余地はあるが，ここではアメリカ・スポーツ医学会において使用されている7.7kcal/g脂肪を紹介するにとどめたい。

（3）エネルギー代謝の測定

1）測 定 方 法

直接法によってヒトの体のエネルギー代謝を測定するときは，体が発する熱量を測定すればよい。そこで，被験者を「呼吸カロリーメーター」とよばれる熱が入りも逃げもしないような密室として構築された特殊な部屋に入れ，コイル状に走っているパイプ中の水温上昇の程度からエネルギー消費量を測定することができる。ここではアトウォーターらによって開発された呼吸カロリーメーターの模式図を図4－9に示した。

この方法は建築および運用のコストが高く，高度の技術と測定するために時間と手間がかかるため，あまり利用されていないが，2000（平成12）年に日本で初のヒューマン・カロリーメーターが厚生労働省所管の独立行政法人国立健康・栄養研究所に導入された（図4－10）。

これまでの研究結果からエネルギー消費量と酸素消費量の間に高い相関関係が

あることが確立されたので，ヒトの酸素摂取量を測定することによってエネルギー代謝のレベルを評価できるようになった。この方法は間接法であり，直接法と比較して短時間に非常に安い経費で測定できる長所がある。

2）呼吸商（respiratory quotient：RQ）

一定時間内の酸素（O_2）ガス摂取量と二酸化炭素（CO_2）ガス生成量を測定した後，二酸化炭素生成量を酸素消費量で除することによって求めた両ガスの容積比を，**呼吸商（RQ）**とよんできた。体内で酸化される燃料は糖質，脂質，たんぱく質の3種類があり，これらの燃料の構成成分が異なるので，それぞれの呼吸商は違った値をとる。したがって，この呼吸商が変わると，体内で3大熱源栄養素がどのような割合で燃焼しているかがわかる。

労働やスポーツ時の運動強度が増すに従って，二酸化炭素生成量/酸素摂取量は増加するようになり，最大運動時には1.0になる。最大運動を継続できなくなるまで続けると1.0以上になる。これは代謝性アシドーシスを緩和するために，過剰に生成された二酸化炭素が肺より呼出されるために起こる現象である。

二酸化炭素生成量/酸素摂取量の比率は，肺臓と組織の細胞のレベルでは異なっている。一般に私たちがRQとよんでいるのは，細胞レベルで起こっているガス代謝の状態を示している。開放式ガス代謝測定法によって測定している二酸化炭素生成量/酸素摂取量の割合は肺臓レベルのもので，これを**呼吸ガス交換比（respiratory exchange ratio：RERまたはR）**という。RQとRの計算方法は同じである。

1モル（mol）のグルコースを燃焼するとき，6モル（moles）の酸素を消費し，6モルの二酸化炭素が生成されるので，糖質燃焼時のRQ＝1.0となる。

$$C_6H_{12}O_6 + 6\,O_2 \rightarrow 6\,CO_2 + 6\,H_2O$$

$$RQ = VCO_2/VO_2$$

$$= 6\,CO_2/6\,O_2$$

$$= 1.0$$

脂肪を燃焼するときは，糖質よりも多くの酸素を必要とする。例えば，2分子のトリパルミチン酸の場合，RQ＝0.703となるが，日常食べている食事には，種々の脂肪酸が混ざっているので，平均してRQ＝0.707くらいと考えてよい。

$$2\,C_{51}H_{98}O_6 + 145O_2 \rightarrow 102CO_2 + 98H_2O$$

$$RQ = \frac{102CO_2}{145CO_2} = 0.703$$

たんぱく質の燃焼は，尿中に排泄される窒素量によって評価できる。排泄された尿中窒素1gは，たんぱく質中16％に当たるので，体内たんぱく質代謝量1gにつき6.25gに相当する。

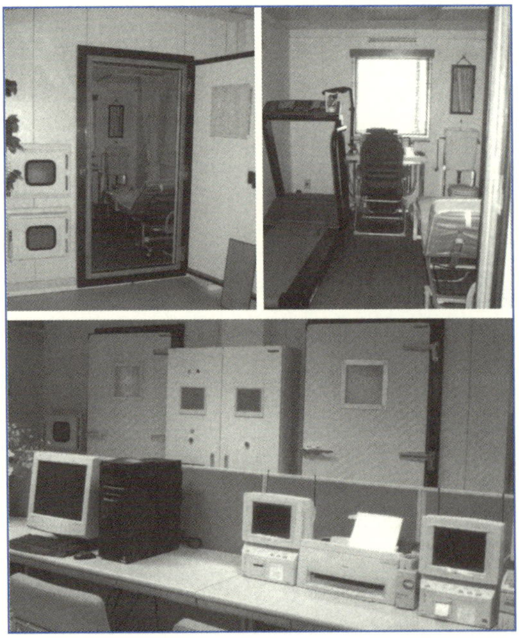

図4－10　独立法人　国立健康・栄養研究所のヒューマンカロリーメータのカロリーチャンバー内（上）とコントロール室（下）

$$尿中窒素1\,g \times \frac{100\%}{16\%} = 6.25g$$

このとき，酸素を5.923 ℓ消費し，二酸化炭素4.754 ℓを生成するので，RQ＝0.80となる。

$$RQ = \frac{4.754\,\ell\,CO_2}{5.923\,\ell\,O_2} = 0.80$$

たんぱく質の燃焼に要した酸素消費量と，二酸化炭素生成量をそれぞれ差し引いて，RQを求めた場合，これを**非たんぱく質呼吸商（non-protein respiratory quotient：NPRQ）**という。節食や絶食をしない限り，たんぱく質のエネルギーとして利用は無視してよいので，運動時のRQをNPRQとほとんど同じと仮定して，脂肪と糖質の燃焼割合を表4－6より求め，各種運動時のエネルギー消費量を計算することができる。

表4－6　非たんぱく呼吸商と発生熱量（Zunts-Schumburg-Lush）

非たんぱく呼吸商	発生熱量比（%）		酸素1 ℓ当たり発生熱量(kcal)
	糖　質	脂　質	
0.707	0	100.0	4.686
0.71	1.10	98.9	4.690
0.72	4.76	95.2	4.702
0.73	8.40	91.6	4.714
0.74	12.0	88.0	4.727
0.75	15.6	84.4	4.739
0.76	19.2	80.8	4.751
0.77	22.8	77.2	4.764
0.78	26.3	73.7	4.776
0.79	29.9	70.1	4.789
0.80	33.4	66.6	4.801
0.81	36.9	63.1	4.813
0.82	40.3	59.7	4.825
0.83	43.8	56.2	4.838
0.84	47.2	52.8	4.850
0.85	50.7	49.3	4.862
0.86	54.1	45.9	4.875
0.87	57.5	42.5	4.887
0.88	60.8	39.2	4.900
0.89	64.2	35.8	4.911
0.90	67.5	32.5	4.924
0.91	70.8	29.2	4.936
0.92	74.1	25.9	4.948
0.93	77.4	22.6	4.961
0.94	80.7	19.3	4.973
0.95	84.0	16.0	4.985
0.96	87.2	12.8	4.998
0.97	90.4	9.58	5.010
0.98	93.6	6.37	5.022
0.99	96.8	3.18	5.039
1.00	100.0	0	5.047

資料）（財）健康・体力づくり事業財団『健康運動指導士養成講習会テキストⅠ』

(4) 基礎代謝

エネルギー代謝は，食事や仕事の内容など，さまざまな外的条件によって影響される。脳，心臓，肺臓，肝臓や消化器官，ホルモンの分泌，消化器官の蠕動運動，骨格筋のトーンを維持するために生理的に必要な最小限のエネルギー消費量を，**基礎代謝量（basal metabolic rate：BMR）**という。

基礎代謝を測定するとき，下記の条件を満たす必要がある。

① 測定は通常，早朝に実施し，最後の食事後，約12～14時間経過していること

② 約20～25℃の快適な室温で実施すること

③ 正常な体温であること

④ 眠らない状態で，ゆったり横臥して安静を保つようにすること

⑤ 精神的にリラックスし，情緒的に安定していること

(5) 基礎代謝に影響を与える因子

成人の基礎代謝量（BMR）は，年齢，性，体格，体温，睡眠，ホルモン，栄養，妊娠，身体的トレーニングや人種の違いなどの諸条件によって影響される。

1) 年　　齢

日本人の1日のBMRは男性，女性とも13～14歳で最高に達し，その後，緩やかに低下する。生後のBMRの急上昇は，急激な成長率によるもので，高齢化とともに，筋肉のトーンや筋量の減少によってしだいに減退していく性質によるものである。

2) 性

一般的に，女性のBMRは，男性よりも約6～10％低い。この性差は，女性の場合，代謝活性の低い皮下脂肪組織が男性よりも多いことに由来すると考えられてきた。脂肪組織を除去した除脂肪体重でBMRを比較すると，男女差は，かなり小さくなる。

現在では，脂肪に代謝活性がある程度あることがわかってきたので，男女差を体脂肪量だけで説明するのは困難になっている。性ホルモンが影響を与えている可能性も強い。

3) 体　　格

体熱は，輻射，伝導，対流によって皮膚より失われるので，体熱の放散は，体表面積と比例している。同体重で，身長が高く痩せた人ほど，身長が低く太っている人より体表面積が大きく，BMRも高くなる。

4) 体　　温

体温が1℃上昇すると，約14％BMRが上昇する。

5) 睡　　眠

睡眠中のエネルギー代謝は，BMRに比較して約10％低いが，睡眠中の動作によってかなり異なる。

6) ホルモン

甲状腺は，エネルギー代謝を調節し，その機能の変化は，代謝に大きな影響を

及ぼす。甲状腺（甲状腺ホルモン）の機能亢進（hyperthyroidism）では，代謝は75～100％増加するのに対して，逆にその機能低下（hypothyroidism）は，代謝を30～40％低下させる。これは，脳下垂体がTSH（thyroid stimulating hormone）とよばれる甲状腺刺激ホルモンを分泌し，これが甲状腺の機能を促進するために，基礎代謝が亢進することになる。

そのほか，精神的に興奮したときや恐怖を感じたときなど，副腎髄質からのカテコールアミン（catecholamines）分泌が上昇し，代謝のレベルが亢進する。また，松果腺（メラトニン：melatonin）の機能が代謝と関係しているといわれている。

かつては，甲状腺の機能を評価するために，基礎代謝が測定されたが，ラジオイムノアッセイ（radioimmunoassay）による方法がそれに取って代わった。

7）栄　養

慢性的に低栄養の人は，BMRが低い。

8）人　種

インド人，中国人，日本人のBMRは，白人より低い。これは，人種による差なのか，生活や環境因子によって影響されているのか，よくわかっていない。

（6）1日の総エネルギー消費量

1日の総エネルギー消費量は，睡眠および覚醒時のエネルギー代謝の総和である。覚醒時のエネルギー代謝は，基礎代謝，安静時代謝，活動代謝を含み，スポーツおよびその他の余暇時の運動，労働の種類，特異動的作用によって影響される（図4－11）。

1）安静時代謝

安静時代謝は，横臥の基礎代謝測定状態から椅座の状態に移り，安静にしているときのエネルギー代謝で，骨格筋の緊張などによって，基礎代謝量より約10％の代謝量の亢進がみられる。

食事の直後に安静時代謝量を測定すると，食物の消化・吸収に関する**特異動的作用（Specific Dynamic Action：SDA）**による代謝亢進は，日本人の食事の内容からみて，総エネルギー消費量の約10％と推定されてきた。これは食事による

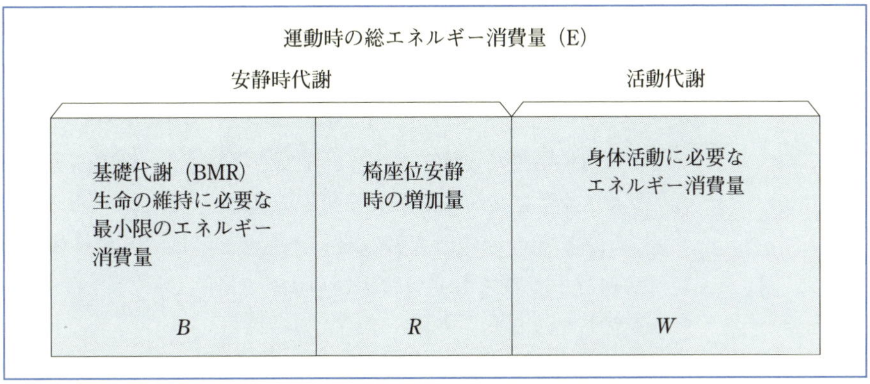

図4－11　運動とエネルギー消費量の関係

産熱によるところから，食事誘発性産熱（dietinduced thermogenesis：DIT）や食事による産熱効果（thermic effect of food：TEF）ともいう。そこで，食後2～3時間後の椅座安静時代謝量は，基礎代謝の約20％増しになると考えてよい。

2）活動代謝

労働をはじめとして，各種のスポーツおよび余暇時の身体活動，身支度など，日常の生活に必要なさまざまな動作によって亢進されるエネルギー代謝を“**活動代謝**”という。

最近では，このエネルギー代謝率（RMR）に代わって，運動時のエネルギー消費量を基礎代謝の代わりに体重で割り，体重1 kg，1分間当たり，何kcal（kcal/kg/分またはkcal・kg^{-1}・$分^{-1}$）というように示すようになってきた。その理由として，1つ目はRMRのように，基礎代謝を求める必要がなく簡便であり，理解しやすい。2つ目は，国際的に用いられる。3つ目として，RMRと，体重当たりのエネルギー消費量の相関関係が，0.94ときわめて高いことがあげられる。

①エネルギー代謝率（RMR）

これまで活動代謝は，労働やスポーツ活動の強度を判定し，各種の労働やスポーツに従事する人々の総エネルギー消費量を算出するために利用されてきた。例えば，運動時の総エネルギー消費量を示すと，図4－11のようになる。

従来，活動のエネルギー代謝率（relative metabolic rate：RMR）を使用してきた。エネルギー代謝率は，下記に示した式によって算出できる。

$$\text{エネルギー代謝率（RMR）}=\frac{(\text{活動時総代謝量}：B+R+W)-(\text{安静時代謝量}：B+R)}{\text{基礎代謝量}（B）}$$

$$=\frac{\text{活動代謝量}（W）}{\text{基礎代謝量}（B）}$$

RMRに影響を与える因子には，熟練度，作業強度，作業に対する熱意などをあげることができる。同じ作業をする場合に，熟練者のRMRは未熟連者に比べて低く，筋力を必要とするような作業においては，体力の弱い人のRMRは高くなる。

また，同じような作業であっても，熱意など意志的な力を入れ方によって異なる。そのうえ，重量挙げや懸垂運動などのアネロビック・エクササイズ（anaerobic exercise：無酸素的な運動）においては，苦痛と疲労感の割にはRMRは低い。

日常の生活活動，家事労働や座って仕事をする人々にとって，1日の生活の中で1分間当たり3 kcal以上のエネルギーを消費することはめったにない。このことは身体活動によるエネルギー消費を増加させ，健康を維持・増進させるためにレジャー活動によって能率よく楽しく運動をしなければならないことを示している。

沼尻やその他の研究者のデータをもとにして，30歳代の日本人男女のレジャー活動としてのスポーツおよび運動のRMRと1分間当たりのエネルギー消費量を計算してみると，表4－7のようになる。

②メッツ（METs）

欧米では，安静時代謝を含めて，運動によるエネルギー消費量が，安静時代謝の何倍に当たるかを示す**メッツ（METs：metabolic equivalents：代謝当量）**という単位が運動強度を表す目安として，運動処方や運動指導のために広く用いられている。

このMETs方式は，運動強度とエネルギー消費量との関係が理解しやすく，計算も簡単である利点がある。

表４－８に，アメリカスポーツ医学会の「運動負荷試験と運動処方の指針」（ACSM：Guidelines for Exercise Testing and Prescription, 3rd ed., 1991）の中で策定された身近な運動のMETs値を示した。

次に，体重60kgの男性が卓球を30分間行ったときの，１分間当たりのエネルギー消費量の計算方法を示した。

① 1 MET≒1 kcal/kg/時であるので，体重当たりの安静時のエネルギー消費量を決定する。

体重60kg×1 kcal/kg/時×1時/60分＝1 kcal/分

② 運動強度を示すMETs値に安静時エネルギー消費量を乗じる。

1 kcal/分×4.1＝4.1kcal/分

③ 次に，運動時間を乗じる。30分間の卓球によるエネルギー消費量を示すと，次のようになる。

表４－７　レジャー活動としてのスポーツ運動のRMR値とエネルギー消費量

運動の種類	RMR（平均値）	１分間当たりエネルギー消費量（30～39歳）(kcal)	
		男(体重60Kg)	女(体重50Kg)
平行歩行			
散歩（45m/分）	1.5	2.7	2.0
普通の速さ（75m/分）	2.1	3.3	2.5
急ぎ足（95m/分）	3.5	4.7	3.6
階　段			
昇る	6.5	7.8	5.9
降りる	2.6	3.8	2.9
平地ランニング			
140m/分	7	8.3	6.2
160m/分	8.5	9.8	7.4
卓　球	5	6.2	4.7
バドミントン	5	6.2	4.7
テニス	6	7.3	5.5
縄跳び（60～70回/分）	8	9.3	7.0
ダンス			
ゆっくりした	3	4.2	3.2
激しい	5	6.2	4.7
サイクリング（20km/時）	5	6.2	4.7
ラジオ体操・徒手体操	4	5.2	3.9
筋力トレーニング	5	6.2	4.7
水　泳（平泳ぎ，背泳ぎ，クロールでゆっくり30分以上継続してできる速さ）	8	9.3	7.0

資料）（財）健康・体力づくり事業財団『健康運動指導士養成講習会テキストⅠ』

4.1kcal/分×30分＝123kcal

METレベルと酸素消費量のレベルは，比例関係が成立し，歩行とランニングのエネルギー消費量の計算値を示すと，次のようになる。

1 MET＝3.5 mℓ O_2/kg/分

1 MET≒1 kcal/kg/時

a．歩　　行

分速1mにつき必要とするエネルギー消費量（1分間当たりの酸素消費量）

$$= \frac{0.1\,m\ell/kg/分}{分速1\,m\,(m/分)} + 3.5\,m\ell/kg/分$$

【計算例】体重60kgの人が分速80mで30分間歩行したときのエネルギー消費量

表4－8　レジャー活動のエネルギー消費量

種　目	METs		エネルギー消費量（kcal/kg/分）	体重別1時間当たりのエネルギー消費量		
	平均	範囲		50kg	60kg	70kg
アーチェリー	3.9	3～4	0.050～0.066	150～200	180～240	210～280
バックパッキング		5～11	0.083～0.183	250～550	300～660	350～770
バドミントン	5.8	4～9	0.066～0.150	200～450	240～540	280～630
バスケットボール（ゲーム）	8.3	3～12	0.050～0.0200	150～600	180～720	210～840
ビリヤード	2.5		0.042	125	150	175
ボーリング		2～4	0.033～0.066	100～200	120～240	140～280
ボクシング						
リング上の試合	13.3		0.222	670	800	930
スパーリング	8.3		0.138	410	500	580
カヌー，ボート，カヤック	5.2	3～8	0.050～0.133	150～400	180～480	210～560
コンディショニング運動		3～8＋	0.050～0.132＋	150～400＋	180～480＋	210～560＋
丘登り	7.2	5～10＋	0.083～0.167＋	250～500＋	300～600＋	350～700＋
クリケット	3.5	4～7	0.066～0.177	200～530	240～640	280～740
クロッケー		3～5	0.058	175	210	245
サイクリング						
レジャーと通勤		3～8＋	0.050～0.133＋	150～400＋	180～480＋	210～560＋
10mi(マイル)/時(時速16㎞)	7.0		0.177	350	420	490
社交ダンス，タップダンス		3～7	0.050～0.117	150～350	180～420	210～490
エアロビックダンス		4～10	0.066～0.167	200～500	240～600	280～700
フェンシング		6～10	0.100～0.167	300～500	360～600	420～700
フィールドホッケー	8		0.133	400	480	560
磯釣り	3.7	2～4	0.033～0.066	100～200	120～240	140～280
渓流釣り		5～6	0.083～0.100	250～300	300～360	350～420
タッチフットボール	7.9	6～10	0.100～0.167	300～500	360～600	420～700
ゴルフ（電動カート使用）		2～3	0.033～0.050	100～150	120～180	140～210
ゴルフ（クラブをかつぐ，カートをひく）	5.1	4～7	0.066～0.117	200～350	240～420	280～490
ハンドボール		8～12	0.133～0.200	400～600	480～720	560～840
ハイキング		3～7	0.050～0.117	150～350	180～420	280～490
乗　馬						
ギャロップする	8.2		0.137	410	490	580
トロットする	6.6		0.110	330	400	460
歩行		2～3	0.033～0.050	100～150	120～180	140～210
蹄鉄投げ		2～3	0.033～0.050	100～150	120～180	140～210

資料）（財）健康・体力づくり事業財団『健康運動指導士養成講習会テキスト　Ⅰ』

① $\frac{0.1\,m\ell/kg/分}{分速1\,m\ (m/分)} \times 80m/分 + 3.5\,m\ell/kg/分 = 11.5\,m\ell/kg/分$

② $11.5\,m\ell/kg/分 \times \frac{1\ MET}{3.5\,m\ell/kg/分} = 3.3METs$

③ 3.3METs × 1 kcal/kg/60分 × 60kg × 30分 = 99kcal

b．ジョギングとランニング（分速134m以上）

分速１mにつき消費するエネルギー量（１分間当たりの酸素消費量）

$= \frac{0.2\,m\ell/kg/分}{分速1\,m\ (m/分)} + 3.5\,m\ell/kg/分$

【計算例】体重60kgの人が分速140mで30分間のジョギングをしたときのエネル

とMETs（スポーツ，運動，ゲーム，ダンス）

種　目	METs 平均	METs 範囲	エネルギー消費量（kcal/kg/分）	体重別１時間当たりのエネルギー消費量 50kg	60kg	70kg
狩猟（弓，銃）						
小さい獲物		3～7	0.050～0.117	150～350	180～420	210～490
大きい獲物		3～14	0.050～0.233	150～700	180～840	210～980
柔　道	13.5		0.225	680	810	950
登　山		5～10＋	0.083～0.167＋	250～500＋	300～600＋	350～700＋
音楽演奏		2～3	0.033～0.050	100～150	120～180	140～210
パドルボール，ラケットボール	9	8～12	0.133～0.200	400～600	480～720	560～840
縄跳び	11		0.183	550	660	770
60～80回/分	9		0.150	450	540	630
120～140回/分		11～12	0183～0.200	550～600	660～720	770～840
ランニング						
（12分/mi）分速134m	8.7		0.145	440	520	610
（11分/mi）分速146m	9.4		0.157	470	570	660
（10分/mi）分速161m	10.2		0.170	510	610	710
（９分/mi）分速179m	11.2		0.187	560	670	790
（８分/mi）分速201m	12.5		0.208	620	750	870
（７分/mi）分速230m	14.1		0.235	710	850	990
（６分/mi）分速268m	16.3		0.272	820	980	1,140
帆　走		2～5	0.033～0.083	100～250	120～300	140～350
スキューバダイビング		5～10	0.083～0.167	250～500	300～600	350～700
シャッフルボート		2～3	0.033～0.050	100～150	120～180	140～210
スケート		5～8	0.083～0.133	250～400	300～480	350～560
スキー，雪						
ダウンヒル		5～8	0.083～0.133	250～400	300～480	350～560
クロスカントリー		6～12＋	0.100～0.200＋	300～600＋	360～720＋	420～840＋
水上スキー		5～7	0.083～0.117	250～350	300～420	350～490
そりすべり，トボガンそりすべり		4～8	0.066～0.113	200～400	240～410	280～560
雪ぐつで雪上を歩く	9.9	7～14	0.177～0.233	350～700	640～840	490～980
スカッシュ		8～12＋	0.113～0.200＋	400～600＋	410～720＋	560～840＋
サッカー		5～12＋	0.083～0.200＋	250～600＋	300～720＋	350～840＋
水　泳		4～8＋	0.066～0.133	200～400＋	240～480＋	280～560＋
卓　球	4.1	3～5	0.050～0.083	150～250	180～300	210～350
テニス	6.5	4～9＋	0.066～0.150＋	200～450＋	240～540＋	280～630＋
バレーボール		3～6	0.050～0.100	150～300	180～360	210～420

表4－9　代謝計算のまとめ（ACSM，1991，一部改変）

酸素消費の種類〔単位〕	=	水平要素	+	垂直または抵抗要素	+	安静要素
■ 歩行 〔mℓ/kg/分〕	=	■ $\text{m/分}\times\left(0.1\,\frac{\text{mℓ/kg/分}}{\text{m/分}}\right)$	+	■　■ 角度（度数）×m/分 $\times 1.8\,\frac{\text{mℓ/kg/分}}{\text{m/分}}$	+	3.5mℓ/kg/分
■ 歩行 〔mℓ/kg/分〕	=	■ $\text{m/分}\times\left(0.2\,\frac{\text{mℓ/kg/分}}{\text{m/分}}\right)$ ▲	+	■　■ 角度（度数）×m/分 $\times 1.8\,\frac{\text{mℓ/kg/分}}{\text{m/分}}$ ×0.5 ▲	+	3.5mℓ/kg/分
■ 脚 エルゴメーター 〔mℓ/分〕	=	なし	+	■ $\frac{\text{kg/m}}{\text{分}}\times\frac{2\,\text{mℓ}}{\text{kg/m}}$ ▲	+	3.5mℓ/kg/分 ×kg〔体重〕 ▲
■ 腕 エルゴメーター 〔mℓ/分〕	=	なし	+	■ $\frac{\text{kg/m}}{\text{分}}\times\frac{3\,\text{mℓ}}{\text{kg/m}}$ ▲	+	3.5mℓ/kg/分 ×kg〔体重〕 ▲
■ 踏み台昇降 〔mℓ/kg/分〕	=	■ $\frac{\text{回}}{\text{分}}\times 0.35\,\frac{\text{mℓ/kg/分}}{\text{回/分}}$ ▲	+	■　■ $\frac{\text{m}}{\text{回}}\times\frac{\text{回}}{\text{分}}\times 1.33$ $\times 1.8\,\frac{\text{mℓ/kg/分}}{\text{m/分}}$	+	水平および垂直要素に含まれる ▲

注）■　不明の量，▲定数の変化

資料）（財）健康・体力づくり事業財団『健康運動指導士養成講習会テキスト　Ⅰ』

ギー消費量

$$①\ \frac{0.2\,\text{mℓ/kg/分}}{\text{分速1 m（m/分）}}\times 140\text{m/分}+3.5\,\text{mℓ/kg/分}=31.5\,\text{mℓ/kg/分}$$

$$②\ 31.5\,\text{mℓ/kg/分}\times\frac{1\ \text{MET}}{3.5\,\text{mℓ/kg/分}}=9\ \text{METs}$$

③ 9 METs×1 kcal/kg/60分×60kg×30分＝270kcal

その他の代謝計算式の例を表4－9に示した。

ただし，分速100mから134mにかけて，歩行とランニングの仕方にあまりにも個人差が大きくエネルギー消費量と速度の比例関係が成立しないので，分速100～134mのエネルギー消費量を正確に推定することは，困難である。

次に，RMRからMETsを換算することは，今後の運動指導や運動処方に必要かと考えられるので，その関係を次に示した。

RMRとMETsの互換式

$$RMR=\frac{安静時代謝量（B+R）}{基礎代謝量（BMR）}-（METs-1）$$

$$\fallingdotseq 1.2\times（METs-1）$$

$$METs=RMR\times\frac{BMR（基礎代謝量）}{B+R（安静時代謝量）}+1$$

$$\fallingdotseq 0.83\times RMR+1$$

③ アクティビティ・ファクター（activity factor：*Af*）

これまで，各種生活活動やレジャー活動のエネルギー消費量を計算するのにRMRを使用してきたが，栄養所要量の第六次改定に伴って動作強度（*Af*：基礎代謝の倍数）を使用することになった。*Af*は下記に示した計算式によって算出できる。

$$Af=\frac{活動時総代謝量（B+R+W）}{基礎代謝量（B）}$$

*Af*とは動作強度の指数で，活動時の総エネルギー消費量を基礎代謝量で除したものである。*Af*の主なものは表4－10に示した。

なお，*Af*とRMR，*Af*とMETsの間に下記の関係が成り立つ。

$$Af=RMR+1.2$$

$$RMR=Af-1.2$$

$$Af=1.2METs$$

$$METs=\frac{Af}{1.2}$$

（7）第六次改定のエネルギー消費量

エネルギー消費量は1日に必要なエネルギー摂取量を意味し，日本人の平均的体格や生活様式に基づいて算定され，最新のものは，「日本人の食事摂取基準(2005年版)」(厚生労働省，2004）に発表されている。1日のエネルギー必要量は1日に消費する熱量の総和である。すなわち，安静時代謝と活動の合計であり，性，年齢，発育・発達，スポーツ活動，労働の種類，女性の妊娠や授乳などによって影響される。

1）1日のエネルギー消費量の算定

これまで，1日の**総エネルギー消費量**は，活動時間調査法（time study：1日の活動状況を1分単位で記録する）を実施し，それぞれの活動のエネルギー消費量を合計することによって求めてきた。1日の行動を，1分ないしそれ以下で記録をとることは，大変な労力と精度を必要とするために，簡易推定法などが用いられている。しかし，より客観的で精度の高い測定法が必要とされているが，いまだに適切な方法が開発されていないのが現状である。

最近の著しい技術革新の結果，総重量約3kgの呼気ガス分析装置や心拍数記録装置を小型のリュックサックに詰めたりポケットに入れて携行することによって，① 心拍数，② 換気量，③ 酸素ガス濃度，④ 体温を8～12時間記録することが可能になってきた。そこで，酸素消費量とエネルギー消費量（kcal）の関係からほとんどの運動において，長時間にわたる継続的エネルギー消費量を測定できるようになってきた。

表4－10　日常生活の動作強度の目安

生活動作	動作強度の範囲	日常生活活動の種類	動作強度(Af)
安静	1.0	睡眠，横になる，ゆったり座る（本などを読む，書く，テレビなどを見る）	1.0
立つ	1.1～2.0未満	談話（立位）	1.3
		料理，食事	1.4
		身の回り（身支度，洗面，便所）	1.5
		縫製（縫い，ミシンかけ）	1.5
		趣味，娯楽（生花，茶の湯，麻雀，楽器演奏など）	1.5
		車の運転	1.5
		机上事務（記帳，算盤，ワープロ，OA機器などの使用）	1.6
歩く	2.0～3.0未満	電車やバスなどの乗物の中で立つ	2.0
		買物や散歩などでゆっくり歩く	2.2
		洗濯（電気洗濯機）	2.2
		掃除（電気掃除機）	2.7
速歩	3.0～6.0未満	家庭菜園，草むしり	3.0
		バレーボール(9人制)	3.0
		ボーリング	3.0
		ソフトボール(平均)	3.5
		投手	4.0
		野手	3.5
		野球（平均）	3.5
		投手	5.0
		野手	3.5
		自転車(普通の速さ)	3.6
		階段をおりる	4.0
		掃除，雑巾かけ	4.5
		急ぎ足（通勤，買物）	4.5
		布団あげおろし	4.5
		おろし・とり込む	5.9
		階段昇降	5.8
		キャッチボール	4.0

生活動作	動作強度の範囲	日常生活活動の種類	動作強度(Af)
		ゴルフ（平地）	4.0
		ダンス（軽い）	4.0
		サイクリング(時速10km)	4.4
		ラジオ・テレビ体操	4.5
		日本舞踊の踊り（秋田音頭など）	4.5
		エアロビクス	5.0
		ハイキング（平地）	4.0
		（山地）	5.5
筋運動	6.0以上	ダンス（活発な）	6.0
		卓球	6.0
		ゴルフ（丘陵）	6.0
		ボート，カヌー	6.0
		階段をのぼる	7.5
		テニス	7.0
		雪上スキー（滑降）	7.0
		雪上クロスカントリー	10.0
		水上スキー	7.0
		バレーボール	7.0
		バドミントン	7.0
		ジョギング(120m/分)	7.0
		登山（平均）	7.0
		のぼり	9.0
		くだり	6.0
		サッカー,ラグビー,バスケットボールなど	8.0
		スケート(アイス,ローラースケート)	8.0
		水泳(遠泳)	9.0
		(軽い横泳ぎ) 50m	9.0
		(流す平泳ぎ) 50m	11.0
		(クロール) 50m	21.0
		縄跳び(60～70回／分)	9.0
		ジョギング(160m/分)	9.5
		筋力トレーニング(平均)	10.6
		腹筋運動	8.6
		ダンベル運動	12.5
		バーベル運動	9.7
		日本民謡踊り（阿波踊りなど）	13.0
		ランニング(200m/分)	13.0

注）動作強度はそれぞれ平均的な動作における値である。

資料）健康・栄養情報研究会編『第六次改定　日本人の栄養所要量―食事摂取基準―』第一出版，1999

① アクティビティ・ファクター（activity factor：*Af*）を用いる場合

Activity factor（*Af*）は，「第六次改定　日本人の栄養所要量－食事摂取基準－」において新しく採用された指数である。これまで使用されてきたものは，生活活動指数（*x*）である。第六次改定において日本人の栄養所要量は大幅に改正されたが，その基礎となるエネルギー所要量も例外ではない。

正常な体重（太っても痩せてもいない）の人では，エネルギー消費量は，エネルギー所要量と等しいと考えてよい。*Af*を用いてエネルギー消費量の計算を理解するためには，第六次改定に示されたエネルギー所要量算定の基礎について理解しておく必要がある。そこで，下記にその概要を示した。

a．エネルギー消費量算定の基礎

・基礎代謝（basal metabolic rate：BMR）

1920年代に生み出された概念で，身体的，精神的に安静な状態において消費されるエネルギー量としてきた。実際には，夕食後12～15時間経過した朝の安静にした仰臥状態でのエネルギー代謝量で，測定することは容易でない。

・基礎代謝基準値

基礎代謝基準値は，栄養所要量が科学技術庁から厚生省に移管されて以来約30年間，改定もされずに使用されてきた。そこで，第六次改定では，第五次改定以降に実測した新しい測定値を大幅に取り入れて基礎代謝基準値を改定した。ここで示した基礎代謝基準値は，簡易熱量計を用いて測定した多数の安静時エネルギー消費量（resting energy expenditure：REE）の推定平均値（estimated average：EA）より得た換算値から推定して求めたものである。

・基礎代謝量と安静時エネルギー消費量

簡易熱量計によって実測された安静時エネルギー消費量（REE）の推定平均値（EA）から基礎代謝量（BMR）を換算すると，BMR値はREE値の約0.8％（－20％）となった。エネルギー代謝量は体質による個人差が大きく，ここで示した基準値はあくまで集団の平均値であって，個々の人にとっておおよその目安にすぎない。

そこで，栄養指導では個々人のREEをそれぞれ測定し，それを0.8倍してその人のBMRを算出して，個々人の生活活動に合ったエネルギー消費量（エネルギー所要量）を求めることが望ましい。

b．第六次改定エネルギー消費量

・第六次改定エネルギー消費量の算定

１日当たりのエネルギー必要量は，できるだけ簡便で理解しやすいものとし，下記の(1)式に示したようにBMRに対する生活活動の倍率で表すことにした。

エネルギー所要量＝１日の安静時代謝量×平均活動強度…(1)

式(1)の平均生活活動強度の求め方は，

平均活動強度＝Σ *Af* × *T*/1,440分（あるいは24時間）……(2)

ただし，*Af*：活動強度係数（基礎代謝量の倍数）

T：各種活動の時間（分あるいは時間）

今次改定で用いることにした*Af*値は，メッツ（METs：metabolic equivalents）と同じ方法で計算され，活動時総エネルギー消費量を基礎代謝量で除した値である。

従来，日本の栄養所要量においては，基礎代謝量（basal metabolic rate：BMR），活動に費やすエネルギー量の増加分（活動代謝量）および食事によって亢進するエネルギー量（特異動的作用：specific dynamic action：SDA），国際的には食事性熱産生（diet - induced thermogenesis：DIT）や食事による産熱効果（thermic effect of food：TEFとよばれることが多い）の総和として求めてきたが，このいわば要因加算法ともいうべき方式は，日本独特のエネルギー代謝率（relative metabolic rate：RMR）を使用するため，本来，総エネルギー消費量と比例関係にあるSDAは重複して加算されていた。RMR方式は国際的にも使用されていないため，従来の方式を廃止して，上記の方式に変更された。

・睡眠代謝

これまで，**睡眠代謝量**は基礎代謝量の10％減としてきたが，今回は，この考え方をやめてBMRと同じとした。この睡眠中のエネルギー消費量の減少の程度は，身体組成，運動，栄養，睡眠などの状態によって影響を受け，年中無休，24時間無休の生活様式の普及によって，極端に小さいものとなってきたと考えられる。

これまで食後の特異動的作用は，食後12時間までは摂取エネルギーの10％増とみなしてきた。それゆえ，睡眠中の代謝には特異動的作用は考慮されていない。WHO，米国などの栄養所要量でも，睡眠中のエネルギー消費量はBMR値と同じとしている。

・安静時代謝

エネルギー代謝では，日本において基礎代謝（BMR）値を基準にして推算してきた。しかし，基礎代謝という概念は明確に定義できるが，測定するうえで，また実用的にエネルギー量を推定するうえで不便な点が多いため，米国をはじめとして，先進諸国の臨床領域では，安静時エネルギー消費量（resting energy expenditure：REE）を採用している。

従来，安静時代謝量を求める際にエネルギー代謝率（relative metabolic rate：RMR）に1.2を加算して**安静時代謝率**としてきた。この1.2という指数は，食後2～3時間後の椅座安静時の代謝量が基礎代謝量BMRの約20％ということに由来している。米国では，基礎代謝量（basal metabolic rate：BMR）の代わりに**安静時代謝量（resting metabolic expenditure：RE）**を使用し，基礎代謝，睡眠代謝および特異動的作用より影響を受けるBMRとREEの差は10％以内であるとし，エネルギー所要量の算定にはREEを用いても差し支えないとしている。

表4－11　体重(kg)のみを用いた基礎代謝の推定式（kcal/日）

年齢（歳）	男	女
1～2	35.8*W*＋289	36.3*W*＋270
3～5	33.0*W*＋357	31.2*W*＋344
6～8	34.3*W*＋247	32.5*W*＋224
9～11	29.4*W*＋277	26.9*W*＋267
12～14	24.2*W*＋324	22.9*W*＋302
15～17	20.9*W*＋363	19.7*W*＋289
18～29	18.6*W*＋347	18.3*W*＋272
30～49	17.3*W*＋336	16.8*W*＋263
50～69	16.7*W*＋301	16.0*W*＋247
70以上	16.3*W*＋268	16.1*W*＋224

資料）健康・栄養情報研究会編『第六次改定　日本人の栄養所要量―食事摂取基準―』第一出版，1999

表４－12　性・年齢階層別基礎代謝基準値と基礎代謝量

年　齢 （歳）	男				女			
	基準体位		基礎代謝 基 準 値	基礎代謝量	基準体位		基礎代謝 基 準 値	基礎代謝量
	身 長 （cm）	体 重 （kg）	（kcal/kg/日）	（kcal/日）	身 長 （cm）	体 重 （kg）	（kcal/kg/日）	（kcal/日）
1 ～ 2	83.6	11.5	61.0	700	83.6	11.5	59.7	700
3 ～ 5	102.3	16.4	54.8	900	102.3	16.4	52.2	860
6 ～ 8	121.9	24.6	44.3	1,090	120.8	23.9	41.9	1,000
9 ～ 11	139.0	34.6	37.4	1,290	138.4	33.8	34.8	1,180
12 ～ 14	158.3	47.9	31.0	1,480	153.4	45.3	29.6	1,340
15 ～ 17	169.3	59.8	27.0	1,610	157.8	51.4	25.3	1,300
18 ～ 29	171.3	64.7	24.0	1,550	158.1	51.2	23.6	1,210
30 ～ 49	169.1	67.0	22.3	1,500	156.0	54.2	21.7	1,170
50 ～ 69	163.9	62.5	21.5	1,350	151.4	53.8	20.7	1,110
70 以上	159.4	56.7	21.5	1,220	145.6	48.7	20.7	1,010

資料）健康・栄養情報研究会編『第六次改定　日本人の栄養所要量―食事摂取基準―』第一出版，1999

一方，日本においても臨床領域の現場での患者の診断や健康状態の判定のために，エネルギー代謝量は重要な指標になりつつある。臨床の現場で厳格なBMRの測定条件を適用することは不可能であり，以前よりREEの測定がなされてきた。

しかし，今回の改定に当たっては，前項に述べた理由によりREE値基準の方式を完全に取り入れるのは時期尚早として，最近の実測例を取り入れたBMR値基準の方式を採用した。今回の改定で使用する体重からBMR値を求める推定式を表４－11に示した。この推定式から計算した性・年齢階層別基礎代謝基準値と基礎代謝量を表４－12に示した。

・生活活動強度の区分

第五次改定の日本人の栄養所要量までは，生活活動強度別にⅠ軽い，Ⅱ中等度，Ⅲやや重い，Ⅳ重いの４段階に分けられてきた。前回の改定において，その区分はⅠ低い，Ⅱやや低い，Ⅲ適度＝望ましい目標，Ⅳ高いとする新しい４段階とした（表４－13）。これは，日常のエネルギー消費量の減少傾向を把握しやすいようにした。前回の改定に当たっては，この生活活動強度は基礎代謝量の倍数で表され，表４－13のような**生活活動強度別生活動作**の１日当たりの時間（平均的目安）として例示された。

さらに，それらの生活動作の動作強度についても基礎代謝の倍数（指数）で表し，活動強度レベルと指数を表４－14に示した。

生活活動強度Ⅱ（やや低い）は，今後の日本人の大部分が入るであろうと考えられる活動強度のレベルであり，生活活動強度Ⅲ（適度）は，健康を維持増進するための強度レベルを示している。この中には従来用いられてきた「付加運動量」が含められている。

・生活活動強度別のエネルギー消費量

前回の改定に基づいた生活活動強度別のエネルギー所要量の計算法を次に述べることにする。18～29歳男女を例にして説明することにする。まず，18～29歳男女の生活活動強度別の活動指数（基礎代謝量の倍数）度別生活活動指数を計算する。その結果をまとめて表4－15のaに示した。

次に，基礎代謝基準値（表4－12）に生活活動指数（表4－13）を乗ずることによって1日当たりのエネルギー所要量（＝エネルギー消費量）を求め，その結果を表4－15のbに示した。

日本人についてまとめた生活活動強度別エネルギー所要量を表4－16に示した。

・個々のエネルギー所要量の簡易計算法

まず，簡単な生活時間調査を実施する。そこで，日常の生活を非常に大ざっぱに睡眠，座る，立つ，歩く，労働やスポーツ・運動をしているなどの5～8区分にし（合計24時間とする），

それぞれの活動時間を決める。これらの時間とそれぞれの生活動作を表す指数（*Af*）から前述のエネルギー所要量の計算法を参考にして，エネルギー所要量（＝消費量）を推定する。次に，専業主婦Aさんの例を示した。

表4－13　生活活動強度の区分（目安）

生活活動強度と指数（基礎代謝量の倍数）	日常生活活動の例		日常生活の内容
	生活動作	時間	
Ⅰ （低い） 1.3	安静 立つ 歩く 速歩 筋運動	12 11 1 0 0	散歩，買物など比較的ゆっくりした1時間程度の歩行のほか，大部分は座位での読書，勉強，談話，また座位や横になってのテレビ，音楽鑑賞などをしている場合
Ⅱ （やや低い） 1.5	安静 立つ 歩く 速歩 筋運動	10 9 5 0 0	通勤，仕事などで2時間程度の歩行や乗車，接客，家事など立位での業務が比較的多いほか，大部分は座位での事務，談話などをしている場合
Ⅲ （適度） 1.7	安静 立つ 歩く 速歩 筋運動	9 8 6 1 0	生活活動強度Ⅱ（やや低い）の者が1日1時間程度は速歩やサイクリングなど比較的強い身体活動を行っている場合や，大部分は立位での作業であるが，1時間程度は農作業，漁業などの比較的強い作業に従事している場合
Ⅳ （高い） 1.9	安静 立つ 歩く 速歩 筋運動	9 8 5 1 1	1日のうち1時間程度は激しいトレーニングや木材の運搬，農繁期の農耕作業などのような強い作業に従事している場合

注）1．生活活動強度Ⅱ（やや低い）は，現在，国民の大部分が該当するものである。生活活動強度Ⅲ（適度）は，国民が健康人として望ましいエネルギー消費をして，活発な生活行動をしている場合であり，国民の望ましい目標とするものである。
2．「生活動作」の「立つ」「歩く」などは，表9－6（138頁）のとおり，必ずしも「立つ」「歩く」のみを指すのではなく，これと同等の生活活動を含む概念である。
3．「時間」は1時間を単位としているので，20～30分前後のものは「0」としての表示になっているが，例えば，Ⅲ（適度）での筋運動は全く行わないということではない。

資料）健康・栄養情報研究会編『第六次改定日本人の栄養所要量―食事摂取基準―』第一出版，1999

【生活活動強度の算出】

$$\text{生活活動強度} = \Sigma Af \times T/24\text{時間}$$
$$= (1.0 \times 17.0 + 2.0 \times 4.0 + 3.0 \times 2.0 + 6.0 \times 1.0)/24$$
$$= 1.54$$

ただし，Af：動作強度

T：各種動作時間（時間または分）

表4－14　生活活動強度の区分（Afの倍数）

生活動作〈活動レベル〉		活動強度の平均指数
安　静〈安静レベル〉	睡眠，横になる，ゆったり座る	1.0
立　つ〈低いレベル〉	休憩・談話（座位），教養（読む，書く，描く，見る），談話（立位），料理と食事，身の回り（身支度，洗面，便所），机上事務（ワープロ，タイプ），車の運転，楽器演奏，実験室作業	1.5
歩　く〈やや低いレベル〉	水平レベルでの時速4～5 kmの歩行，家事清掃，家庭菜園，育児，入浴，ゲートボール，バレーボール，ゴルフ，ヨットと帆走，ダンス，ボーリング，日本舞踊，ソフトボール，キャッチボール	2.5
速　歩〈適度なレベル〉	水平レベルでの時速6～7 kmの歩行，階段昇降，草取りと草刈り，エアロビックダンス，ハイキング，荷物運搬，サイクリング，スキー，ボート，カヌー	4.5
筋運動〈高いレベル〉	坂道での荷物運搬，木の伐採，手での土掘り，バスケットボール，登攀，ラグビー，サッカー，ジョギング，柔道，剣道，水泳，ウエイトトレーニング，縄跳び，スケート	7.5

資料）橋本　勲「労作栄養」『栄養学各論』南江堂，2000

表4－15　1日のエネルギー消費量の計算例（18～29歳）

a．BMRの倍数に当たる活動指数を計算する

生活動作	低　い		やや低い		適　度		高　い	
〈レベル平均指数〉	時間	荷重平均	時間	荷重平均	時間	荷重平均	時間	荷重平均
安　静〈安静　1.0〉	12	12	10	10	9	9	9	9
立　つ〈低い　1.5〉	11	16.5	9	13.5	8	12	8	12
歩　く〈やや低い　2.5〉	1	2.5	5	12.5	6	15	5	12.5
速　歩〈適度な　4.5〉	0	0	0	0	1	4.5	1	4.5
筋運動〈高い　7.5〉	0	0	0	0	0	0	1	7.5
合　計	24	31	24	36	24	40.5	24	45.5
平　均	1.3		1.5		1.7		1.9	

b．1日当たりのエネルギー必要量を計算する（kcal/日）

性　別	基礎代謝時のエネルギー消費量	低い（BM×1.3）	やや低い（BM×1.5）	適度（BM×1.7）	高い（BM×1.9）
男　性	1,550	2,015	2,325	2,635	2,945
女　性	1,210	1,573	1,815	2,057	2,299

生活動作	生活動作強度（BMの倍数）	時間（Aさんの例）
睡眠	1.0	8.0 ┐ 17.0
座る		9.0 ┘（1,020分）
立つ	2.0	4.0（240分）
歩く	3.0	2.0（120分）
運動（エアロビックダンス）	6.0	1.0　（60分）
		合計　24.0（1,440分）

【エネルギー所要量（＝消費量）の算出】

ただし，Aさんの年齢：30歳，体重：54.2kg

エネルギー所要量＝1日の基礎代謝量×生活活動強度

＝21.7kcal/kg/日×54.2kg×1.54

＝1,811kcal/日

【女性入院患者の計算例】

ただし，年齢：30歳，体重：54.2kg，睡眠10時間，座る14時間

生活活動強度＝（1.0×24.0）/24＝1.0

表4－16　生活活動強度別エネルギー所要量

（kcal/日）

年齢（歳）	生活活動強度							
	生活活動強度 Ⅰ（低い）		生活活動強度 Ⅱ（やや低い）		生活活動強度 Ⅲ（適度）		生活活動強度 Ⅳ（高い）	
	男	女	男	女	男	女	男	女
0～（月）	110～120/kg							
6～（月）	100/kg							
1～2	－	－	1,050	1,050	1,200	1,200	－	－
3～5	－	－	1,350	1,300	1,550	1,500	－	－
6～8	－	－	1,650	1,500	1,900	1,700	－	－
9～11	－	－	1,950	1,750	2,250	2,050	－	－
12～14	－	－	2,200	2,000	2,550	2,300	－	－
15～17	2,100	1,700	2,400	1,950	2,750	2,200	3,050	2,500
18～29	2,000	1,550	2,300	1,800	2,650	2,050	2,950	2,300
30～49	1,950	1,500	2,250	1,750	2,550	2,000	2,850	2,200
50～69	1,750	1,450	2,000	1,650	2,300	1,900	2,550	2,100
70以上	1,600	1,300	1,850	1,500	2,050	1,700	－	－
妊婦	＋350							
授乳婦	＋600							

1．生活活動強度の判定については表4－13,「生活活動強度の区分（目安）」を参照されたい。
2．生活活動強度が「Ⅰ（低い）」または「Ⅱ（やや低い）」に該当する者は，日常生活活動の内容を変えるか，または運動を付加することによって，生活活動強度「Ⅲ（適度）」に相当するエネルギー量を消費することが望ましい。
3．食物繊維の摂取量は，成人で20～25 g（10 g /1,000kcal）とすることが望ましい。
4．糖質の摂取量は，総エネルギー比の少なくとも50％以上であることが望ましい。

資料）健康・栄養情報研究会編『第六次改定　日本人の栄養所要量―食事摂取基準―』第一出版，1999

エネルギー所要量＝21.7kcal/kg/日×54.2×1.0
＝1,176kcal/日

【低い生活活動レベルの女性の計算例】

ただし，年齢：30歳，体重：54.2kg，睡眠10時間，座る11時間，立つ2時間，歩く1時間

生活活動強度＝（21.0×1.0＋2.0×2.0＋1.0×3.0）/24
＝1.17

エネルギー所要量＝21.7kcal/kg/日×54.2×1.17
＝1,383kcal/日

c．エネルギー消費量と運動指導

これまでの栄養所要量の改定に当たって，全身持久的（心臓血管筋系）の有効性が強調され，ある程度成果をあげた。近年，これに加えて筋力・筋持久的運動の重要性が認められ，**運動指導**をするうえで考慮することにした。各種運動や生活活動のエネルギー消費量を計算するために必要な動作強度（*Af*の倍数）を表4－10に示した。

次にいくつかの運動のエネルギー消費量の計算例を示した。

【各種運動のエネルギー消費量の計算例】

ここでは，年齢：30歳，体重：54.2kgの女性がいくつかの運動やスポーツをした場合のエネルギーの消費量の計算例を示した。

ただし，BMR：21.7kcal/kg/日

・ボーリングを2時間（h）した場合。ただし*Af*：3.0

21.7kcal/kg/日×2h/24h×54.2kg×3.0＝294kcal

・平地でゴルフを6時間した場合。ただし*Af*：4.0

21.7kcal/kg/日×6h/24h×54.2kg×4.0＝1,176kcal

・エアロビクスを2時間した場合。ただし*Af*：5.0

21.7kcal/kg/日×2h/24h×54.2kg×5.0＝490kcal

・滑降スキーを午前・午後6時間した場合。ただし*Af*：7.0

21.7kcal/kg/日×6h/24h×54.2kg×7.0＝2,058kcal

（8）日本人の食事摂取基準（2005年版）における推定エネルギー必要量

食事摂取基準の基本はエネルギー消費量にあり，これを理解することは重要である。1日あたりのエネルギー消費量を増加させたり，減少させたりすることによって，食事摂取基準はそれぞれ異なった値をとるようになる。今回の検討において改変された推定エネルギー必要量を表4—17に，15～69歳における各身体活動レベルの活動内容を表4—18に，身体活動の分類例を表4—19にそれぞれ示した。

なお，ここでいう推定エネルギー必要量とは，「エネルギーの不足のリスク及び過剰のリスクの両者がもっとも小さくなる摂取量」とされている（図4－12）。

表4-17　エネルギーの食事摂取基準：推定エネルギー必要量（kcal/日）

性　別	男　性			女　性		
身体活動レベル	Ⅰ	Ⅱ	Ⅲ	Ⅰ	Ⅱ	Ⅲ
0～5(月)母乳栄養児	—	600	—	—	550	—
人工乳栄養児	—	650	—	—	600	—
6～11(月)	—	700	—	—	650	—
1～2(歳)	—	1,050	—	—	950	—
3～5(歳)	—	1,400	—	—	1,250	—
6～7(歳)	—	1,650	—	—	1,450	—
8～9(歳)	—	1,950	2,200	—	1,800	2,000
10～11(歳)	—	2,300	2,550	—	2,150	2,400
12～14(歳)	2,350	2,650	2,950	2,050	2,300	2,600
15～17(歳)	2,350	2,750	3,150	1,900	2,200	2,550
18～29(歳)	2,300	2,650	3,050	1,750	2,050	2,350
30～49(歳)	2,250	2,650	3,050	1,700	2,000	2,300
50～69(歳)	2,050	2,400	2,750	1,650	1,950	2,200
70以上(歳)*	1,600	1,850	2,100	1,350	1,550	1,750
妊婦　初期(付加量)				+50	+50	+50
妊婦　中期(付加量)				+250	+250	+250
妊婦　末期(付加量)				+500	+500	+500
授乳婦(付加量)				+450	+450	+450

*成人では,推定エネルギー必要量=基礎代謝量(kcal/日)×身体活動レベル として算定した。18～69歳では,身体活動レベルはそれぞれⅠ=1.50,Ⅱ=1.75,Ⅲ=2.00としたが,70歳以上では,それぞれⅠ=1.30,Ⅱ=1.50,Ⅲ=1.70とした。50～69歳と70歳以上で推定エネルギー必要量に乖離があるように見えるのはこの理由によるところが大きい。

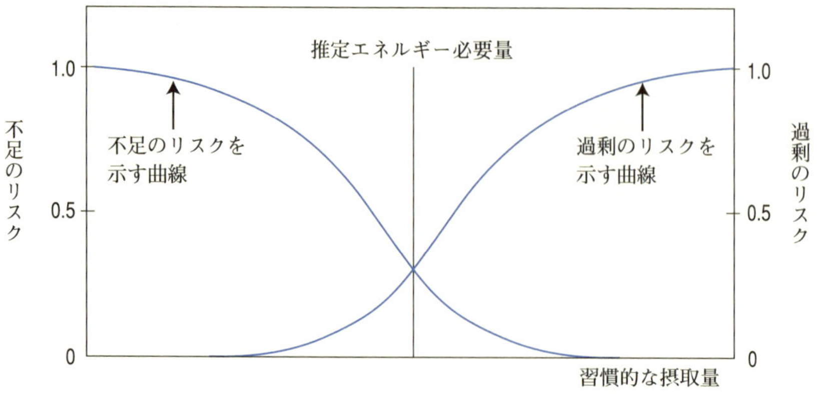

習慣的な摂取量が増加するにつれて，不足のリスクが減少するとともに，過剰のリスクが増加することを示す。両者のリスクがもっとも少なくなる摂取量が推定エネルギー必要量である。

図4－12　推定エネルギー必要量を理解するための模式図

資料）厚生労働省：日本人の食事摂取基準（2005年版）

表 4-18　15～69歳における各身体活動レベルの活動内容

身体活動レベル*		低い（Ⅰ）	ふつう（Ⅱ）	高い（Ⅲ）
		1.50 (1.40～1.60)	1.75 (1.60～1.90)	2.00 (1.90～2.20)
日常生活の内容		生活の大部分が座位で，静的な活動が中心の場合	座位中心の仕事だが，職場内での移動や立位での作業・接客など，あるいは通勤・買物・家事，軽いスポーツなどのいずれかを含む場合	移動や立位の多い仕事への従事者。あるいは，スポーツなど余暇における活発な運動習慣をもっている場合
**個々の活動の分類（時間／日）	睡眠（1.0）	8	7～8	7
	座位または立位の静的な活動（1.5：1.1～1.9）	13～14	11～12	10
	ゆっくりした歩行や家事など低強度の活動（2.5：2.0～2.9）	1～2	3	3～4
	長時間持続可能な運動・労働など中強度の活動（普通歩行を含む）（4.5：3.0～5.9）	1	2	3
	頻繁に休みが必要な運動・労働など高強度の活動（7.0：6.0以上）	0	0	0～1

* 代表値。( )内はおよその範囲。
** ( )内は，Activity factor (Af：各身体活動における単位時間当たりの強度を示す値。基礎代謝の倍数で表す) (代表値：下限～上限)。

表 4-19　身体活動の分類例

身体活動の分類（Af*の範囲）	身体活動の例
睡眠（1.0）	睡眠
座位または立位の静的な活動（1.1～1.9）	横になる／ゆったり座る（本などを読む，書く，テレビなどを見る）／談話（立位）／料理／食事／身の回り（身支度，洗面，便所）／裁縫（縫い，ミシンかけ）／趣味・娯楽（生花，茶の湯，麻雀，楽器演奏など）／車の運転／机上事務（記帳，ワープロ，OA機器などの使用）
ゆっくりした歩行や家事など低強度の活動（2.0～2.9）	電車やバスなどの乗物の中で立つ／買物や散歩などでゆっくり歩く（45m/分）／洗濯（電気洗濯機）／掃除（電気掃除機）
長時間持続可能な運動・労働など中強度の活動（普通歩行を含む）（3.0～5.9）	家庭菜園作業／ゲートボール／普通歩行（71m/分）／入浴／自転車（普通の速さ）／子どもを背負って歩く／キャッチボール／ゴルフ／ダンス（軽い）／ハイキング（平地）／階段の昇り降り／布団の上げ下ろし／普通歩行（95m/分）／体操（ラジオ・テレビ体操程度）
頻繁に休みが必要な運動・労働など高強度の活動（6.0以上）	筋力トレーニング／エアロビックダンス（活発な）／ボートこぎ／ジョギング（120m/分）／テニス／バドミントン／バレーボール／スキー／バスケットボール／サッカー／スケート／ジョギング（160m/分）／水泳／ランニング（200m/分）

* Activity factor (Af) は，沼尻の報告に示されたエネルギー代謝率 (relative metabolic rate) から，右のように求めた。　Af＝エネルギー代謝率＋1.2
いずれの身体活動でも活動実施中における平均値に基づき，休憩・中断中は除く。

【参考文献】

1）鈴木慎次郎『労働のエネルギー原則』誠文堂新光社，1948
2）橋本　勲「スポーツと栄養，現代体育・スポーツ体系　第11巻」，浅見俊雄ほか編『スポーツ医学』pp217～239，講談社，1981
3）大磯敏雄・鈴江緑衣郎編著『健康・体力づくりの栄養学』大修館書店，1988
4）健康・栄養情報研究会編『第六次改定　日本人の栄養所要量―食事摂取基準―』第一出版，1999
5）厚生省保健医療局健康増進栄養課監修『第五次改定　日本人の栄養所要量』第一出版，1994
6）橋本　勲・進藤宗洋他『新エスカ21　運動生理学』同文書院，1999
7）American College of Sports Medicine "Guidelines for Exercise Testing and Prescription", 4th ed., Lea & Febiger, 1991
8）沼尻幸吉『活動エネルギー代謝　労働科学双書　37』労働科学研究所，1974
9）長嶺晋吉『スポーツとエネルギー・栄養』大修館書店，1979
10）橋本　勲「エネルギー代謝」，林　淳三ほか編『原色栄養学図鑑』建帛社，1983
11）橋本　勲「労作栄養」，『栄養学各論』pp185～214，南江堂，1993
12）速水　泱『七訂　栄養生理概論』pp96～99，光生館，1993
13）Howley, E. T. and Franks, B. D. "Health/Fitness Instructor's Handbook", Human Kinetics Publishers, Inc., 1986
14）細谷憲政「今，なぜエネルギー代謝か」，『Health Sciences』13(4)：182，日本健康科学学会，1997
15）細谷憲政他「安静時代謝―基礎代謝を考える―」，『第１回栄養管理研究会報告書』栄養管理研究会，（社）日本栄養士会栄養指導研究所，1998
16）細谷憲政他「年齢区分の安静時代謝」，『第２回栄養管理研究会報告書』栄養管理研究会，（社）日本栄養士会栄養指導研究所，1999
17）橋本　勲「高齢者ゲートボーラーの運動生理学的研究」，岩塚　徹編『ライフスタイルと長寿に関する研究』pp88～92，1994
18）橋本　勲他「30～50歳代被検者の$\dot{V}o_2max$/wtと基礎代謝との関係」，研究代表・進藤宗洋『運動所要量の適用方法とその効果測定に関する研究』平成元年～３年度厚生科学研究補助金，pp64～65，1992
19）橋本　勲「労作栄養」，岩崎良文・戸谷誠之編『栄養学各論』南江堂，2000
20）細谷憲政編著『今，なぜエネルギー代謝か－生活習慣病予防のために－』第一出版，2000
21）橋本　勲「栄養所要量の第六次改定」『Medical Technology』28(5)，pp501～505，2000
22）大塚吉兵衛・安孫子宜光『ビジュアル生化学・分子生物学　第２版』日本醫事新報社，2003
23）厚生労働省健康局総務課生活習慣病対策室『日本人の食事摂取基準について』2004

…第5章…

呼吸と循環

<学習のポイント>

1．生体は，生命の維持や活動のためにエネルギーを必要とする。エネルギー産生は，多くの場合に酸素を必要とし，呼吸によって酸素が取り込まれて二酸化炭素が排出される。呼吸には２つの種類があり，１つは肺と血液との間のガス交換，もう１つは血液と組織との間のガス交換である。本章では，まず肺呼吸（外呼吸）および組織呼吸（内呼吸）の構造と機能を，そして両者の仲立ちとなる心臓血管系の構造と機能について考える。

2．ついで，運動時の呼吸・循環機能とそれに基づく運動時の酸素摂取の問題について考える。これらの内容は，エネルギー代謝の問題を考えるうえで重要であり，それと同時に，健康の保持・増進のための運動処方の問題を考えるうえでの基礎ともなる。

1. 呼 吸 系

(1) 肺 換 気

1）呼吸と呼吸器

呼吸とは，酸素を取り込んで二酸化炭素を排出する（ガス交換を行う）ことである。呼吸には2つの種類があり，1つは肺と血液との間のガス交換，もう1つは血液と組織との間のガス交換である。前者は**肺呼吸**（外呼吸），後者は**組織呼吸**（内呼吸）とよばれ，一般には肺呼吸のことを単に呼吸とよぶ場合が多い。

呼吸器は，ガス交換を行う肺とそこに至るまでの気道から構成される。鼻腔から気管支までを気道という。気管支は枝分かれを繰り返し，最終的には直径0.1～0.2mm程度の嚢(のう)状の肺胞に達し，ここでガス交換が行われる（図5－1）。

2）呼 吸 運 動

肺呼吸による換気は，吸息と呼息の交互の反復運動により行われる。この呼吸運動は，横隔膜と呼吸筋（外肋間筋，内肋間筋など）の働きによる胸郭（肺容量）の変化によって行われている。

吸 息 運 動：安静時では，横隔膜が収縮して下降し，呼吸筋の収縮で肋骨が上方に持ち上がることにより胸郭が引き上げられ，肺容量が増大する。この時，肺内の圧力が外気の圧力に比べて低くなるので，外気は気道から肺へ流入する。深呼吸では，斜角筋などの補助吸息筋も収縮して肺容量がいっそう大きく広がる。

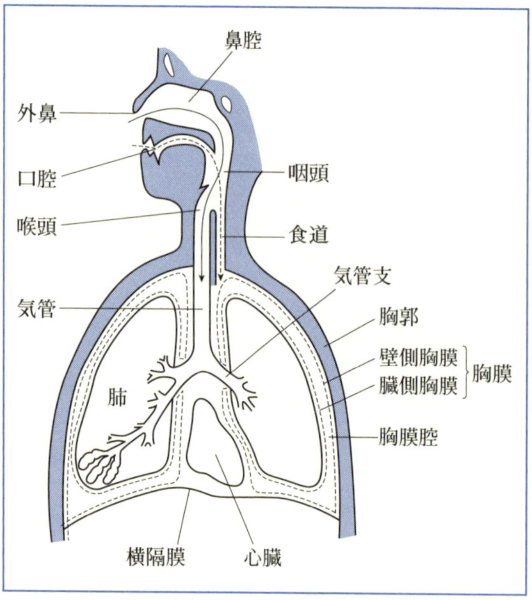

図5－1　呼 吸 器 系

資料）伊東一郎『解剖生理学の整理　第5版』医歯薬出版，p.105，1992

呼 息 運 動：安静時では，肺自身の収縮力（弾性）によって受動的に行われる。深呼吸では，腹壁筋の収縮により横隔膜が引き上げられ，内肋間筋の収縮や胸郭そのものの重さによって胸郭が下がり，胸腔が小さくなって呼出が行われる。

吸息と呼息の間には，一時休止期がある。また，呼吸法には，横隔膜の働きを主とする腹式呼吸と呼吸筋の働きを主とする胸式呼吸とがある。

3）呼吸運動の調節

呼吸運動の調節は，延髄にある呼吸中枢により自動的に行われ，神経的調節と化学的調節とに分類される。

① 神経的調節

吸息により肺胞壁が伸展すると，肺胞壁にある伸展受容器が興奮する。ここから発したインパルスが吸息中枢に伝わってこれを抑制し，呼吸は吸息から呼息に切り換わる。呼息により肺胞壁が収縮すると吸息中枢が再び興奮し，呼息から吸息に切り換わる。この肺の進展に伴う一連の反射が，**ヘーリング・ブロイエル反射**である。

骨格筋および腱の伸展受容器は身体運動が行われると興奮を起こし，呼吸運動が促進される。また，頸動脈と大動脈にある圧受容器を介して，血圧が上昇すると呼吸運動が抑制され，血圧が低下すると呼吸運動が促進される。さらに体温も呼吸運動に影響を与え，体温が上昇する場合にも低下する場合にも呼吸運動の促進が起こる。その他，気道粘膜などへの刺激に反応して咳やくしゃみが起こり，高位中枢の呼吸促進要因としては不安，発声，発語などがある。

② 化学的調節

呼吸は，血液の化学変化によっても調節されている。化学変化を感受する**化学受容体**は中枢と末梢にあり，中枢の受容体は延髄，末梢にある受容体は頸動脈小体，大動脈小体である。

血液中の二酸化炭素濃度が上昇すると呼吸運動が促進され，二酸化炭素濃度が低下すると呼吸運動は抑制される。血液中の酸素濃度が低下する場合もまた呼吸運動が促進されるが，酸素の影響は二酸化炭素に比べると少ない。水素イオン濃度も，呼吸に影響する。血液中のpH低下（酸性側に傾く）により呼吸運動は促進され，pHの上昇（アルカリ性側に傾く）により呼吸運動は抑制される。

4）肺 容 量

肺容量は基本的には次の４つに区分される（図５－２）。

１回換気量：安静時の呼吸の際に肺に出入りする空気の量（１回吸気量または１回呼気量）をいう。１回換気量の一部は，気道を充たすだけで肺胞の中にまで到達しないことから死腔とよばれる。１回換気量から死腔量を差し引いた量は，**肺胞換気量**（有効換気量）とよばれ，ガス交換に有効である。

予備吸気量：安静時の吸息後に，吸気終末位からさらに努力して吸入することができる最大の空気量をいう。

予備呼気量：安静時の呼息後に，呼気終末位からさらに努力して呼出することができる最大の空気量をいう。

残 気 量：最大限努力して空気を呼出してもなお肺内に残っている空気量をいう。

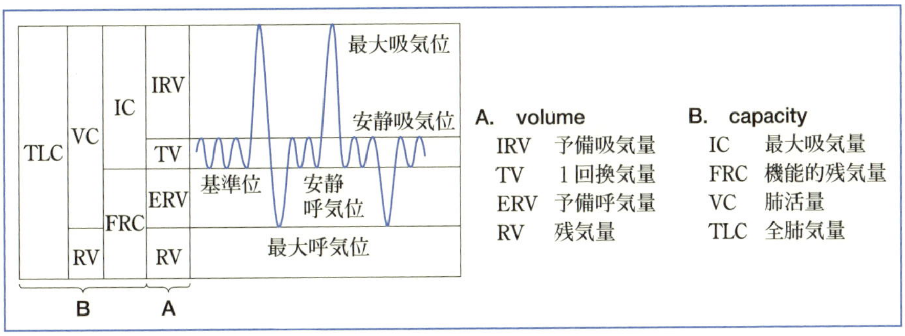

図５－２ 肺 容 量

資料）金井泉 原著，金井正光 編著『臨床検査法提要』金原出版，p.1742，1998

さらに，前記の2つ以上の区分を合わせた次のような区分が用いられる。

最大吸気量：安静時呼気終末位から吸入することができる最大の空気量であり，1回換気量と予備吸気量の合計である。

機能的残気量：安静時呼気終末位において肺内に残存する空気量であり，予備呼気量と残気量の合計である。

肺　活　量：予備吸気量と1回換気量と予備呼気量の合計である。通常，最大吸気終末位からできるだけ多く呼出した際の量（呼気肺活量）が測定される。

全肺容量（全肺気量）：最大吸気終末位において肺内に存在する空気量で，肺の全体の容積を示すものである。肺活量と残気量の合計，または最大吸気量と機能的残気量の合計である。

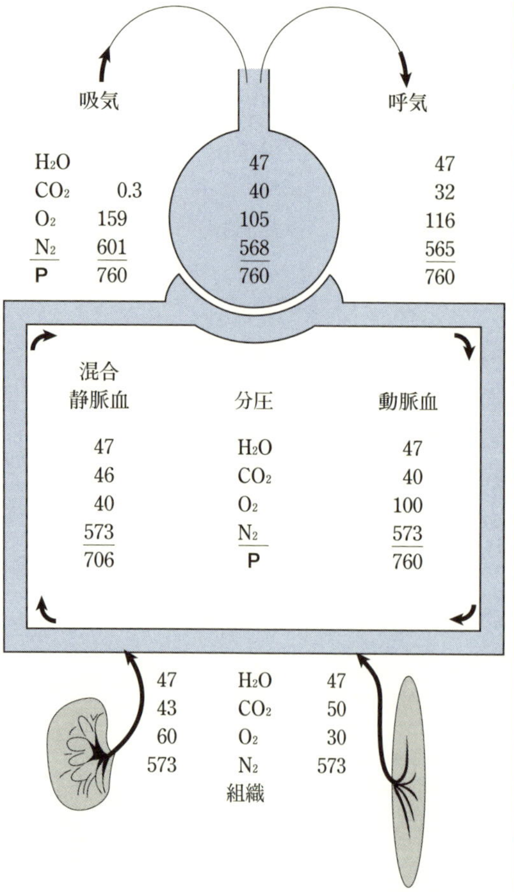

大気圧は760mmHg；簡単にするため，吸気には水分がない（乾燥状態）ものと考える。静脈血O_2分圧，CO_2分圧は器官が異なると著しい差異を示す。この図では腎と筋からの静脈血ガス分圧が示されている。

図5－3　安静時の吸気，肺胞気（円内），呼気および血液中ガス分圧の代表的な値

資料）浅野勝己　訳『オストランド運動生理学』大修館，p.161，1976

5）肺 換 気 量

1分間当たりの**肺換気量**は，次式で求められる。

毎分換気量＝1回換気量×呼吸数

安静時では，1回換気量が0.5ℓ前後，呼吸数が16～18回/分で，肺換気量は8～9ℓ/分となる。ただし，毎分換気量が同じであっても，呼吸数の多少によりガス交換に関与する肺胞換気量は大きく異なる。死腔量は0.15ℓ程度であるので，毎分換気量が同じ8ℓ/分であっても，毎分**有効換気量**は以下のようになる。

呼吸数が16回/分

（0.5－0.15）ℓ×16/分＝5.6ℓ/分

呼吸数が8回/分

（1.0－0.15）ℓ×8/分＝6.8ℓ/分

呼吸数が32回/分

（0.25－0.15）ℓ×32/分＝3.2ℓ/分

肺胞換気量を高めるには1回換気量を増す，すなわち呼吸を深くすることが有効となる。

安静時における最大換気量は，通常12秒間の15～20回の呼吸による最大努力の換気によって測定され，成人では1分間当たり100ℓ程度であり，持久的種目の運動選手で高値を示す。トレーニングによる最大換気量の増大は，肺容量よりも呼吸筋の発達状態により大きな影響を受ける。

（2）ガスの交換と運搬

1）ガ ス 交 換

安静時の吸気，呼気，肺胞気および血液中ガス分圧の代表的な値を，図5－3に示した。

① 肺胞におけるガス交換

肺胞と血液との間の**ガス交換**は，肺胞気と血液（静脈血）との間の**酸素分圧**，**二酸化炭素分圧**の差に起因する拡散によって行われる。

大気に占める酸素の容積は20.93％，二酸化炭素の容積は0.03％，窒素の容積は79.04％である。すなわち乾燥状態では，1気圧（760mmHg）の空気中の酸素分圧は159mmHg，二酸化炭素分圧は0.3mmHg，**窒素分圧**は601mmHgとなる。

吸息により吸気は肺胞に達するが，肺胞中では空気（肺胞気）は水蒸気で飽和され，その圧（飽和水蒸気圧）は37℃で47mmHgである。安静時には肺胞気の酸素分圧は約105mmHg，二酸化炭素分圧は約40mmHgである。

一方，安静時の静脈血の酸素分圧は約40mmHg，二酸化炭素分圧は約46mmHgである。したがって，酸素は肺胞気から血液へ65mmHgの分圧差により移行し，二酸化炭素は血液から肺胞気へ6 mmHgの分圧差により移行する。

② 組織におけるガス交換

血液と組織との間のガス交換は，肺でのガス交換の場合と同様に血液（動脈血）と組織との間の酸素分圧，二酸化炭素分圧の差に起因する拡散により行われる。組織によって酸素分圧と二酸化炭素分圧は著しく異なるが，仮に酸素分圧が40mmHg，二酸化炭素分圧が45mmHgとすると，動脈血の酸素分圧が100mmHg，二酸化炭素分圧が40mmHg程度であるので，酸素は血液から組織へと，二酸化炭素は組織から血液へと移行する。

2）血液によるガス運搬

肺胞から血液に移行した酸素は，一部は血液に物理的に溶解するが，大部分は**ヘモグロビン**と化学的に結合して運搬される。酸素とヘモグロビンとの間の結合は可逆的であり，ヘモグロビンに結合した酸素は容易に離れることができる。

ヘモグロビンの酸素飽和度と酸素分圧との間の関係を示す曲線を**ヘモグロビンの酸素解離曲線**という。二酸化炭素分圧の上昇，pHの低下，温度の上昇により，この曲線は右方へ移動する，すなわちヘモグロビンから酸素が離れやすくなる。

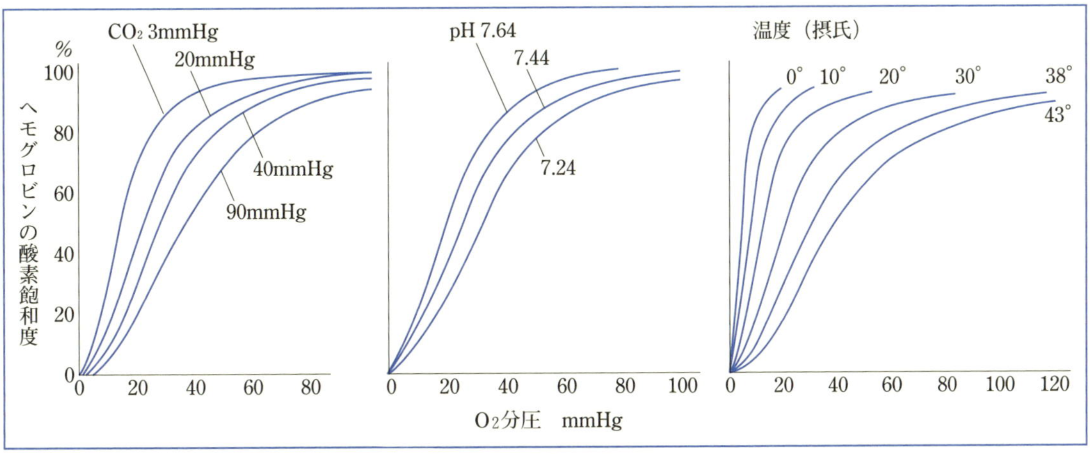

図5－4 ヘモグロビンの酸素解離曲線に及ぼす二酸化炭素分圧，pHおよび温度の影響

資料）真島英信『生理学 改訂第17版』文光堂，p.325－326，1979

この現象を**ボーア効果**という（図５－４）。

一方，組織で生成された二酸化炭素は血液中へ拡散する。二酸化炭素は，血液中ではごく少量が遊離の二酸化炭素として溶解するが，大部分はHCO_3^-の形で血漿と赤血球により肺にまで運ばれる。肺では，組織の場合とは逆の反応が進み，遊離した二酸化炭素が肺胞内に拡散して体外へと呼出される。

２．心臓血管系

（１）心　　臓

１）血液の循環

血液は，心臓のポンプ作用によって，左心室 → 大動脈 → 全身各組織の毛細血管（動脈 → 組織 → 静脈）→ 大静脈 → 右心房 → 右心室 → 肺動脈 → 肺毛細血管 → 肺静脈 → 左心房と流れる。

このうち，左心室から右心房までの回路を**体循環**（大循環），右心室から左心房までの回路を**肺循環**（小循環）という（図５－５）。

相対的に酸素を多く含む血液を**動脈血**，二酸化炭素を多く含む血液を**静脈血**という。体循環の動脈中と肺循環の静脈中には動脈血が，そして体循環の静脈中と肺循環の動脈中には静脈血が流れる。

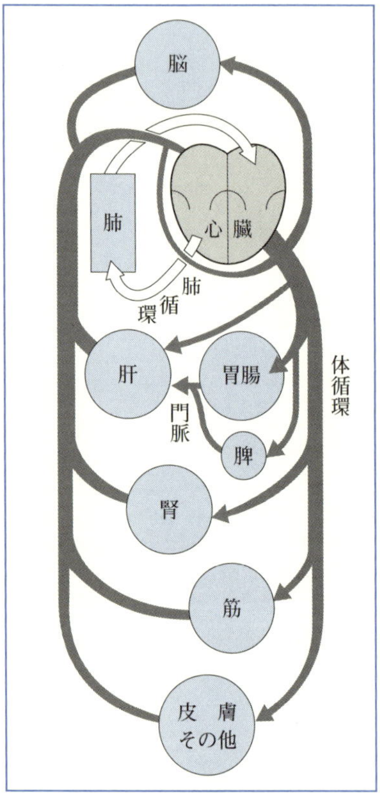

図５－５　血液の循環

資料）真島英信『生理学　改訂第17版』文光堂，p.379，1979を改変

２）心臓の活動

① 心臓の栄養血管

心筋は，大動脈の初部から起こる左右の冠状動脈によって栄養素と酸素を供給される（図５－６）。冠状動脈の血流が減少すると**狭心症**が起こり，さらに血流が止まるとその部分の壊死を起こす**心筋梗塞**に進展する。

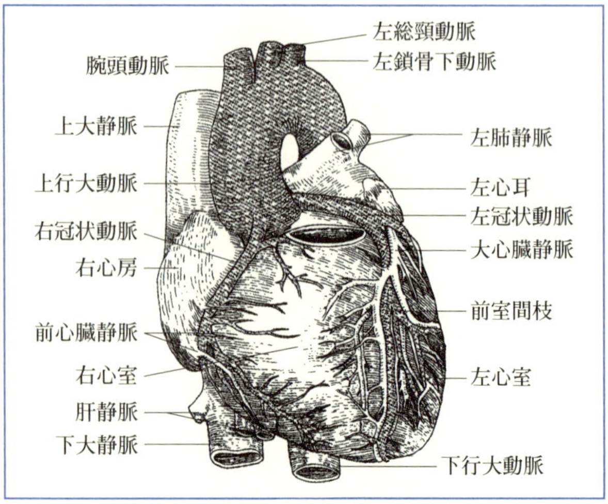

図５－６　冠状血管

資料）佐藤達夫　他『解剖生理学』医歯薬出版，p.129，1987

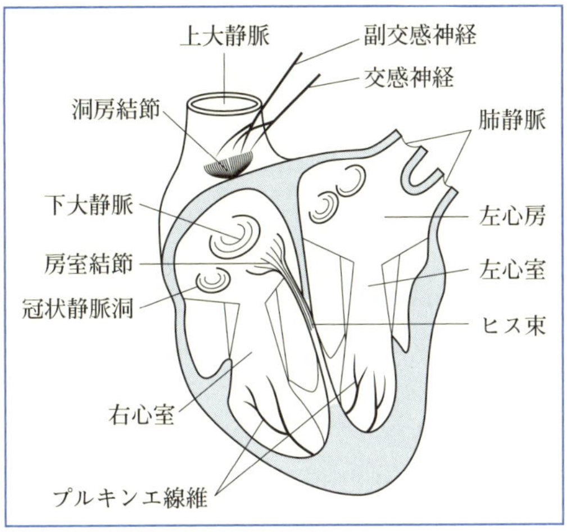

図５－７　刺激伝導系

資料）伊東一郎『解剖生理学知識の整理　第５版』医歯薬出版，p.147，1992

② 刺激伝導系

心臓の規則的な収縮は，**刺激伝導系**とよばれる一般の心筋とは異なる筋線維束の働きによる。通常の自動的な拍動リズムは，右心房で上大静脈と接する位置に限局する洞房結節から始まる。洞房結節で生じた興奮は，心房壁を興奮させるとともに → ヒス束 → プルキンエ線維と伝わって心室が収縮する（図５－７）。

３）心臓の活動の調節

心臓の活動は，自律神経系により支配されている。安静時には，副交感神経の緊張によりその末端から**アセチルコリン**が分泌され心臓の活動は抑制されており，心拍数は低く抑えられている。

これに対し，活動時には，交感神経の緊張によりその末端から**ノルアドレナリン**が分泌され心臓の活動は高まる。

４）心　電　図

心電図（electrocardiogram：ECG）は，心臓の活動に伴って発生する活動電流を体表面に電極を当てて取り出し図に示すものであり，心臓の状態を知り，異常を発見するのに役立つ（図５－８）。

心電図には，P，Q，R，S，Tなどの波がある。**P波**は，心房収縮期に発生する電流，すなわち心房の興奮過程を示す。**QRS**は，心室の初期興奮（興奮が心室全体に拡がる時期）を示す。QRSの終わりからT波の始まりまでの**ST**は，心室全体が興奮している時期である。**T波**は，心室収縮の終期，すなわち興奮の回復の時期に相当する。**QT間隔**はQRSの始まりからT波の終わりまでをいい，心室の全収縮時間を意味する。

活動時には，心拍数が増加するために**R－R間隔**が狭くなる。また，運動負荷により安静時にはみられなかった期外収縮（不整脈）やST低下（心筋虚血の指標）などが出現することもあり，運動負荷テストでは心電図の検査が必須である。

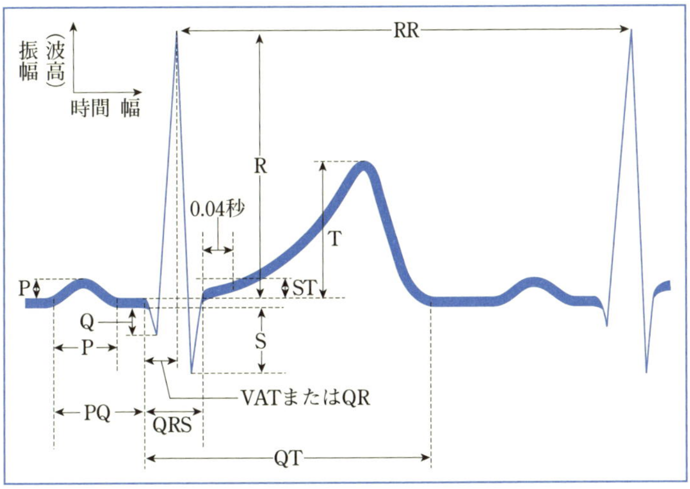

図５－８　心　電　図

資料）金井泉　原著，金井正光　編著『臨床検査法提要』金原出版，p.1572，1998

５）心 拍 出 量

心臓の１回の収縮により全身に送り出される血液量は，１回拍出量とよばれ，心容積，心筋の発達

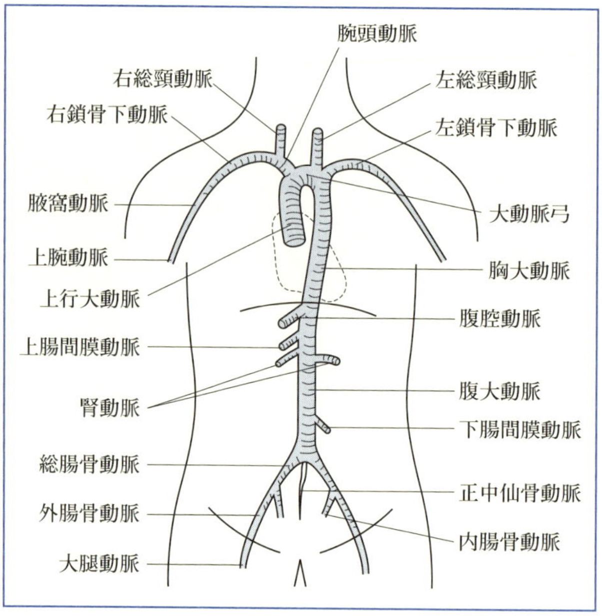

図5－9　体循環の動脈

資料）伊東一郎『解剖生理学の整理　第5版』医歯薬出版，p.154，1992

状態，静脈還流量などの影響を受ける。また，心臓の1分間当たりの拍動数を心拍数という。したがって，心臓から拍出される1分間当たりの血液量，すなわち心拍出量は次式で求められる。

心拍出量＝1回拍出量×心拍数

安静時では，1回拍出量が70㎖前後，心拍数が70拍/分であり，心拍出量は通常約5ℓ/分となる。一般に，安静時心拍数は運動鍛錬者で少なく運動不足者で多くなるが，その理由は1回拍出量の違いによる場合が多い。

通常の場合

70㎖×70拍/分＝5ℓ/分

運動鍛練者の場合

100㎖×50拍/分＝5ℓ/分

運動不足者の場合

50㎖×100拍/分＝5ℓ/分

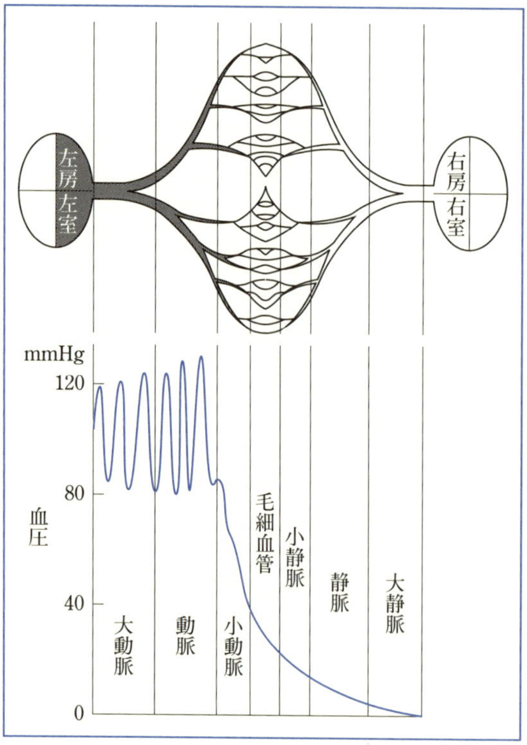

図5－10　身体各部位の血圧

資料）佐藤達夫　他『解剖生理学』医歯薬出版，p.135，1987

（2）血　管　系

1）全身の動脈と静脈

体循環の**動脈**を，図5－9に示した。左心室から拍出される血液は，総頸動脈を経て頭部へ，鎖骨下動脈を経て腕部へ，胸大動脈 → 腹大動脈 → 総腸骨動脈を経て下半身へと連なる。**静脈**は一般に動脈と並んで走るが，消化管からの血液を集める**門脈**は，肝臓 → 肝静脈を経て下大静脈へと連なる。

2）血　　圧

血圧は，血管内の血液の流圧であり，動脈側で高く静脈側で低い（図5－10）。一般的には，上腕動脈における圧力を血圧としている。**収縮期血圧**（最大血圧，最高血圧）は，血液が大動脈に押し出されて血管が最も緊張する際の圧力である。一方，**拡張期血圧**（最小血圧，最低血圧）は，動脈中の血液量が最少となり血管の緊張が最も少なくなる際の圧力である。収縮期血圧と拡張期血圧との間の差は，**脈圧**とよばれる。

高血圧の基準（WHO（世界保健機関）/ISH

表5－1　18歳以上の成人における血圧分類*

分　類	収縮期血圧（mmHg）		拡張期血圧（mmHg）
至適血圧**	＜120	and	＜80
正常血圧	＜130	and	＜85
高値正常血圧	130～139	or	85～89
高血圧***			
ステージ1	140～159	or	90～99
ステージ2	160～179	or	100～109
ステージ3	≧180	or	≧110

注）*降圧薬を服用せず，また急性疾患もない人。
収縮期血圧および拡張期血圧が異なる分類に該当した場合は，高位のステージとする（例：160/92mmHgはステージ2に，174/120mmHgはステージ3に分類）。収縮期高血圧は，収縮期血圧が140mmHg以上，拡張期血圧が90mmHg以下のものをいい，適切なステージに分類する（例：170/82mmHgはステージ2の収縮期高血圧とする）。
臨床医は，平均血圧に基づいて高血圧分類を行うほかに，標的臓器障害の有無やその他の危険因子にも注意を払う必要がある。それらはリスクの層別化と治療法の選択においてたいへん重要である。
**心血管リスクに関しての至適血圧は120/180mmHg未満とされる。しかし，異常に低すぎる場合は，臨床的背景を疑って精査する必要がある。
***初診後2回以上受診し，血圧を2回以上測定した値の平均値。

資料）金井泉　原著，金井正光　編著『臨床検査法提要』金原出版，P.1532，1998

（国際血圧学会），1999）は，表5－1に示すとおりである。一方，低血圧の基準は，高血圧のような統一されたものはないが，一般に収縮期血圧が男性で100mmHg以下，女性で90mmHg以下とされる場合が多い。

3．運動と呼吸・循環系

（1）運動と呼吸系

1）運動時の呼吸運動

運動時の呼吸は，安静時に比べて深く，そして速くなる。これは，呼吸運動の調節により起こるのであるが，運動時の呼吸促進要因は，運動の局面別にみると次のように考えられる。

運動前・・・・・・興奮による上位中枢からの刺激など
運動初期・・・・・運動前の要因と，筋・腱からの刺激など
運動初期以降・・・運動初期までの要因と，血液中の二酸化炭素濃度の増大，酸素濃度の減少，pHの低下，体温の上昇など

このように，運動初期までは主として神経的調節により，それ以降は化学的調節も動員されて呼吸運動が促進される。激しい運動時や息こらえでは呼吸が著しく苦しくなる。これは，激しい運動時には主として**乳酸**による血液のpHの低下，息こらえでは二酸化炭素の体内への蓄積により**呼吸中枢**から呼吸運動促進の指令が出されるが，呼吸系がこれに十分応ずることができずに原因が解消しないため，呼吸中枢がますます刺激されることによる。

2）運動時の肺換気量

運動時には，1回換気量と呼吸数がともに増大する。1回換気量は，中等度の運動強度までは運動強度が高まるにつれて増加するが，それ以上の強度では増加せず，**疲労困憊（オールアウト：all out）**の直前になると急激に減少する。一方，呼吸数は，運動強度が高まるにつれて増加し，オールアウト直前では急増する。持久的運動能力に優れた人では，1回換気量，呼吸数の最大値は各々2.5 ℓ，60回/分前後で，肺換気量は150 ℓ/分にまで達する。

3）運動時のガス交換

肺での**酸素摂取率**は，安静時では3％（肺換気量が8 ℓ/分前後の場合）程度であり，軽度の運動時にはやや上昇するが激しい運動では逆にやや低下する。また，筋組織では酸素分圧の低下，二酸化炭素や乳酸などの酸性物質の増加，代謝熱の増大が同時に起こるため，ボーア効果による血液からの酸素の拡散がより大きくなる。

（2）運動と心臓血管系

1）運動時の心臓の活動

前述のように，運動時には交感神経の緊張によりその末端からノルアドレナリンが分泌され心臓の活動は高まる。

また，運動時には副腎髄質からのアドレナリンとノルアドレナリンの分泌も促進される。アドレナリンとノルアドレナリンは，心拍数を増大させるだけでなく，心臓の冠状血管に直接作用して血管を拡張させて心筋の収縮力を高めるように働く。末梢からの静脈血還流量の増加もまた，**心筋の収縮力増大**の要因となる。

2）運動時の心拍出量

運動時には，1回拍出量と心拍数がともに増大する。1回拍出量は，中等度の運動強度までは運動強度が高まるにつれて増加するが，それ以上の強度では増加せずほぼ一定となる。一方，心拍数は運動強度が高まるにつれて増加する。1回拍出量は，一般人に比べ持久的運動能力に優れた人で明らかに大きく，その最大値は150 mℓにまで達する。これに対し心拍数は，持久的運動鍛練度には関係なく最大で（210～220－年齢）/分にまで高まる。したがって，**心拍出量**の最大値は高い人では30 ℓ/分にまで達する。

3）運動時の血圧

全身持久的な運動の場合，収縮期血圧は運動強度が高くなるにつれて上昇するが，拡張期血圧はあまり変化しない。収縮期血圧の上昇は，主として心拍出量の増加に起因する。

一方，筋力を発揮する運動では全身運動に比べ，末梢血管抵抗の増大に基づく収縮期および拡張期血圧の上昇が著しい。特に，筋肉がその長さを変えない静的な**等尺性運動**では，筋の収縮が血管を圧迫し続けるために血圧の上昇が顕著になる。また，同じ強度で運動を行った場合には，脚作業時に比べ腕作業時で血圧の上昇が大である。これは，腕のような小筋群の運動では非活動筋内の血管収縮が

等尺性運動
筋収縮は，①筋肉がその長さを変えずに行われる等尺性収縮，②筋肉が短縮しながら行われる短縮性収縮，③筋肉が伸張しながら行われる伸張性収縮の3つの様式に分類できる。

表５－２　安静時と最大運動中の血流（心拍出量）分布

器官	安静時		運動時	
	パーセント	リットル/分	パーセント	リットル/分
骨	5	0.3	0.5	0.15
脳	15	0.9	4	1.2
心臓	5	0.3	4	1.2
腎臓	25	1.5	2	0.6
肝臓	25	1.5	3	0.9
筋	15	0.9	85	25.5
皮膚	5	0.3	0.5	0.15
その他	5	0.3	1	0.3
合計	100	6.0	100.0	30

資料）Fox E. L.『Sports Physiology』p.177，W. B. Saunders Co., 1979

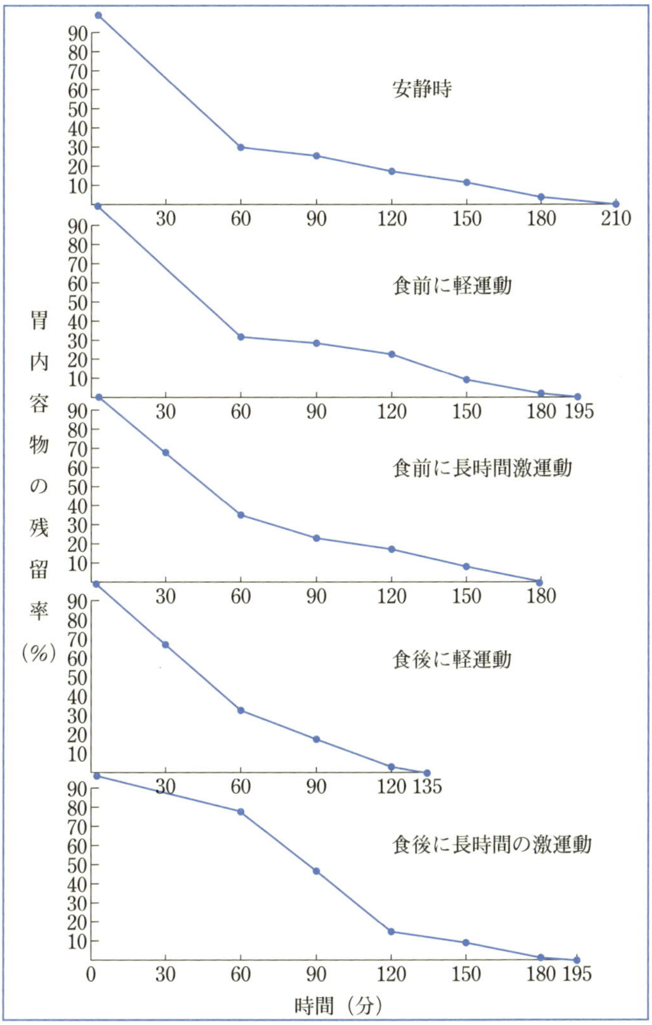

図５－11　食物の胃内滞留時間に及ぼす運動の影響

資料）Hellebrandt F. A. and Tepper R. H.「Studies on the influence of exercise on the digestive work of the stomach.」『Am. J. Physiol.』107，pp. 335－363，1934

起こるためと考えられている。

以上のことから，血圧の高い人や高齢者に対しては，激しい運動や大きな重量負荷での筋力トレーニングは勧められない。

４）運動時の血流配分

全身への**血流配分**もまた運動による影響を受けるが，その様相は運動の強度によって大きく異なる（表５－２）。

激しい運動時には，活動筋への血液供給量が最大で安静時の30倍にまで増大する。血液を全身に供給する心臓への血流配分もまた増大し，そして脳への血流配分もやや多くなるが，その他の組織・器官への配分量はすべて低下する。

中等度以下の強度では運動時間が長くなると体温が上昇してくるが，この場合には体温調節のために皮膚血管が拡張することから皮膚への血流量が増加する。

一方，低強度の軽い運動を行った場合にはしばしば「血のめぐりがよくなる」状態が生まれるが，この場合には全身への血液循環の促進が考えられる。実際に，食後に軽い運動を行った場合には胃の中の内容物が速く消失する（図５－11）。

（３）運動と酸素摂取

１）肺呼吸からみた酸素摂取量

肺呼吸からみた酸素摂取量は，次式で求められる。

酸素摂取量＝換気量×酸素摂取率

前述のように，安静時では換気量が８～９ℓ/分，酸素摂取率が３％であるので，酸素摂取量は250mℓ/分となる。運動時には，運動強度が高くなるにつれて主として換気量の増大によって酸素摂取量が高まり，持久的運動能力に優れた人では，換気量が150ℓ/分，酸素摂取率が３％で，**最大酸素摂取量（maximal oxygen intake：$\dot{V}O_2max$）**は4.5ℓ/分にまで達する。

最大酸素摂取量（maximal oxygen intake）：$\dot{V}O_2max$
$\dot{V}$は単位時間（１分間）当たりのvolume（量），O_2は酸素，maxはmaximal（最大の）という意。
通常，ℓ/分またはmℓ/kg/分の単位が用いられる。

２）組織呼吸からみた運動時の酸素摂取量

組織呼吸からみた酸素摂取量は，次式で求められる。

酸素摂取量＝心拍出量×動静脈血酸素較差

前述のように，血液中の酸素の大部分はヘモグロビンと結合して存在する。ヘモグロビン１ｇは酸素1.34mℓと結合するので，血中ヘモグロビン濃度を15g/dℓとすると，動脈血中の酸素濃度は約20mℓ/dℓとなる。

動脈血中の酸素濃度
貧血の場合には，動脈血中酸素含量が少なくなるために，有酸素的運動能力が低下することになる。

安静時の心拍出量は５ℓ/分であり，静脈血中の酸素濃度は約15mℓ/dℓである。したがって，**安静時の酸素摂取量**は，次式により求められる。

酸素摂取量＝５ℓ/分×（20－15）mℓ/dℓ＝250mℓ/分

一方，最大運動時の心拍出量は30ℓ/分であり，静脈血中の酸素濃度は約５mℓ/dℓである。よって，**最大運動時の酸素摂取量**は，次式により求められる。

酸素摂取量＝30ℓ/分×（20－5）mℓ/dℓ＝4.5ℓ/分

３）最大酸素摂取量の求め方

最大酸素摂取量の求め方は，最大運動と最大下運動のどちらを用いるか，酸素摂取量を直接的に実測するか間接的に推測するかの組み合わせによって次の４つに分類される。スポーツ競技者では最大運動がしばしば用いられ，一般人の運動負荷試験では相対的に危険度が低い最大下運動が用いられることが多い。

最大運動を用いる直接法：トレッドミル（速度・角度の調節が可能なベルトコンベアー）または自転車エルゴメーター（ブレーキ抵抗による負荷の調節が可能な固定式自転車）を用い，被験者を疲労困憊にまで追い込んで酸素摂取量を実測する方法で，最も真に近い値が得られる。

最大運動を用いる間接法：12分間走テストの成績から最大酸素摂取量を推定する方法である（表

表５－３　12分間テスト値から体重当たり最大酸素摂取量を推定する換算表（体育科学センター）

12分テスト	最大酸素摂取量	12分テスト	最大酸素摂取量	12分テスト	最大酸素摂取量
m	mℓ/kg・min	m	mℓ/kg・min	m	mℓ/kg・min
1000	14.0	2000	35.3	3000	56.5
1100	16.1	2100	37.4	3100	58.6
1200	18.3	2200	39.5	3200	60.8
1300	20.4	2300	41.6	3300	62.9
1400	22.5	2400	43.8	3400	65.0
1500	24.6	2500	45.9	3500	67.1
1600	26.8	2600	48.0	3600	69.3
1700	28.9	2700	50.1	3700	71.4
1800	31.0	2800	52.3	3800	73.5
1900	33.1	2900	54.4	3900	75.6

資料）体育科学センター編著『スポーツによる健康づくり運動カルテ』講談社，p.49，1983

5－3)。

最大下運動を用いる直接法：最大下運動での心拍数と酸素摂取量との間の関係から最大酸素摂取量を推定する方法である(図5－12)。

最大下運動を用いる間接法：自転車エルゴメーターで運動を行った場合の仕事量と心拍数とから最大酸素摂取量を推定する方法である。

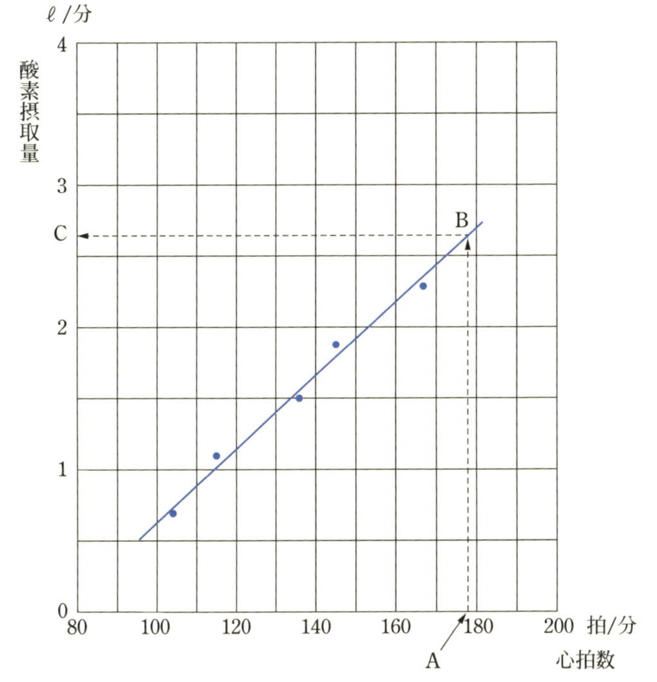

一般に，心拍数と酸素摂取量との間には直線関係がある。個人について，2点以上の心拍数と酸素摂取量の関係が分かれば，図のように最大心拍数までその関係を延長すればよい。回帰直線は，正確には最小二乗法で求められるが，目測で求めても大差ない。最大心拍数は，一般に（210～220）－年齢で求められる。

図5－12　最大下運動での直接法による最大酸素摂取量の求め方

資料）池上晴夫『現代の体育・スポーツ科学　運動処方―理論と実際―』朝倉書店，p.176，1986

4）定常状態と無酸素性作業閾値

運動が始まると酸素摂取量が増加するが，初期には酸素不足の状態が起こる。これは，呼吸・循環系が運動に対して適応するのに要する時間である。その後，運動強度が低い場合には，酸素摂取量がほぼ一定となり長時間にわたって運動を継続できる状態が生まれる。この場合には，運動に必要な酸素量と実際に摂取している酸素量とが等しく，この状態を**定常状態**という。一方，運動強度が高くなると，定常状態は成立しない。この場合には，無酸素性代謝によりエネルギーを産生するため乳酸が筋肉に蓄積し，運動を長時間続けることはできない（図5－13）。

運動強度が漸増すると，換気量と二酸化炭素排出量が運動強度に比例して増加していくが，ある強度以上になると急増するようにな

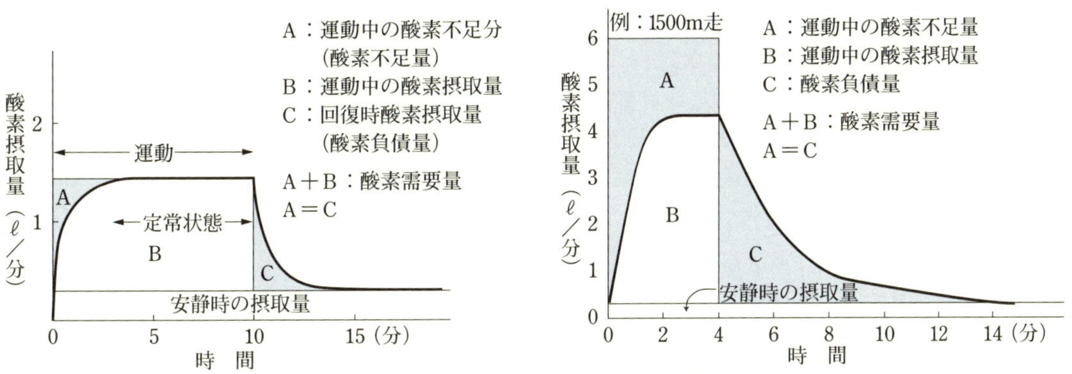

図5－13　酸素摂取量と酸素負債量

OBLA
血中乳酸値が4 mmol/ℓになるような運動では，その運動が継続されても血中乳酸値は変わらない。
さらに高い強度で運動を行うと血中乳酸値が上昇することから，その強度をOBLA（onset of blood lactate accumulation）とよぶ。

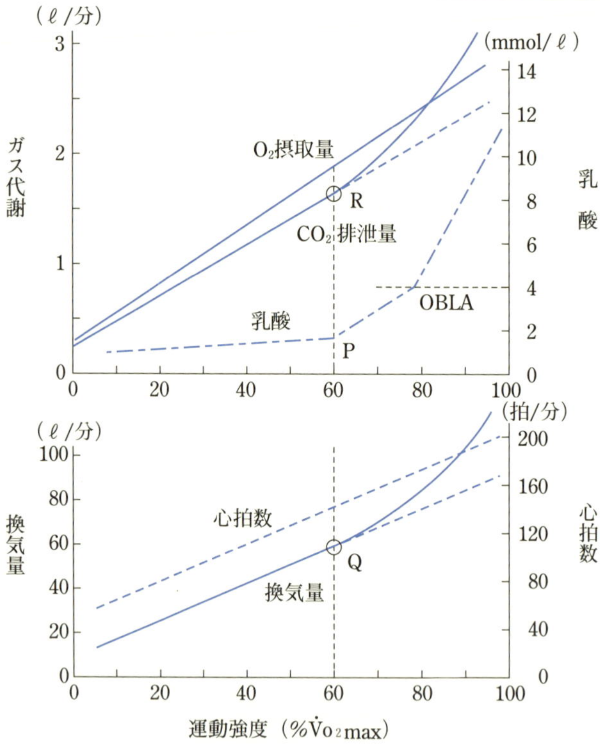

運動強度を高めると，酸素摂取量と心拍数は直線的に増大するのに対して，その他のパラメーターはある運動強度から急上昇し始める。この点（P，Q，R）が無酸素性作業閾値（AT）である。

図５－14　無酸素性作業閾値

資料）池上晴夫『現代人の栄養学18　運動生理学』朝倉書店，p.46，1998

無酸素性作業閾値（anaerobic threshold：AT）
無酸素性作業閾値は，最大酸素摂取量の40～70％の範囲にある場合が多く，持久的運動能力に優れた人で高い。

る。この強度を，**無酸素性作業閾値（anaerobic threshold：AT）**という。これは，血液中の乳酸が増加してpHが低下し呼吸が促進されるために起こる。すなわち，無酸素性作業閾値とは，無酸素性エネルギー産生機構の動員開始点である（図５－14）。以上のことから，健康の保持・増進のためには無酸素性作業閾値以下の，すなわち定常状態が得られる運動が推奨される。

【参考文献】

1）伊東一郎『解剖生理学知識の整理　第５版』医歯薬出版，1992
2）金井泉　原著，金井正光　編著『臨床検査法提要』金原出版，1998
3）浅野勝己　訳『オストランド運動生理学』大修館，1976
4）真島英信『生理学　改訂第17版』文光堂，1979
5）佐藤達夫　他『解剖生理学』医歯薬出版，1987
6）Fox E.L. “Sports Physiology” W.B. Saunders Co., 1979
7）Hellebrandt F.A. and Tepper R.H. ‘Studies on the influence of exercise on the digestive work of the stomach.’ “Am. J. Physiol.” 107, pp355 - 363, 1934
8）体育科学センター　編著『スポーツによる健康づくり運動カルテ』講談社，1983
9）池上晴夫『現代の体育･スポーツ科学　運動処方―理論と実際―』朝倉書店，1986
10）池上晴夫『現代人の栄養学18　運動生理学』朝倉書店，1988

…第6章…

筋　　系

<学習のポイント>

1．私たちの体の直接のエネルギー源は，アデノシン三リン酸（ATP）である。このATPとよばれる化学物質が1分子のリン酸を放すたびに細胞の生命活動に必要な高レベルのエネルギーが放出される。ATPが1分子のリン酸を失ってアデノシン二リン酸（ATP）に変わるとき筋肉は収縮し，化学的エネルギーが関節の働きで機械的なエネルギーに変換する。私たちの体は，ATPという高エネルギーリン酸化合物を再合成するために主に糖質と脂肪を使用するが，絶食したりダイエットで節食したりするとたんぱく質が積極的に利用され，筋肉内のたんぱく質が燃料として用いられることになる。運動が激しければ激しいほどATPの分解も速く，弱ければ弱いほどATPの分解も遅いが，私たちの筋は100メートル・スプリントから42.195キロメートルのフルマラソンやトライアスロンという苛酷なレースにいたるまで，あらゆる状況下においてATPを再合成できる能力をもっている。

2．ここでは，骨格筋の形状，その種類と役割，関節の機能，筋の生理的特性と収縮について学ぶ。

3．心筋は骨格筋と同様に横紋構造はしているが，その機能と収縮の違いについて学ぶ。

4．平滑筋は内臓や血管壁に分布し，自律神経の支配を受けているが，この筋と骨格筋の違いについて構造や収縮の面から学ぶ。

筋系（muscular system）には3つのタイプの筋肉がある。

1つ目のタイプとして骨格筋がある。この筋肉は外界からの刺激に応じて収縮する能力をもち，意図的に収縮させることができるので**随意筋（voluntary muscle）**という。2つ目のタイプとして胃，小腸などの消化器，血管などにみられる**平滑筋（smooth muscle）**があり，これは意図的に収縮できないので，**不随意筋（involuntary muscle）**とよぶ。3つ目の筋肉は心臓の特殊な働きをするで**心筋（cardiac muscle）**という。

これらの3つの筋肉の働きによって生命活動が適切に営まれている。筋肉の代表的な働きは体の運動やスポーツをしたり，姿勢を維持したり，体温を一定に保つために収縮することである。ここでは骨格筋に焦点を当ててその構造と機能について述べることにする。

1．骨格筋の形状

骨格筋（skeletal muscle）は筋外膜という結合組織によって束ねられている。外筋周膜（external perimysium），内筋周膜（internal perimysium）や筋膜（fascia）という結合組織によって被われている。

骨格筋は多くの場合，関節をまたいで両側の骨に付着する。一部は関節包や皮膚につくものもある（図6－1）。

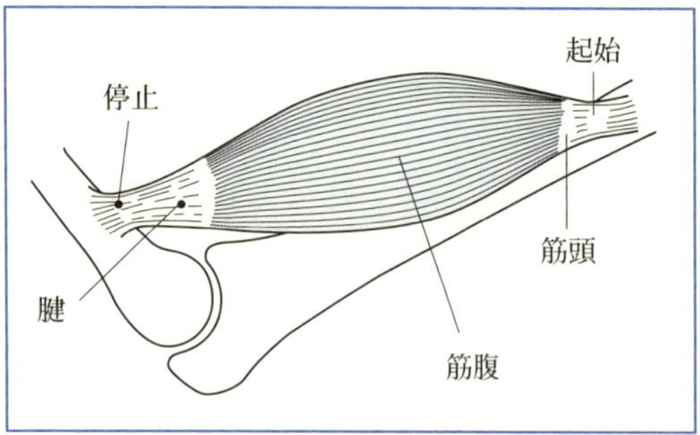

図6－1　筋と腱の付着とその名称

・停止－筋収縮によって動きやすい方………筋尾
・起始－筋収縮によって動きにくい方………筋頭
・腱（tendon）………筋付着の結合組織
・腱鞘（a tendon sheath）………腱を包む二重の膜，手根部や足根部によく発達，少量の滑液を蓄えている。ただし，アキレス腱に腱鞘はない。
・筋紡錘（muscle spindle）は，結合組織被膜の中に数本の筋線維を含み，知覚線推を受けて伸展の感覚を受容する。

2．筋の種類とその役割

重力に反発して引き起こす運動の源は骨格筋の収縮である。骨格筋はその形，付着の仕方によって分類できる。

（1）筋の形や付着の仕方による分類

筋は筋線維の走行方向によって紡錘筋と羽状筋とに分けられる。

1）紡錘筋と羽状筋

・紡錘筋・外観上は紡錘上をしており，筋線維の走行は腱の方向と同じである。

例）ヒラメ筋

・羽状筋・いくつかの種類がある。鳥の羽根のように腱に対してある一定の角度をもって筋線維が走行している。

例）大腿直筋（羽状筋），前脛骨筋，半膜様筋（片羽状筋）

2）多頭筋と多腹筋

筋にはひとつまたは多数の筋頭がある。

例）上腕二頭筋，上腕三頭筋，大腿四頭筋

3）単関節筋と多関節筋

筋はひとつの関節あるいは，複数の関節をまたいで付着している。

・単関節筋……上腕筋，大殿筋，ヒラメ筋

・多関節筋……上腕二頭筋，大腿直筋（体肢の運動にかかわるほとんどの筋）

（2）筋の働き方の役割による分類

1）主働筋，共同筋と拮抗筋

筋の収縮により発揮された力は関節を介して骨に作用し，関節の動きが起こる。

・**主働筋**……目的とする動きに中心的に働く筋をいう。

・**括抗筋**……その時，逆の働きをする筋をいう。

・**共同筋**……主働筋の働きを補助するように働く筋をいう。

例）

肘関節について	屈曲させる場合	伸展させる場合
主働筋	上腕二頭筋	上腕三頭筋
共同筋	腕橈骨筋	特になし
括抗筋	上腕三頭筋	上腕二頭筋

また，骨格筋はその働きによって，

2）屈筋と伸筋，

3）内転筋と外転節，

4）回内筋と回外筋，

5）内旋筋と外旋筋，

などに分類できる。

3．筋と関節の構造の仕組みと働き

（1）関節とその働き

すべての身体活動は，筋肉の収縮によって引き起こされる。筋肉の収縮により発生した力は骨に伝えられ，両方の骨の位置関係が変わることにより身体活動が生じる。

1）運動とてこの作用

・運動のスピードを増す。つまり，「外部に発揮される力は筋の収縮より小さくなるが，運動のスピードが大きくなるのに役立つ機構」になっている。

・力の方向を変える。すなわち，「滑車」の働きをしている。

4．骨格筋の収縮

（1）骨格筋の収縮様式

筋収縮の分類（その1）

- 静的収縮（static contraction）
- 動的収縮（dynamic contraction）

（いずれも muscle contraction）

○短縮性収縮（concentric contraction）

筋が長さを短くしながら収縮する。

○伸張性収縮（exccentric contraction）

筋が収縮しながらその長さが引き伸ばされる。

○等速性収縮（isokinetic contraction）

筋の収縮速度が一定状態で収縮する。

筋収縮の分類（その2）

- 等尺性収縮（isometric contraction）

  筋がその長さを変えないで収縮する。例えば，姿勢を保つ運動，女子の懸垂テストなどの運動がある。

- 等張性収縮（isotonic contraction）

  筋がその長さを変えながら収縮する。例えば，歩くなど多くの筋運動，男子の懸垂テストの運動がある。

（2）縮の基本型

1）攣縮（れんしゅく）（twitch）

骨格筋に1回だけごく短い電気刺激を加えると，刺激後ごく短い時間（潜時，latency）をおいてから筋の収縮が始まる。このような型の収縮を攣縮（twitch）という。例えば腱反射，心拍動などがある。

2）強縮（tetanus）

刺激によるひとつの攣縮（twitch）が終わらないうちに次の刺激が加わると，先行するtwitchに次のtwitchが加重されていき，その結果，より大きい収縮となる。これを「強縮」という。普通の筋収縮はほとんど強縮である。

強縮が長く続くと筋の収縮力がしだいに減少してくる。これを筋の「疲労」と

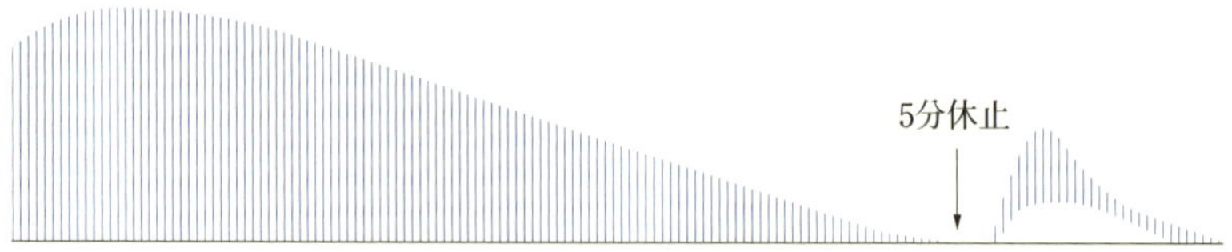

この図の1本1本の縦線は強縮曲線の時間軸を縮めて記録したもの。

図6－2　疲労曲線

資料）山本敏行・鈴木泰三・田崎京二『新しい解剖生理学　改訂第10版』南江堂，1999

表6－1　硬直と解硬のおこる順序

硬直の開始	①呼吸停止 ②酸素供給の停止 ③乳酸の蓄積 ④乳酸蓄積が筋細胞を収縮させる。
解硬の開始	①筋たんぱく質の変性 ②不可逆的変化

いう。図6－2に筋の疲労曲線を示した。

3）拘縮（contracture）

激しい運動をした後にしばらく筋が堅く収縮したままの状態を続けることがある。この収縮を「**拘縮**」という。

4）硬直（rigor）

死後一定の時間が経過すると筋の持続的収縮がおこり，関節が動かなくなる。これを**死硬直（rigor mortis）**という。おこる順序は顔面，体幹，四肢の順でおこり，時間が経つと再び柔らかくなる，これを「**解硬**」という。硬直と解硬の起こる順番を表6－1に示した。

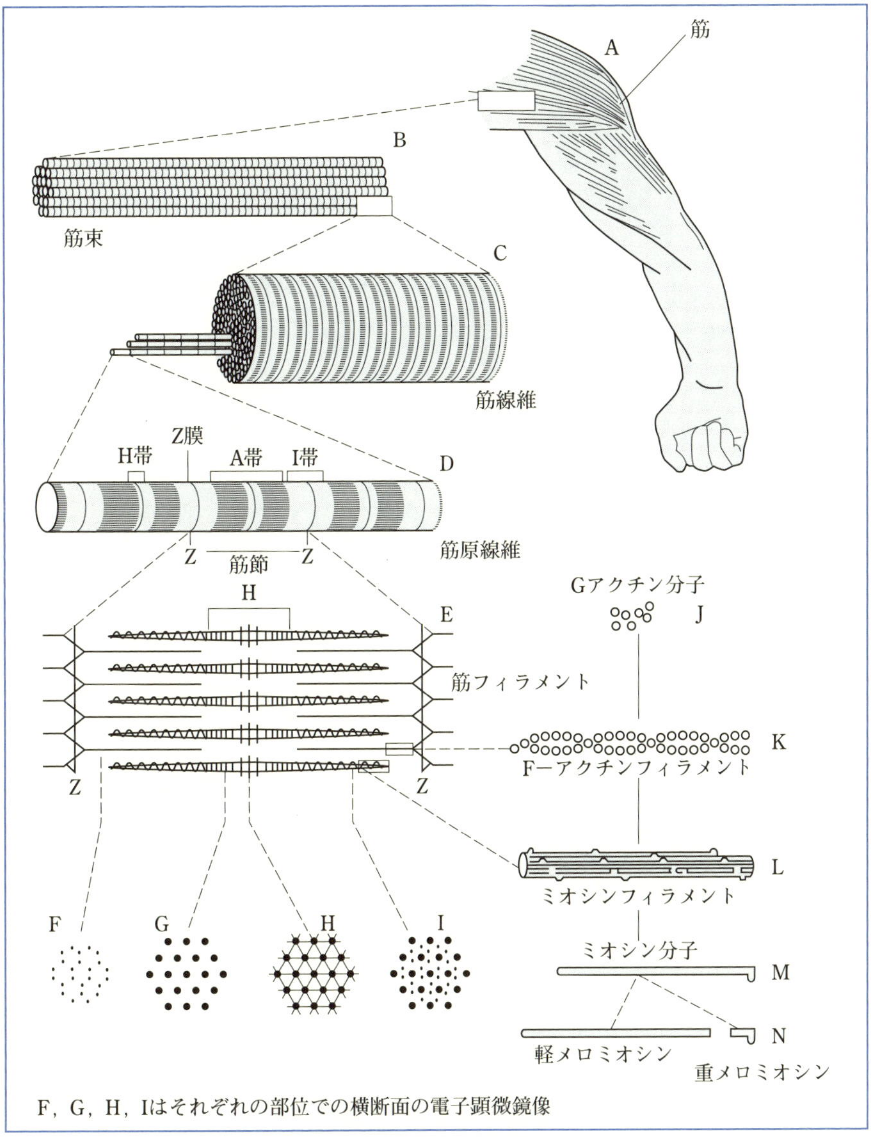

図6－3　骨格筋の構造（BloomとFawcett，1968）

(3) 収縮の分子的機序

1) 筋の微細構造

骨格筋の電子顕微鏡像を図6－3に示した。

筋が収縮するとき，Z膜とZ膜との距離が短くなる。アクチンフィラメント（細い糸状）とミオシンフィラメント（太い糸状）の長さは変わらない。

① ミオシンフィラメント（myosin filaments）

1本当り約200個のミオシン分子からなる。各部はクロスブリッジ（連結橋），蝶番（hinges），頭部（head），軽ミオシン（1ight myosin），重ミオシン（heavy myosin）などの名称がついている。

② アクチンフィラメント（actin filaments）

アクチンフィラメントは，2本のF-アクチンの糸がラセン状に巻いている。2本のトロポミオシン（tropomyosin）というたんぱく質の束が含まれている。F-アクチンのより合った「みぞ」の部分に存在する。

トロポニン（troponin）は，トロポミオシンの束に周期的に付着している。このトロポニンは，カルシウムイオンに対して強い親和性があり，この結合が筋収縮の引き金となる。ミオシンフィラメント，アクチンフィラメント，トロポニン，トロポミオシンの関係を図6－4，6－5に示した。

③ トロポニン－トロポミオシン複合体（troponin-tropomyosin complex）（T－TMC）

純粋なアクチンフィラメントは，通常筋原線維に多く含まれているマグネシウ

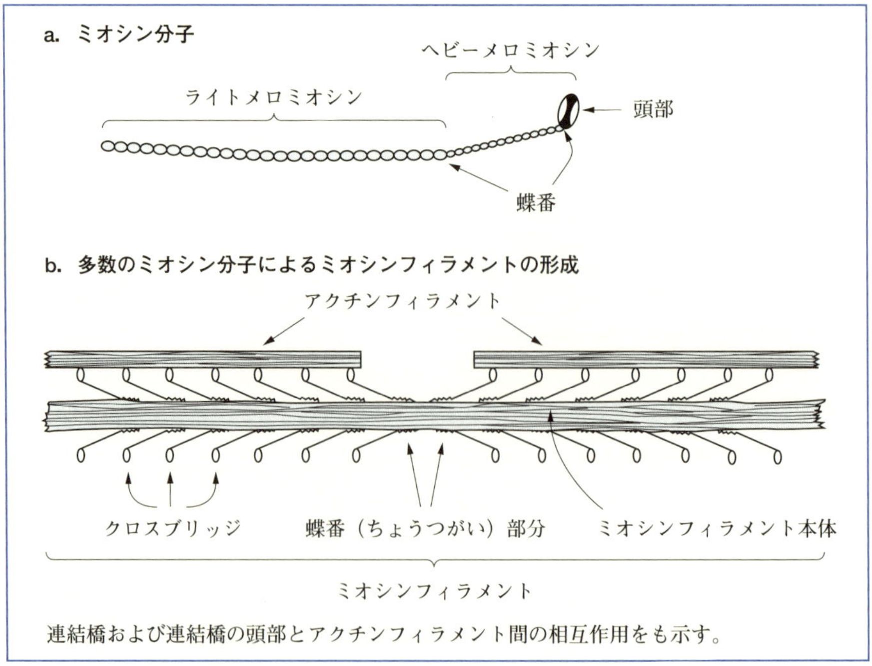

図6－4　ミオシン分子，多数のミオシン分子によるミオシンフィラメントの形成

資料）内薗耕二・入来正躬『ガイトン人体生理学　上』廣川書店，1982

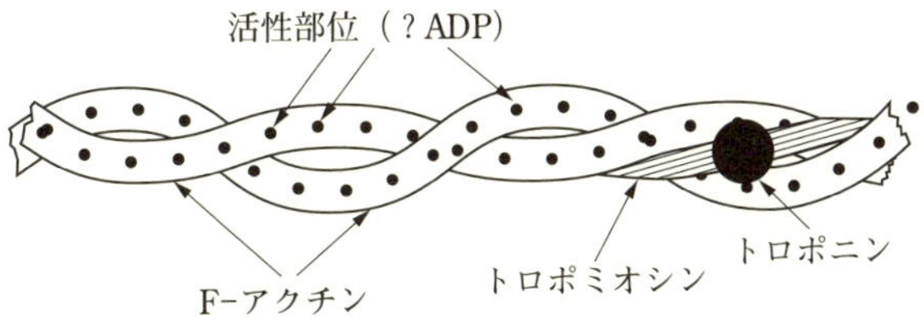

2本のF-アクチンの糸がラセン状に巻いている。トロポニンの2本の糸のうち1本の一部がアクチン糸の間の溝に存在することも示す。トロポミオシン表面にはトロポニン分子がある。

図6－5　アクチンフィラメント
資料）内薗耕二・入来正躬『ガイトン人体生理学　上』廣川書店，1982

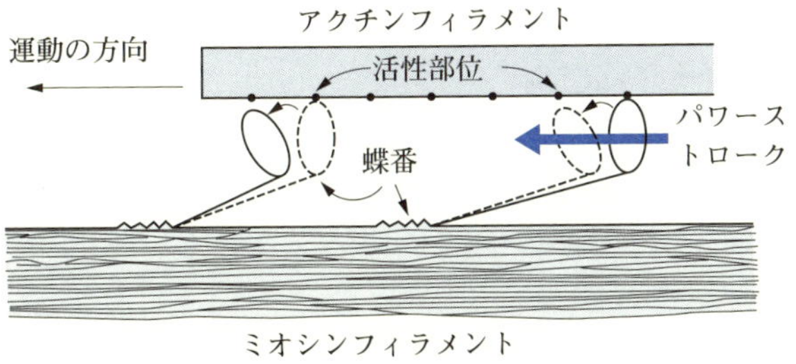

図6－6　筋の収縮のつめ車機構
資料）内薗耕二・入来正躬『ガイトン人体生理学　上』廣川書店，1982

ムイオンとATPの存在下にミオシンフィラメントと強く結合する。**トロポニン-トロポミオシン複合体**が存在するとこの結合はおこらない。

アクチンフィラメント上の正常の活性部位について，弛緩筋は，T-TMCにより抑制されており，活性化していない。トロポニンとカルシウムイオンが結合すると，その結果アクチンの活性部位の抑制がとれて収縮が始まる。

2）滑り説（sliding theory）とつめ車説（ratchet theory）

電子顕微鏡の開発によって筋肉の微細構造が明らかになり，アクチンフィラメントがミオシンフィラメントに対して滑っているようにみえることから滑り説が認められた。生化学的研究によってミオシンフィラメントの連結橋とアクチンフィラメント間の収縮作用からつめ車説という仮説がたてられ，多くの研究者によって支持されている（図6－6）。

3）T-小管系に沿って活動電位の伝播

活動電位は，筋線維の膜とT-小管系に沿って伝わる（図6－7）。

4）筋小胞体槽部からのカルシウムイオンの放出

放出されたCa^{++}は，拡散して筋原線維上のトロポニンと結合し，収縮が開始される。

5）筋形質からCa^{++}除去するカルシウムポンプ

・筋形質中のCa^{++}濃度が高く保たれている間は，収縮が続く。
・カルシウムポンプ（筋小胞体の長軸小管の壁にある）は，完全にCa^{++}を除去する。

6）カルシウムイオンの興奮性

Ca^{++}の濃度は通常10^{-7}モル以下である。T-小管と筋小胞体系の完全な興奮によって多量のカルシウムイオンが放出される。この時のCa^{++}濃度は2×10^{-4}モルである。

（4）筋収縮の開始

興奮-収縮の連関（excitation-contraction coupling）がおこる順番を次に示した。

1）筋肉の活動電位

① 筋線維に活動電位がおこる。

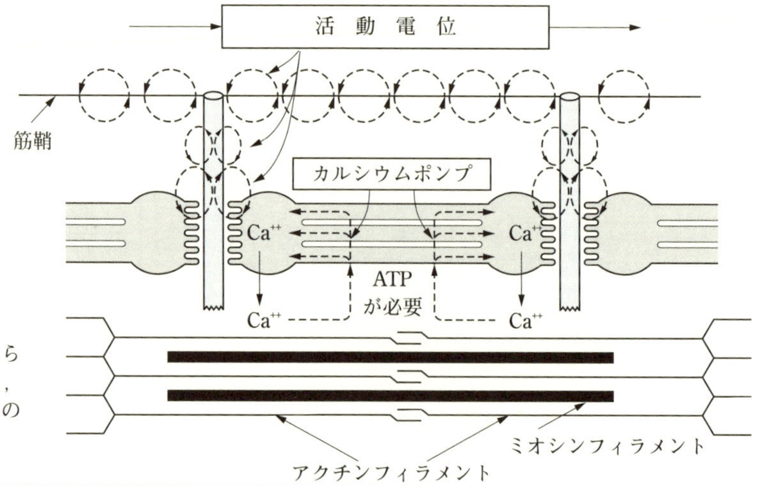

活動電位による筋小胞体からのカルシウムイオン放出と，カルシウムポンプによるその再取り込みを示す。

図6－7　筋の興奮ー収縮連関

資料）内薗耕二・入来正躬『ガイトン人体生理学　上』廣川書店，1982

② 活動電位により筋線維内部へひろがる電流がおこる。

③ これにより筋小胞体からカルシウムイオンが放出される。

④ 収縮の化学的過程が開始される。

2）神経による骨格筋線維の興奮

骨格筋線維は太い運動神経線維（motor neuron）により興奮させられる。運動神経は，神経筋接合部（neuromuscular junction）で筋線維に付着している。

（5）筋の収縮速度に関する特性

骨格筋はその収縮速度によって2つに大別できる。眼筋は**速筋**のひとつでその収縮時間は約1/100秒，腓腸筋も速筋で約1/30秒である。ヒラメ筋は代表的な**遅筋**でその収縮速度は約1/10秒である。図6－8に速筋と遅筋の等尺性収縮の特性データを示した。表6－2に骨格筋の生理学的特性のまとめを示した。

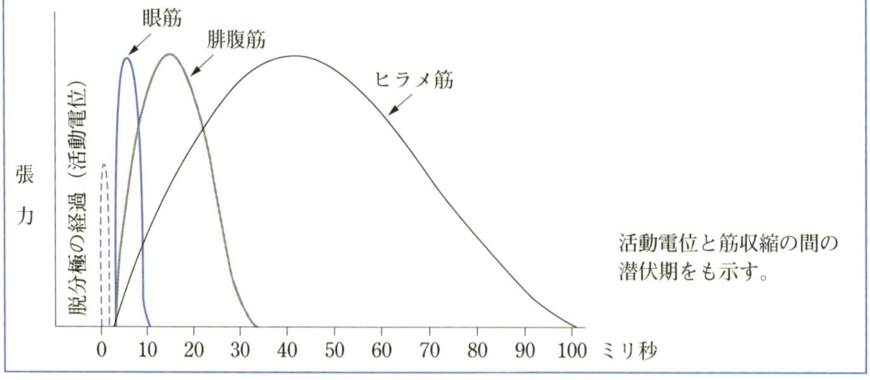

図6－8　哺乳動物の種々の筋肉の等尺性収縮の持続時間

資料）内薗耕二・入来正躬『ガイトン人体生理学　上』廣川書店，1982

表6－2　速筋と遅筋の生理学的特性

特　徴	速　筋	遅　筋
例	腓腹筋	ヒラメ筋
収縮速度	速い（1/30秒）	遅い（1/10秒）
収縮継続時間	短時間	長時間（持続的）
ミオグロビン	少ない	多い
毛細血管	発達していない	発達している
筋小胞体	発達している （Ca^{++}の放出および除去が速い）	発達していない
ミトコンドリア	少ない	多い
色	白い	赤い

5．骨格筋線維とその燃料

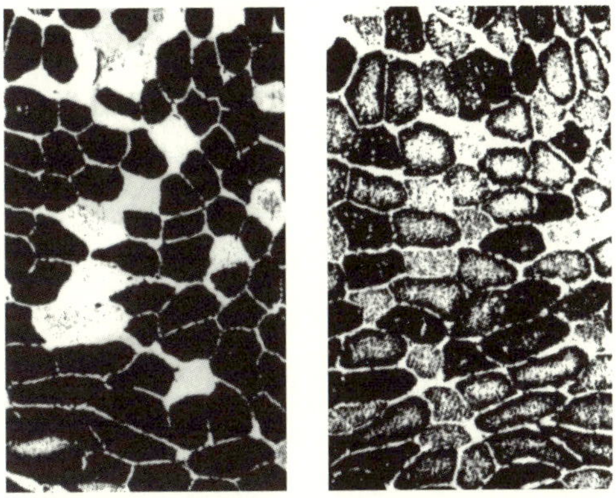

黒色は速筋で，白色は遅筋である。（マイオフィブリラーATPエース活性の組織染色，pH9.3で前処理）

黒色は遅筋と速筋線維（FTa）を含む。淡い色は速筋線維（FTb）である。（NADHダイアフォレース活性の組織染色）

図6－9　ヒトの外側広筋の組織化学的標本（橋本，1984）

資料）橋本 勲『基礎・運動栄養学』（社）日本エアロビックフィットネス協会

骨格筋線維の直接のエネルギー源であるATPを再合成するために使用される燃料は，骨格筋を構成している筋線維（筋細胞）によって異なる。私たちの骨格筋は無数の筋線維から構成されており，それぞれ特性があり大別して2つのタイプに分けることができる。

第1のタイプの筋線維は遅く，第2のタイプの筋線維は速く収縮する性質がある。これらの筋線維はしばしば遅筋（ST），速筋（FT）線維として分類されるが，組織化学的標本を示すと図6－9のようになる。いま述べた分類は一例にすぎず，これまでの研究者によってそれぞれ命名されたものを表6－3に示した。このように，いくつかの分類が存在するのは，それぞれ筋生化学的特性をあらわしているので一概に統一できないのが現状である。

遅筋線維は有酸素的ATP合成能力に優れているが，無酸素的ATP合成能力は低い。速筋線維はさらにFTaとFTb筋線維の2つのサブタイプに分けること

表6－3　骨格筋線維の生化学的特性による分類

骨　格　筋　線　維　skeletal muscle fiber		
遅筋線維 slow twitch fiber（ST）	速筋線維 fast twitch fiber（FT）	
Ⅰ型線維 typeⅠ fiber	Ⅱ型線維 typeⅡ fiber	
遅筋線維 slow twitch fiber（ST）	速筋線維a（速筋a） fast twitch fiber a（FT a）	速筋線維b（速筋b） fast twitch fiber b（FT b）
Ⅰ型線維 typeⅠ fiber	ⅡA型線維 typeⅡA fiber	ⅡB型線維 typeⅡB fiber
SO線維 slow oxydative fiber	FOG線維 fast oxydative glycolytic fiber	FG線維 fast glycolytic fiber

表6－4　生理・生化学的測定値の平均を用いたヒトの骨格筋線維の分類の概略

性　質		骨格筋線維の種類		
		遅筋（ST）	速筋（FTa）	速筋（FTb）
収縮の性質	Ca^{2+}アクトミオシンATPアーゼ（ミリモル/分・ミリグラムミオシン）	0.16	0.48	
	Mg^{2+}アクトミオシンATPアーゼ（ミリモル/分・グラムたんぱく質）	0.30	0.84	
	最高の緊張にいたるまでの時間（ミリ秒）	80	30	
酵素	クレアチン・ホスフォキナーゼ（ミリモル/分・グラムたんぱく質）	13.1	16.6	
	ホスフォフラクトキナーゼ（ミリモル/kg・分，湿重量）	9.4	14.0	20.0
	コハク酸脱水素酵素（ミリモル/kg・分，湿重量）	11.5	9.0	6.5

資料）B.Saltin，1977

ができる。FTaはこの筋の特性である無酸素的代謝能力が高いだけでなく有酸素能力にも優れている。FTbは無酸素的代謝能力は高いが，有酸素能力は低い。

速筋線維は短時間に強力な収縮力を必要とする運動，例えば跳躍（ジャンプ），ウェイトリフティング，陸上競技の短距離走（スプリント），レスリング，ホッケー，ラグビー，バスケットボールなどの試合やゲーム中に素早い動きをするときに使われる。

これに反して，遅筋線維は長時間反復的に筋肉が収縮する持続的運動に適している。例えば，長距離走（フルマラソン，10,000メートル，5,000メートルなど），自転車のロードレース，クロスカントリースキー，遠泳や長距離水泳（1,500メートル競泳など）の運動中に遅筋線維が動員される。私たちの骨格筋の構成をみると内側広筋，大腿直筋，腓腹筋などに代表されるような下肢筋や三角筋，上腕二頭筋などの上腕の骨格筋は約50％の速筋から構成されている。

他方立位のときに使われるヒラメ筋は75～90％が遅筋線維で，上腕三頭筋は60～80％が速筋で構成されている。深背筋や肋間筋は大部分が遅筋線維で構成されているが，これらは例外的で大部分の骨格筋は遅筋と速筋線維がよく混ざってできている。両筋線維があれば有酸素的運動にも無酸素的運動にも対応することができる。表6－4に骨格筋線維の生化学的特性を示した。

6．心筋の収縮

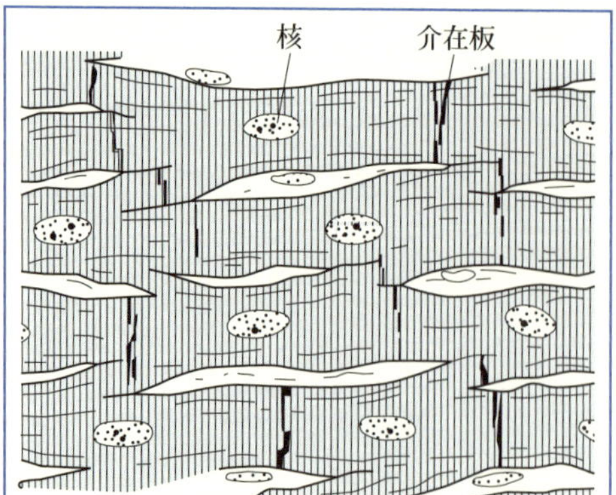

図6－10　心筋組織

資料）山本敏行『図解人体解剖学』共立出版，1972

心筋（cardiac muscle）は心臓の筋肉であるが，骨格筋と同様に横紋構造を示すが，核は心筋細胞の中央部に1個ずつである。

図6－10に示したように細胞は分岐し，細胞間には介在板が存在している。しかし，心筋には細胞間隙が約20Åの狭いギャップ結合が存在し，電気抵抗が低く興奮が伝わりやすくできている。

7．平滑筋の収縮

平滑筋（smooth muscle）は内臓や血管の壁に分布し，自律神経の支配を受けているので骨格筋のように随意に収縮できない。

（1）平滑筋細胞と臓器の構成

・血管，胃，腸，膀胱，尿管，子宮などの内臓諸臓器の筋組織の部分を構成している。
・平滑筋細胞は，横紋筋細胞より小さい。直径：4～8 um，長さ：20～100um。
・アクチンフィラメント（細い）とミオシンフィラメント（太い）の濃度比較。
　アクチン濃度は，横紋筋の約2倍。
　ミオシン濃度は，横紋筋の約1／5程度。
・平滑筋細胞の細胞膜直下に配列する濃密体（dense body）にアクチンフィラメントの束が結合している。

（2）平滑筋の特徴

・横紋がない。
・収縮は緩やかである。
・自律神経系による神経支配である。
・臓器によっては，神経を切断しても自動的に動く。
・興奮の伝達（興奮は細胞から細胞に伝わり，収縮が伝播する）。

（3）収縮の仕組み

平滑筋の収縮によっておこる筋細胞の変化を図6－11に，その収縮メカニズムを図6－12に示した。

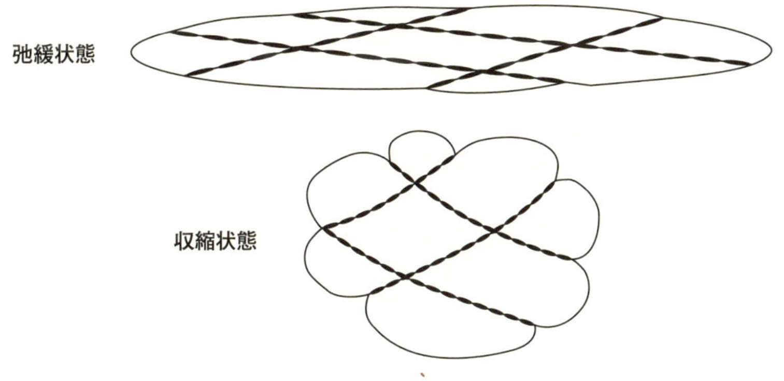

収縮にともない相隣る濃密体（黒点）間の距離が収縮し，濃密体を結ぶ線に沿って細胞膜が陥入する。細胞は全体として長さが減り，幅が増す。

図6－11　平滑筋細胞の収縮にともなう形態変化

資料）山本長三郎・岩間吉也『改訂第3版　標準生理学』金原出版，1991

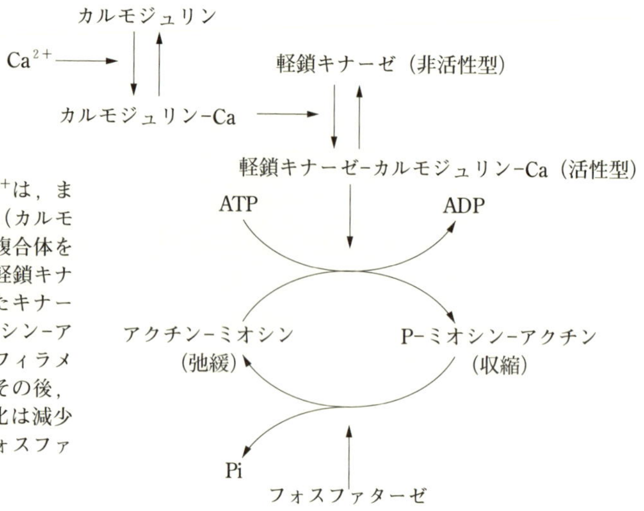

活動電位にともなって細胞内へ流入したCa^{2+}は，まずカルモジュリン（calmodulin）と結合する（カルモジュリン–Ca）。これは非活性のキナーゼと複合体をつくることによってキナーゼを活性化する（軽鎖キナーゼ–カルモジュリン–Ca）。活性型となったキナーゼがミオシン軽鎖をリン酸化すると（P–ミオシン–アクチン），アクチンフィラメントとミオシンフィラメント間に相互作用が起こり，筋は収縮する。その後，Ca^{2+}濃度の低下とともにミオシンのリン酸化は減少する。一方，リン酸化されたミオシンからフォスファターゼによってリン酸（Pi）が除かれる。

図6－12　平滑筋収縮の調節

資料）山本長三郎・岩間吉也『改訂第3版　標準生理学』金原出版，1991

【参考文献】

1）橋本　勲「ジョギングと心臓病」『循環科学』p.9，10：498，1990

2）Hashimoto, Ⅰ., Kudson, M.B., Noble, E.G., Klug, G.A., and Gollnick, P.D. : Exercise - iduced glycogenolysis in sympathectomized rats, Jpn J. Physio1., 32 : pp153 - 160, 1982

3）橋本　勲「脂質代謝と運動」『腎と透析』31（6）：pp33 - 40，1991

4）内薗耕二・入来正躬『ガイトン人体生理学　上』廣川書店，1982

5）山本敏行・鈴木泰三・田崎京二『新しい解剖生理学　改訂第10版』南江堂，1999

6）Saltin, B. and Jansson, E. : Fiber types and metabolic potentials of skeletal muscles in sedentary man and edurance runners, The marathon : physiological, epidemiological, and psychological studies, Annals of the New York of Sciences, 301 : pp3 - 29, 1977

7）Pernnow, B. and Saltin, B. (editors) : Muscle metabolism during exercise, Proceedings of a Karolinska Instutet Symposium held in Stockholm, Sweden, September, pp6 - 9, 1970 (Honorary guest : E. Hohwu Christensen), Plenum Press New York - London, 1971

8）橋本　勲・進藤宗洋　編著『新エスカ21　運動生理学』同文書院，1987

9）山本長三郎・岩間吉也『改訂第3版　標準生理学』金原出版，1991

10）Saltin, B. and Gollick, P.D. : skeletal muscles adaptability : significance for metabolism and performance, Handbook of Physiology - Skeletal muscle, American Physiological Society, pp555 - 831, 1983

…第7章…

神　経　系

<学習のポイント>

1．神経系は、中枢神経と末梢神経とに大きく分けられる。神経系の情報は、末梢の感覚器から末梢神経を介して中枢に伝えられ，判断と命令が中枢でなされ，運動神経への刺激伝達によって筋肉の収縮が行われる。反射機構により姿勢の保持などの制御がなされる。また，自律神経により内臓機能の調節など生体の恒常性（ホメオスターシス）が保たれる。一方，大脳は情動の場であり，行動の情緒的な判断・決定に関わる。

2．ミクロのレベルからみれば，神経系はその最小単位であるニューロンの集合体である。ニューロンは，筋肉，分泌腺，感覚器などに接合し，ニューロン同士でもネットワークシステムを構築している。ニューロン間の伝達は，興奮性伝達化学物質によるシナプス伝達により行われる。最終的には神経の活動電位の変化として，興奮が伝達され筋肉が収縮する。

3．このように神経系の複雑で巧みな働きが行われることにより，円滑な運動がはじめて可能となる。

1．神経系の分類

神経系は**中枢神経系**と**末梢神経系**とに分けられる。末梢神経系では，情報の収集を感覚（知覚）神経が行い中枢に伝え，そこでは情報の分析と判断・命令がなされ，運動の命令は運動神経へ伝えられる。

自律神経は，交感神経系と副交感神経系とが拮抗的に作用し，内臓機能の恒常性（ホメオスターシス）を生み出す。このように神経系は，体内や外界の情報を収集し，分析・判断を行い，運動という行動を起こすとともに，体内の恒常性（ホメオスターシス）を維持する。

中枢神経は，**脳**（前脳，中脳，後脳，延髄）と**脊髄**に大別される。大脳からは，12の脳神経が出ており，大脳皮質は部位によって運動野，体性感覚野，視覚野，聴覚野，味覚野，嗅覚野など，一定の機能が集中している。運動領野には身体各部分の運動の中枢が存在する。

同時に，大脳は情動の場であり，情動により運動の開始や運動強度の変化，中止などの判断と命令が行われる。随意運動と不随意運動とは意志の有無により区別される。小脳では，身体のバランスが制御される。延髄などの脳幹部には，呼吸調節など生命維持のための中枢が多く存在する。

- 中枢神経系
  - 脳
    - 前脳
      - 終脳（大脳皮質，大脳基底核）
      - 間脳（視床，視床下部）
    - 前脳（四丘体，大脳脚）
    - 菱脳
      - 後脳（橋，小脳）
      - 髄脳（延髄）
  - 脊　髄
- 末梢神経系
  - 体性神経系
    - 遠心性………運動神経
    - 求心性………感覚神経（知覚神経ともいう）
  - 自律神経系
    - 遠心性……
      - 交感神経
      - 副交感神経
    - （求心性………内臓の感覚神経）

図7－1　神経系の分類

中枢神経の各部分が出血や梗塞などで障害されると，その部分に対応した器官の運動・機能障害が発生する。この原因としては，食生活のアンバランスを背景とした，高血圧，糖尿病，高脂血症などの生活習慣病が最も多くみられる。

末梢神経は，遠心性の運動神経と求心性の感覚（知覚）神経および自律神経系からなる。末梢神経は，その末端において運動神経は筋肉や分泌腺に，感覚神経は感覚器などに接合している。栄養学上，ビタミンB_1，B_{12}は神経機能の調節に重要な働きを示し，その欠乏は末梢神経の機能障害を生じる（図7－1）。

2．ニューロンの働き

（1）ニューロンの機能

ニューロンは，神経系の最小単位であり，神経系はニューロンの集合体である。ヒトの中枢神経にはおよそ百数十億個のニューロンがあり，神経線維でニューロ

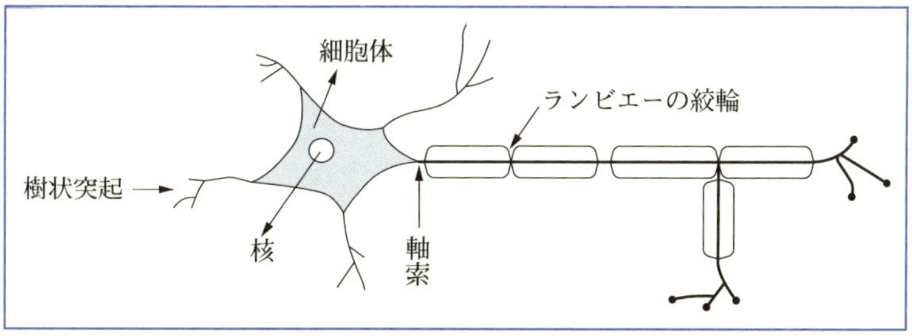

図７－２　運動ニューロンの構成

ン同士や，筋肉，分泌腺，感覚器などに接合している。

ニューロンの主な働きは，神経情報の収集と伝達にある。例えば感覚器などから収集された神経情報は，他のニューロンからの情報とともに統合されて，さらに新しい情報として別のニューロンとして収集される。また，あるニューロンの神経情報は他のニューロンへ伝達され，情報の統合が再度行われる。

このようにニューロンは，複雑で大量の情報の交換と統合を行うことができ，極めて高性能のコンピュータシステムにたとえることもできる。これら膨大なニューロンのネットワーク的な活動が，最終的にヒトの身体や精神の高次活動を生み出すことになる。

(2) ニューロンの構造

ニューロンは中心となる細胞体と，細胞体からの短い枝である樹状突起および，その中の１本の長い軸索から成り立っている。軸索は，**シュワン細胞**に取り囲まれており，シュワン細胞が重なっている部分を**髄鞘**といい，髄鞘を有する神経線維を**有髄線維**，髄鞘の形成がないものを無髄線維という。髄鞘のくびれの部分を**ランビエーの絞輪**という。神経細胞とは，狭義には細胞体のみを，広義にはニューロン全体を指し，軸索は神経線維とよばれる（図７－２）。

神経の活動は電気的興奮による。神経細胞膜の内外に存在するナトリウムイオンおよびカリウムイオンの移動により，ニューロンの興奮が生じる。ニューロンの一部に電気的，機械的，化学的刺激が加わると，静止状態で約－80mVであった電位が，イオンの移動により最大＋35mV程度に脱分極する。この電位の変化が活動電位であり，部分的な電気的な変化は周囲のニューロンにも連鎖的に影響を及ぼしていく。このようにして興奮が伝導されていく。

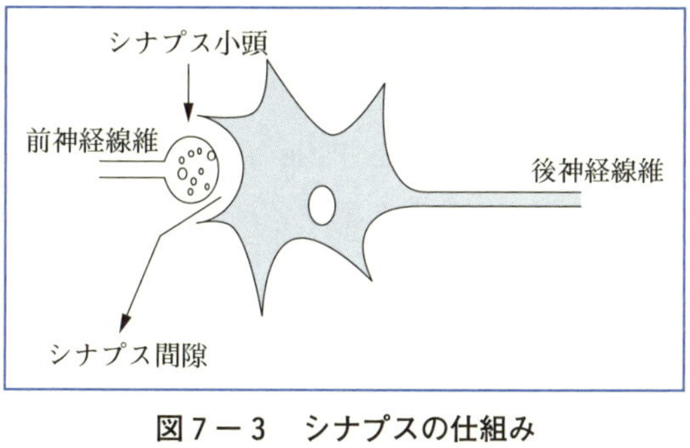

図７－３　シナプスの仕組み

(3) シナプス

ニューロン間の情報伝達がなされる部位を**シナプス**といい，このような情報の伝達様式を**シナプス伝達**という。シナプス前神経線維の末端は，シナプス小頭とよばれる膨らみがあり，後線維のシナプス後部膜と接しており，この間にすきま（**シナプス間隙**）がある。興奮性伝達化学物質がシナプス間隙に放出され，後部膜の透過性が変化して脱分極がおこる。興奮伝達物質には，アセチルコリン，ノルアドレナリン，セロトニン，ドーパミンなどがある。

シナプス電位には，正の興奮性シナプス電位と，負の抑制性シナプス電位とがあり，正と負の信号の組み合わせにより情報が伝達される（図7－3）。

（4）神経筋伝達

神経線維と筋肉との接合部はシナプスの一種の構造を示し，軸索の終末は数多くの枝分かれをして筋肉の終板と接合している。終板電位が一定以上に大きくなると筋肉の細胞膜の脱分極がすすみ，活動電位が発生する。これが筋肉の収縮となり運動を生じることとなる。

3．体性神経と自律神経

ロコモーションとは

生物は，食べ物を採ったり，外敵から逃れたりするために，場所を移動する。これをロコモーション（locomotion）という。ロコモーションは，直接的には運動神経による筋肉の制御により行われるが，視覚，聴覚，嗅覚などの感覚情報がロコモーションの内容を変化させる。

攻撃や避難などの緊急事態のロコモーションでは，とっさに自律神経（主に，交感神経）が働き，循環や呼吸を調節する。

このようにヒトでは，その行動や生活に応じた神経系の設計と働きが準備されている。

（1）体 性 神 経

中枢の指令を末梢の筋肉，分泌腺，内臓平滑筋に伝える遠心性神経を運動神経，末梢の受容器の情報を伝える求心性神経を感覚（知覚）神経といい，両者を併せて体性神経とよぶ。このうち，脳に出入りする神経を脳神経，脊髄に出入りする神経を脊髄神経という。

脳神経は，その多くの神経核を脳幹に持つ12対であり，嗅神経，視神経，動眼神経，滑車神経，三叉神経，外転神経，顔面神経，内耳神経，舌咽神経，迷走神経，副神経，舌下神経に分類される。なお，脳神経の一部には自律神経線維も含まれる。

脊髄神経は出入りする脊椎の部位により，頸神経（8対），胸神経（12），腰神経（5），仙骨神経（5），尾骨神経（1）の合計31対からなる。各脊髄神経は，前根（運動線維）と後根（知覚線維）で形成される混合神経である。

（2）自 律 神 経

自律神経は，交感神経と副交感神経からなり，内臓平滑筋，心筋，分泌腺などに分布する運動線維（遠心線維）である。なお，内臓知覚線維（求心線維）も自律神経系に含むことがある。

自律神経の最上位の中枢は視床下部であり，怒りなどの感情的な影響を受ける。自律神経の役割は，内臓機能の制御であり，これは意識とは関係なく制御される。交感神経系と副交感神経系とがお互いに拮抗的に作用してバランスを維持し，内臓機能の恒常性を生み出す。

表7－1　自律神経系の作用

器官	交感神経	副交感神経
虹彩	瞳孔散大	瞳孔縮小
涙腺	分泌に対する影響は少ない	分泌促進
唾液腺	分泌量減少	分泌量増加
汗腺	分泌を刺激する	影響は少ない
気管系	管腔の拡大	管腔の縮小
心臓	拍動数増加，筋力増大	拍動数減少
末梢血管	収縮し血圧上昇	影響なし
消化管	運動・分泌抑制	運動・分泌促進
生殖器	精管，精嚢，前立腺，子宮筋の収縮と血管収縮	血管拡張と勃起
膀胱	排尿抑制	排尿促進

交感神経の中枢は，第1胸髄から第3腰髄にある。頸部では，汗腺，瞳孔散大筋，涙腺，唾液腺，心臓などに分布し，胸部からは，胃などの消化管，肝臓，腎臓などへ，腹部・骨盤部では，泌尿器や直腸などに分布している。

副交感神経は，中脳，延髄および仙髄から神経線維が出ている。脳神経の中で，動眼神経，顔面神経，舌咽神経，迷走神経，仙骨神経に副交感神経が含まれている。運動時には交感神経活動が活発になる。心血管系の活動は促進され，脈拍数が増加し，血圧が上昇する。この際には，胃や腸管などの消化器系の運動は抑制される。一方，運動の回復期や休息期間には，副交感神経が優位となり，心血管系の活動は抑えられ脈拍は減少し，血圧は低下する。消化器や泌尿器系の活動が活発になる（表7－1）。

4．運動と神経系

（1）随意運動

運動活動は最終的には筋肉の収縮により生じるのであるが，これを命令し制御するのは，中枢神経と末梢神経であり，運動は絶えず神経により複雑に調節されている。自らの意志により開始し，停止する運動が**随意運動**であり，意志によらない運動が**不随意運動**である。

例えば，きれいな花を見て，そこに近づこうとする動作は，花の色や形の視覚的な刺激が感覚の**受容器**である網膜を活動させて，**求心性ニューロン**を経て大脳へ至る。大脳の連合野とよばれる部位を回って，価値観や記憶により，行動が決定し，大脳運動中枢に花のそばへ歩くという命令が伝達される。その命令は**遠心性ニューロン**から脊髄を下降し，**運動ニューロン**へ伝わりいくつかの筋肉が収縮活動して，目的の方向へ歩く。同時に刻々の状況の変化が情報として中枢側へフィードバックされて，目的の達成を可能とするように調節される。これを外的なフィードバックという（図7－4）。

効果器と受容器
身体の運動は，刺激に対して受容器がその情報を受け取り，中枢神経の判断・決定により遠心性ニューロンを介して効果器において反応させる。効果器には骨格筋・平滑筋・心筋などの筋肉と，内分泌腺・唾液腺・汗腺などの腺がある。例えば，花を見たときには視覚刺激が網膜という受容器を活動させ，花を摘むのは運動ニューロンを介して効果器である多数の筋肉が収縮する行動である。

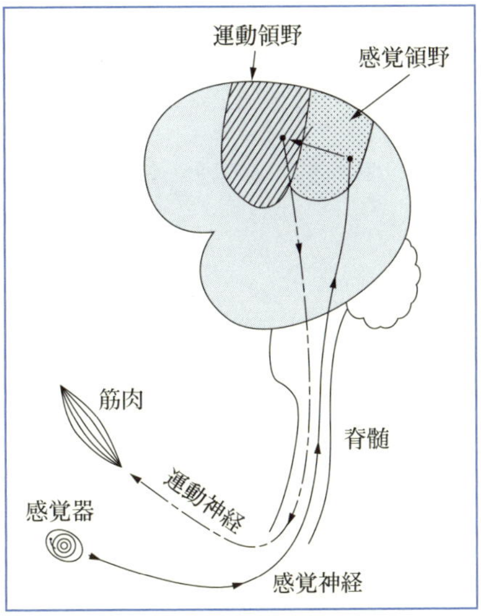

図7－4　運動と神経の関係

（2）反　　射

意志が関与せずに自動的に行われる運動を反射という。反射には体性反射と自律反射の2種類がある。体性反射は，皮膚や筋肉の受容器が刺激され，骨格筋の伸展や屈曲などの不随意運動を生じる。

筋紡錘と腱紡錘は骨格筋に内部に存在する固有の受容器である。末梢の受容器に与えられた刺激は，求心性ニューロンを経て，反射中枢で遠心性ニューロンとの間にシナプスを作り，骨格筋などの**効果器**へ伝わる。この経路を反射弓とよぶ。反射にはその発現の形式から，腱反射などの伸張反射，熱いものに触れたときに手を引っ込めるなどにみられる屈曲反射がある。また，姿勢の保持のための内耳迷

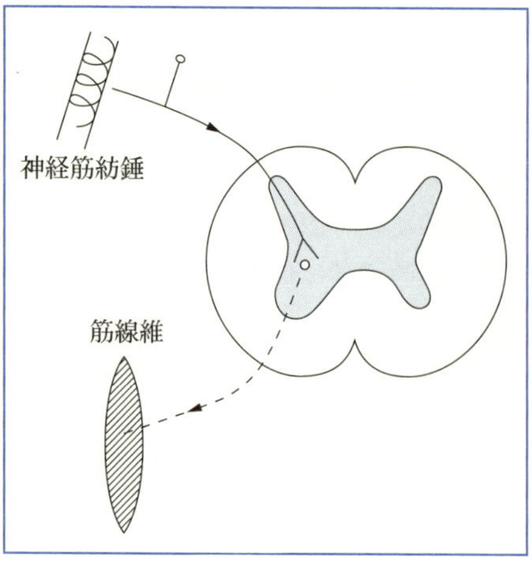

図7－5 シナプス反射

路などの働きによる姿勢反射により体勢の制御が行われている。

例えば，膝蓋骨と頸骨の間の靱帯をハンマーでたたくと，その刺激は感覚神経に伝わり脊髄に至る。脊髄では命令がただちに運動神経へ下され，大腿四頭筋が伸展される（膝蓋腱反射）。

自律反射は，内臓の受容器の刺激により，呼吸筋，血管平滑筋などの運動を生じる（図7－5）。

(3) 運動神経系の機能障害

運動系は，脳，脳幹，脊髄，末梢神経の神経系と筋肉から成り立っている。

これらは，ニューロンによって縦につながる命令系統であるので，どの部位に異常があっても運動の障害をもたらすことになる。

> **若い人に増えている脚気**
> ビタミンB1欠乏による神経症を脚気という。筋肉の痛みや異常な感覚，下肢の知覚低下，腱反射の低下などがみられる。心臓の肥大もみられることがある。
> 最近，若年の男性を中心に脚気が増えているとの報告がある。一定の食品だけしか食べないなど長期間の食事の偏りが原因であり，食生活の見直しが必要である。

異常となる原因は，血管の出血や血栓（塞栓），感染症，代謝異常，変性などさまざまであるが，食生活を中心とした**生活習慣病**が背景になっていることが比較的多い。

大脳皮質に病巣が限局していると，麻痺が反対側の上肢や下肢に麻痺（まひ）が生じる（片麻痺）。脳幹部に障害が起きると，同側脳神経麻痺と体側の片麻痺を生じる（交叉性麻痺）。脊髄に障害があると両側の麻痺が起こる（対麻痺）。重症筋無力症では神経筋接合部の興奮性伝達物質であるアセチルコリンの分解が異常に早いため，伝達が障害される。

多ニューロン調節系では，筋肉の屈伸運動に対して促進的および抑制的に働いて，全体として円滑な運動をしているのであるが，抑制系が障害を受けると過剰運動が生じる。最もよくみられるのは，手足や頭部などが振動する“**振戦**（しんせん）**(tremor)**”である。

小脳の障害では，姿勢の保持が困難となり，随意運動における協調性がなくなるために，運動がぎこちなくなる。

中枢神経や末梢神経の障害の一部では，支配している筋肉の硬直や痙攣（けいれん），痙縮（けいしゅく）などの緊張状態の異常をもたらすことがある。

【参考文献】
1) 竹中敏文・楠豊和『解剖生理学』培風館，1998
2) 藤田恒夫『入門人体解剖学』南江堂，1988
3) 浅野勝己・菊池和夫『運動生理学概論』杏林書院，2002
4) 真島英信『生理学』文光堂，1980
5) 山本泰行・鈴木泰三・田崎京二『新しい解剖生理学』南江堂，1995
6) 中野昭一・吉岡利忠・田中越郎『図解生理学』医学書院，2000
7) 二唐東朔『人体機能学』広川書店，1992
8) 久木野憲司・穐吉敏男『解剖生理学』金原出版，2002

…第8章…

ホルモン

<学習のポイント>

1．ホルモンは内分泌腺で産生される化学物質であり，分子構造の違いから，ステロイドホルモン，ペプチドホルモンおよびアミノ酸誘導体に分類することができる。
2．ホルモンの生理作用は，ペプチドホルモン，カテコールアミンのように細胞膜受容体によるものと，ステロイドホルモンのように細胞内受容体によるものに大別することができる。
3．多くのホルモンは視床下部の働きによって分泌が調節されており，ネガティブフィードバック機構によるものが多い。
4．運動時には，身体の恒常性を維持するために，さまざまなホルモンが分泌され，エネルギー基質の供給，血圧および体内水分の調節がなされる。
5．最大酸素摂取量の40～60％を越える運動強度で，強度の増加に伴い分泌量が増加するホルモンが多い。
6．カテコールアミン，グルカゴン，コルチゾール，成長ホルモンは運動中に利用の高まる血中グルコース濃度および血中遊離脂肪酸濃度を維持するために重要な働きを担っている。
7．持久的運動の継続は，脂肪細胞へのインスリンの感受性を増加させ耐糖能の改善に効果がみられる。

1. 内分泌系とホルモン

(1) 内分泌器官とホルモンの働き

内分泌(enodocrine)の概念は,もとは1904年にBaylissとStarlinが提唱したことに端を発しているが,化学物質が分泌細胞から血液中に放出される現象を意味し,膵臓や唾液腺といった導管を介して放出される外分泌(exocrine)とは区別されている。この化学物質はギリシャ語の覚醒素(かくせい)という意味で**ホルモン**(hormone)と名づけられ,以後使われるようになった。

ホルモンは細胞を調節する役割を担っており大多数のホルモンは以下のような特性をもつ。

① 内分泌腺で産生された化学物質である。
② 血液を介して運搬される。
③ 標的細胞に特有の作用をもたらす。
④ 極めて低濃度で作用が発現する。

傍分泌(paracrine)
傍分泌は分泌した細胞が,ただちに近接した細胞に作用を及ぼす現象であり,シグナル放出細胞と標的細胞が近接している情報伝達機構。

しかし,最近では内分泌腺のほかに脳,自律神経系や胃,小腸のような消化器,心臓や肺のような呼吸循環器,腎臓のような泌尿器などの多くの器官からもいろいろな内分泌物質が分泌されることが知られている。また**傍分泌**(ぼうぶんぴつ)(paracrine)とよばれ局所的な効果を得るために近くの細胞で働くホルモンもある。

主要な内分泌腺を示した(図8－1)。

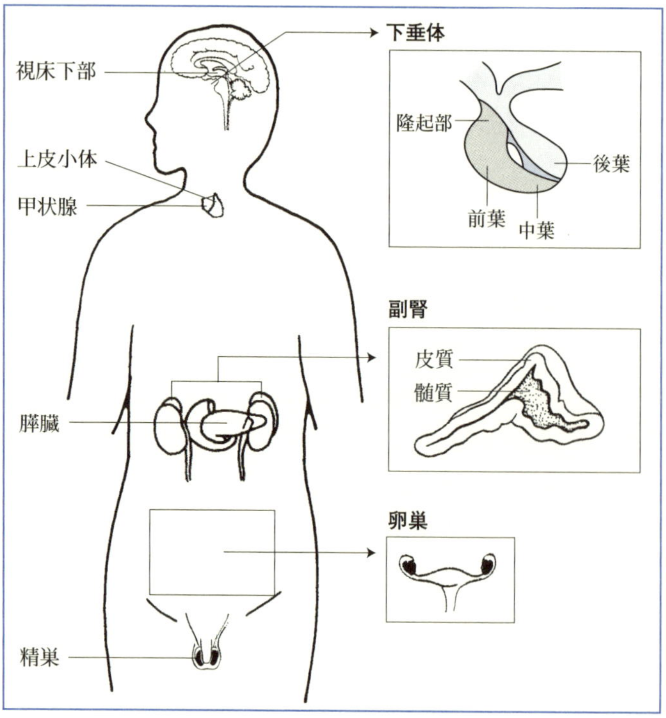

図8－1 主な内分泌腺

また,主なホルモンとその生理作用を示した(表8－1)。

(2) ホルモンの分類

1) ステロイドホルモン

ステロイド(steroid)はチクロペンタノ－パーヒドロフェナントレン核を基本構造にもっており,**コレステロール**の誘導体であって,**副腎皮質ホルモン**,性腺ホルモンなどがある。

これらのホルモンは疎水性であり,アルブミンなどの種々の血漿(けっしょう)たんぱくと結合して血液中に運搬される。

そのため血液中での半減期が比較的長く,ホルモンの影響がペプチドホルモンより長く継続される(図8－2)。

表8－1　内分泌器官とホルモン作用

内分泌腺	ホルモン名	化学物質	主な作用
視床下部	成長ホルモン放出促進ホルモン（GRH） 成長ホルモン放出抑制ホルモン（GIH）ソマトスタチン プロラクチン放出ホルモン（PRH） プロラクチン抑制ホルモン（PIH） 甲状腺刺激ホルモン放出ホルモン（TRH） 副腎皮質刺激ホルモン放出ホルモン（CRH） 性腺刺激ホルモン放出ホルモン（GnRH） メラニン細胞刺激ホルモン放出ホルモン（MRH） メラニン細胞刺激ホルモン抑制ホルモン（MIH）	ペプチド ペプチド ペプチド ペプチド ペプチド ペプチド	成長ホルモンの分泌促進 成長ホルモンの分泌抑制 プロラクチンの分泌促進 プロラクチンの分泌抑制 甲状腺刺激ホルモン分泌促進 副腎皮質刺激ホルモン分泌促進 性腺刺激ホルモンの分泌促進 メラニン細胞刺激ホルモンの分泌促進 メラニン細胞刺激ホルモンの分泌抑制
下垂体前葉	甲状腺刺激ホルモン（TSH） 副腎皮質刺激ホルモン（ACTH） 成長ホルモン（GH） 卵胞刺激ホルモン（FSH） 黄体形成ホルモン（LH） 黄体刺激ホルモン 乳腺刺激ホルモン（プロラクチン：PRL）	たんぱく質 ペプチド ペプチド たんぱく質 たんぱく質 ペプチド	甲状腺ホルモンの分泌促進 副腎皮質ホルモンの分泌促進 成長の促進 卵胞の成熟促進，精子形成促進 FSHと共働し卵胞を成熟させ．排卵を誘発する 黄体形成の促進 成熟乳腺に作用し乳汁の分泌促進
下垂体中葉	メラニン細胞刺激ホルモン（MSH）	ペプチド	色素細胞の拡散
下垂体後葉	バソプレッシン（VP/AVP）	ペプチド	尿細管における水の再吸収促進
	オキシトシン（OXT）	ペプチド	乳汁の排出（射乳），子宮の収縮
甲状腺	チロキシン（T_4） トリヨードチロニン（T_3） カルシトニン	アミノ酸 アミノ酸 ペプチド	基礎代謝の亢進，骨格筋や腎臓・肝臓におけるたんぱく合成の増加，糖代謝や脂肪代謝の促進，骨組織での代謝促進，造血機能の促進 血液中のカルシウムイオン濃度低下
上皮小体 (副甲状腺)	パラトルモン（PTH）	ペプチド	血液中のカルシウムイオン濃度上昇，尿中へのリン酸排出の促進，尿細管でのカルシウムの再吸収促進
副腎皮質	グルココルチコイド コルチゾール（ヒドロコルチゾン）	ステロイド	肝臓におけるたんぱく質代謝を亢進し血中への糖動員を促進する（血糖上昇作用），抗炎症作用，赤血球や血小板の増加，リンパ球の減少，利尿の促進，カテコールアミンやグルカゴンの作用に対して許容効果をもつ
	ミネラルコルチコイド アルドステロン	ステロイド	尿細管におけるナトリウムイオンの再吸収促進，体液中の塩類平衡維持（細胞外液量の保持）
副腎髄質	アドレナリン（A）	アミン	心筋収縮力の高進，心拍数の増加，血糖上昇作用(肝臓や筋におけるグリコーゲン分解の促進)平滑筋の弛緩，脂肪細胞における脂肪分解促進
	ノルアドレナリン（NA）	アミン	末梢抵抗の増加による血圧上昇，血糖上昇（アドレナリンに比べその作用は小さい），脂肪細胞における脂肪分解を促進
膵臓ランゲルハンス島	α細胞　グルカゴン	ペプチド	肝臓においてグリコーゲンやたんぱく・脂肪の分解を促進
	β細胞　インスリン	ペプチド	骨格筋や心筋，脂肪細胞において糖の取り込みを促進
精　巣	テストステロン	ステロイド	男性二次性徴の発現，たんぱく質同化作用，発育促進
卵　巣	エストロゲン	ステロイド	女性二次性徴の発現
	プロゲステロン	ステロイド	月経周期
腎　臓	レニン	(プロテアーゼ)	アンジオテンシンⅠの産生，血圧調節
心　臓	心房性ナトリウム利尿ペプチド	ペプチド	血管平滑筋の弛緩、血圧降下，血中アルドステロンの低下，レニン分泌の阻害

資料）中野昭一郎編『スポーツ医科学』杏林書院，p.116，1999を著者一部加筆

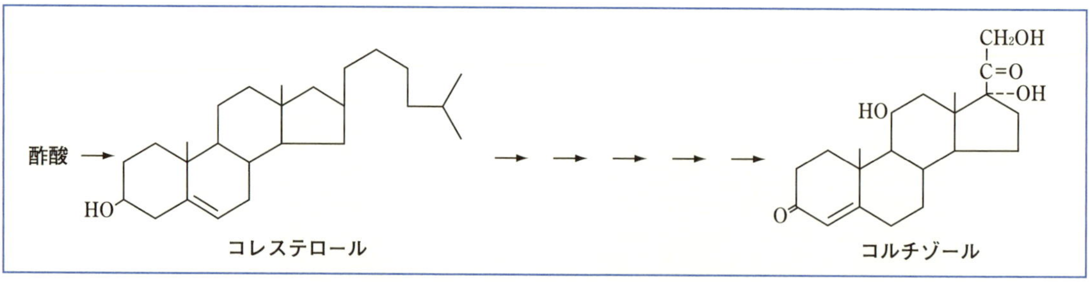

図8－2　副腎皮質ホルモンの合成

2）ペプチドホルモン

ペプチド（peptide）はアミノ酸どうしのペプチド結合（−C（=O）−NH−）が基本構造になる。体内ホルモンの最大グループであり，大きさも非常に多様である。

3個のアミノ酸から構成されている**視床下部**の甲状腺刺激ホルモン放出ホルモン（TRH）から，約200個のアミノ酸からなる下垂体前葉の**成長ホルモン（GH）**などがある。ペプチドは，視床下部や**下垂体**から分泌されるホルモン，膵臓ランゲルハンス島ホルモンなど多種あり，その分子量によりたんぱく質と同定されたホルモンまでを含んでいる。

3）アミノ酸誘導体

アミノ酸誘導体でチロシン誘導体のカテコールアミン，2つのヨード化されたチロシン残基が結合した甲状腺ホルモンがある。

カテコールアミン（cate−cholamine）は**アドレナリン（adrenalin：A）**，**ノルアドレナリン（noradrenalin：NA）**，**ドーパミン（dopamine）**の3つを総称したものである（図8－3a，b）。

（3）ホルモンの生理作用とその仕組み

ホルモンは，脳からの情報を血液によって生体のすみずみまで運ぶメッセンジ

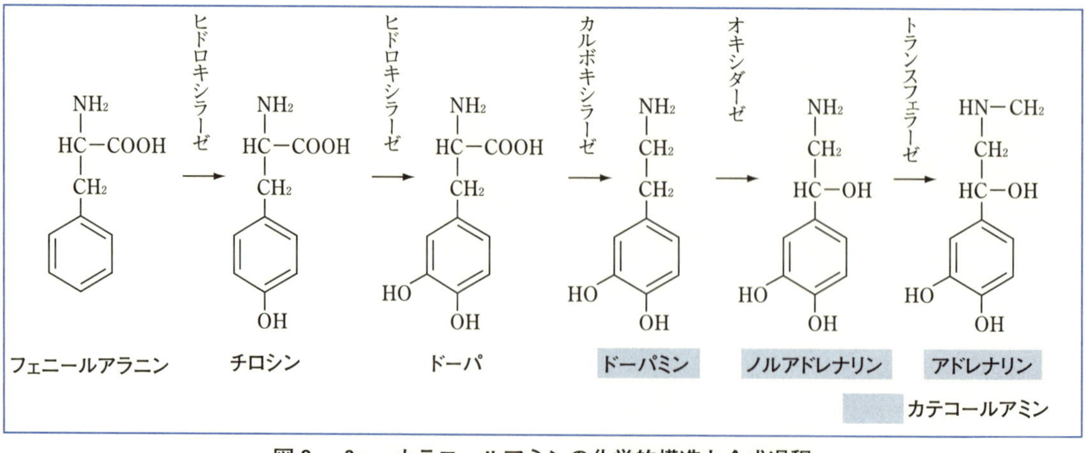

図8－3a　カテコールアミンの化学的構造と合成過程

資料）真島英信『生理学』文光堂，p.553，1986

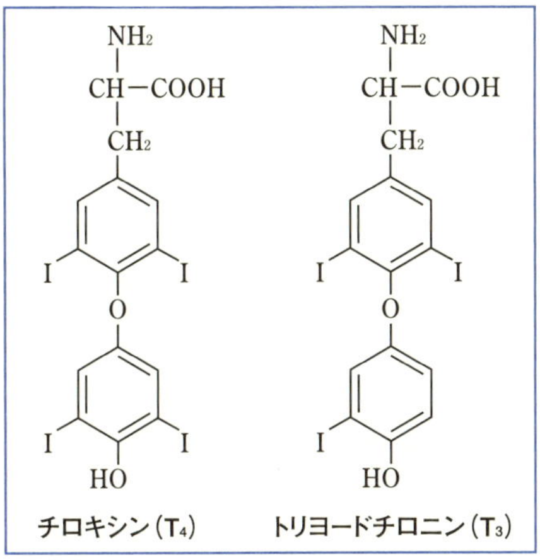

図８－３ｂ　甲状腺ホルモンの構造

ャーであるので，配分先を間違えることなく情報を正確に伝える必要がある。したがって，ホルモンには特定の標的器官があり，その器官特有の生理作用をひき起こすという特性をもっている。

標的器官細胞の膜にそのホルモンに特有の親和性をもつ受容体の存在が認められ，血液で運ばれてきたホルモンはそのホルモン受容体と結合することによって初めてその生理作用が開始され，受容体が鍵穴であればホルモンはそれに合った鍵のような関係である。つまり，ホルモンが刺激するというのは鍵穴に鍵が入ることにたとえることができる。

１）細胞膜受容体による作用

ペプチド，たんぱく，**カテコールアミン系ホルモン**はファーストメッセンジャーとして細胞膜上の受容体に結合すると種々の系によって細胞内情報への変換が行われる。

GTP
guanosine5'- triphosphate たんぱく生合成のエネルギー源として働く。

代表的なものは**Gたんぱく質共役型受容体**（Gたんぱく質とはGTPと結合して細胞情報の伝達器としての役割を果たしているたんぱく質である）の活性化によりアデニル酸シクラーゼの活性化，cAMP（セカンドメッセンジャー）の形成を促進，さらにプロテインキナーゼAの活性化，たんぱくのリン酸化を介して酵素の活性化により作用が発現する。

アデニル酸シクラーゼ
adenylate cyclase

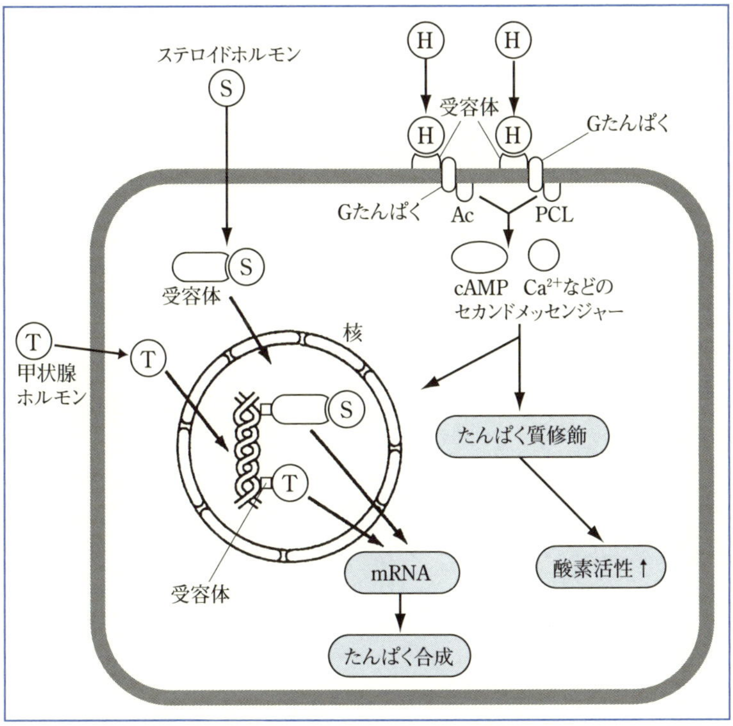

図８－４　ホルモンの作用機序
資料）堀　清記編『TEXT 生理学』南山堂，p.224，1999

また，**イオンチャネル内蔵型受容体**とよばれ，伝達物質が受容体と結合するとホスホリパーゼＣを活性化し，分子形態が変化し，イオンチャネルが開閉し Ca^{2+} の動員，Ca^{2+} 依存性たんぱくの活性化を介して作用を発現するものもある（図８－４）。

また，**インスリン受容体**のような**細胞増殖因子型受容体**もあり，伝達物質が受容体に結合すると受容体自身がチロシン残基を特異的にリン酸化して細胞内に情報を伝達するものもある。

２）細胞内受容体による作用

ステロイドホルモンの受容体は細胞質に存在し，細胞膜

cAMP
セカンドメッセンジャーとして作用する。(adenosin 3', 5'-cyclic monophosphate)

を通過したホルモンは細胞質の受容体と結合した後，核膜を通過して染色体の特定部位に結合してDNAからmRNAへの転写活性を促進し，mRNAの情報に基づいてたんぱく質合成が行われて作用が発現する。また**甲状腺ホルモン**の受容体は核にあるり，甲状腺ホルモンがこの受容体と結合するとステロイドホルモンと同様な機構で作用が発現する（図８－４）。

（4）ホルモン分泌調節

個体が内外環境に適応して恒常性を維持していくためには内分泌系がホルモン分泌動態を常に調節することが必要である。これは基本的に**ネガティブフィードバック機構**とよばれている。

特定の血中基質濃度が設定値からずれたときに，これを調節するホルモン産生細胞に基質濃度の変化により，その分泌量が調節される基本型とよばれるものである。例えば，血中グルコース濃度が上昇すると膵臓ランゲルハンス島のβ細胞から**インスリン**の分泌が増加する。

インスリンは筋のグルコース利用を高め，細胞膜の糖浸透性を高めることで血糖値が低下してインスリン分泌も低下する（図８－５ａ）。

もうひとつの調整は，階層支配型とよばれるものであり，ひとつの分泌支配構造の上位にさらに別の支配構造が重なったもので，その分泌調節能力には柔軟性がみられる。つまり上位の支配構造から下位の支配構造に情報が伝達される際に情報量の増幅や，情報内容の変換が可能だからである。

例として，運動時の**副腎皮質ホルモン（コルチゾール）**の分泌調節を示す。脳の運動中枢からのインパルスの増大は脳と連結した視床下部を刺激して副腎皮質刺激ホルモン放出因子（CRH）を放出し，それは脳下垂体前葉を刺激して**副腎皮質刺激ホルモン（ACTH）**を血中に分泌する。

したがって，ACTHの分泌は運動中枢からのインパルスの増大による。そしてさらに，血中ACTHの上昇は，副腎皮質を刺激してコルチゾールを血中に分泌す

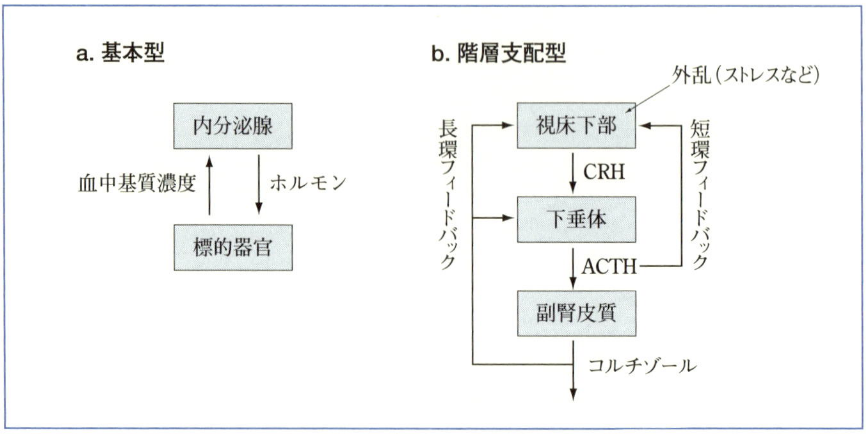

図８－５　ホルモンの分泌調節

資料）堀　清記編『TEXT生理学』南山堂，p.223，1999

る。したがって，コルチゾールの分泌は，運動中枢からのインパルスACTHの分泌量によって調節されている。

しかし，血中のコルチゾールの上昇は，視床下部や下垂体前葉を刺激して，CRHの放出やACTHの分泌をそれぞれ抑制し，血中のACTHの量を減少して副腎からのコルチゾールの分泌を抑えて，その血中の量を低下させる（図８－５ｂ）。

2．運動におけるホルモンの働き

（1）運動時の内分泌応答

運動時には，活動筋群のエネルギー利用が増加し，激しくなると筋の酸素消費量はさらに増大する。そのために自律神経系と内分泌系は，このような需要量の増大に対応し，一時的に体内の恒常性を乱す，一種のストレスとして運動をとらえ，身体の恒常性を維持するために働く。そのためホルモンが分泌され，生体の応答が行われる。

このような運動中の生体応答は，意識しなくとも自動的な身体の緊急応答としていわゆるストレス反応系により調節される。一般的に反応性が速く，作用も一過性である交感神経－副腎髄質系の興奮で応答する。これらの情報伝達を媒介するホルモンであるカテコールアミンは交感神経からはノルアドレナリンが，また副腎髄質からは主にアドレナリンが分泌され，肝臓や脂肪組織からのエネルギー基質の動員と活動筋のエネルギー利用を促進する。

一方，内分泌系の統合中枢であり自律神経系をも支配する間脳の視床下部－下垂体－副腎皮質系の興奮を高め，副腎皮質刺激ホルモン（ACTH）やコルチゾール，バソプレッシン（VP），あるいは成長ホルモン（GH）をはじめとする種々のホルモンの合成・分泌を介して，糖・脂質代謝の促進や体液平衡を維持，あるいはストレス耐性の強化などに働く。これら２つのシステムは，繰り返しの運動刺激に対して徐々に応答性を変えることにより，さまざまな運動時における代謝に適応を生むものと考えられている。

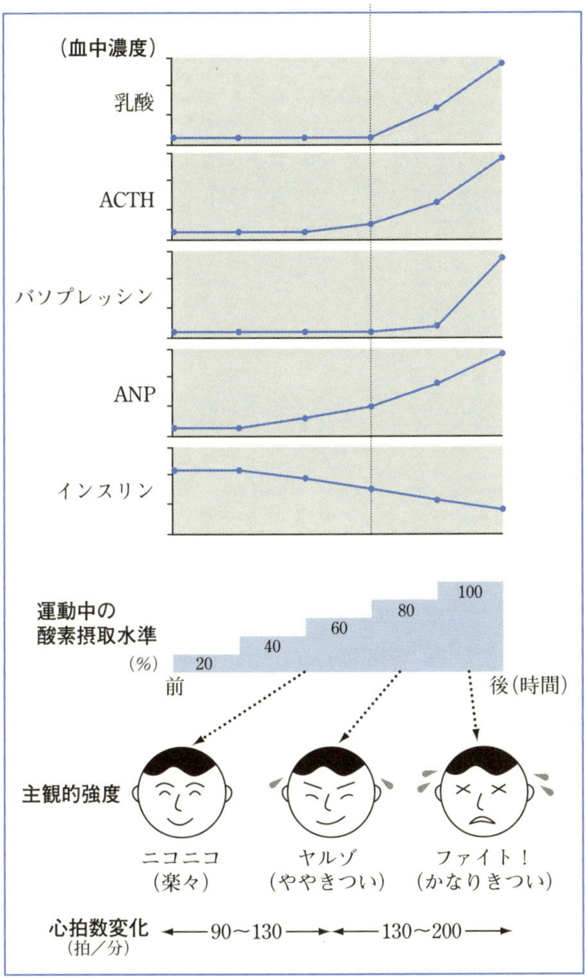

図８－６　各種運動強度に対する血中ホルモン分泌

資料）宮村実晴『最新運動生理学』真興交易医書出版部，p.305，1996

また，筋運動時に生じる機械的刺激，熱，あるいは筋肉に増加する化学物質である代謝産物，乳酸，水素イオン，カリウムイオン，プロスタグランディンなどが，筋内の知覚神経を興奮させ，反射的に視床下部や自律神経系を刺激することも考えられる。

(2) 運動強度とホルモン分泌

一般的にホルモンは，**最大酸素摂取量（$\dot{V}O_2max$）**の40～60％に相当するいわゆる**乳酸性作業閾値（lactate threshold：LT）**付近まではほとんど分泌されず，それを越えると強度の増加に伴い急増する。一方，心臓から分泌される**心房性Na利尿ペプチド（ANP）**は，これらのホルモンと異なり，40％$\dot{V}O_2max$以下の軽強度でも分泌され，強度に依存して直線的に増加する。

詳細は次節に記した。運動強度における主なホルモンの分泌を示した（図8－6）。

3. 運動におけるホルモンの作用

(1) カテコールアミン

心臓，肝臓，膵臓など多くの効果器を支配するノルアドレナリンの大部分は交感神経の終末から分泌される**神経伝達物質**であり，一部，循環血中に放出されるホルモンでもある。

運動によってこれらの臓器（器官）の交感神経活動が亢進すると，心拍出量の増加や血流の再配分などが生じ，活動筋に，より多くの血流が確保されるなど，運動遂行に適した状態がもたらされる。

副腎髄質から循環血中に分泌されるカテコールアミンの80％はアドレナリンで運動中に放出されるアドレナリンの由来は副腎髄質にほぼ限定される。運動の開始により視床下部が刺激され交感神経系の活動が亢進する。その作用を受けて副腎髄質ホルモンであるアドレナリンは**肝グリコーゲン分解**を促し，血糖の上昇をはかる。

骨格筋では**筋グリコーゲン分解**と解糖が促進され，同時に肝臓における糖新生系が亢進する。脂肪組織においても脂肪分解を亢進させる結果，**血中遊離脂肪酸**が上昇する。つまり運動を遂行するために必然的に高まるエネルギー需要に対して代謝を亢進させることがアドレナリンの生理的意義のひとつである。

アドレナリンとノルアドレナリンの相対的効果の比較を示した（表8－2）。

30％$\dot{V}O_2max$のきわめて緩やかな運動強度で，8分間運動から等間隔で段階的に運動強度を強め，時間を延長すると，交感神

表8－2　アドレナリンとノルアドレナリンの相対的効果の比較（静脈注射した場合）

指　標	アドレナリン	ノルアドレナリン
心拍出量	増大	減少（反射性徐脈による）
末梢循環抵抗	減少	増大
血圧上昇	±	＋＋＋＋
遊離脂肪酸放出	＋＋＋	＋＋＋＋
中枢神経系の刺激	＋＋＋＋	＋＋＋＋
熱産生増大	＋＋＋＋	＋＋＋＋
グリコーゲン分解	＋＋＋＋	＋

資料）堀　清記編『TEXT生理学』南山堂，p.250，1999

経系からのカテコールアミンの分泌は徐々に増大し，その後，急速な増大を示す。しかし，副腎髄質からのカテコールアミンの分泌の増大は，60％$\dot{V}o_2max$の運動強度から開始される（図８－７）。

また，トレーニングを積むと，内分泌応答の変化がみられ，同一運動強度に対し，血中カテコールアミンの上昇は小さくなり，交感神経－副腎髄質系の適応がみられる。

（２）インスリン

１）インスリンとグルコース

インスリンは膵臓から分泌されるポリペプチドホルモンである。血中にグルコースを動員し，血中濃度を高めるように作用するホルモンはいくつもあるが，グルコースの血中濃度を下げる働きのホルモンはインスリンしかみられない。グルコースは生体における最も基本的なエネルギー源のひとつであり，特に強度の高い運動におけるエネルギーや脳で必要とするエネルギーは，グルコースによってまかなわれている。

生体の機能を十分に発揮するためには，組織の活動状態に応じてグルコースがいつでも速やかに，かつ必要なだけ組織細胞内に供給できるように準備しておかなければならない。このために**血中グルコース濃度**は常に一定になるように調節されている。これは主に自律神経やインスリンなどのホルモンの働きによるものである。

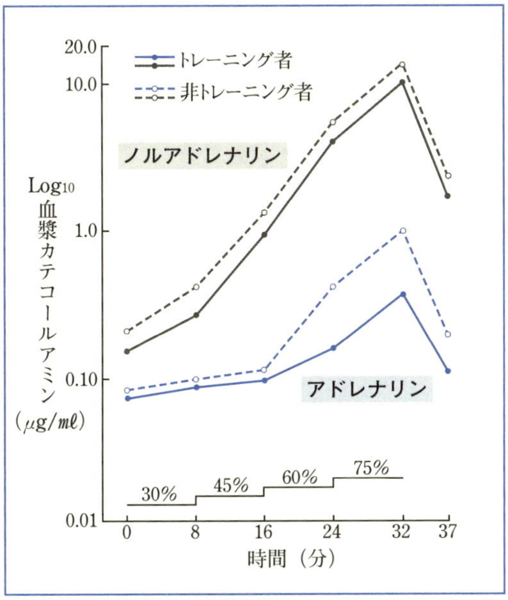

図８－７　段階的運動強度の増加に伴うトレーニング者，非トレーニング者の血中カテコールアミンの変動

資料）Bloom, S. R,. Johnson, R. H., Park, D. M., Rennie, M. J. and Sulaiman, W. R. : Differences in the metalolic and hormonal response to exercise between racing cyclists and untrained individuals. J. Physiol. 258 : 1-18, 1976

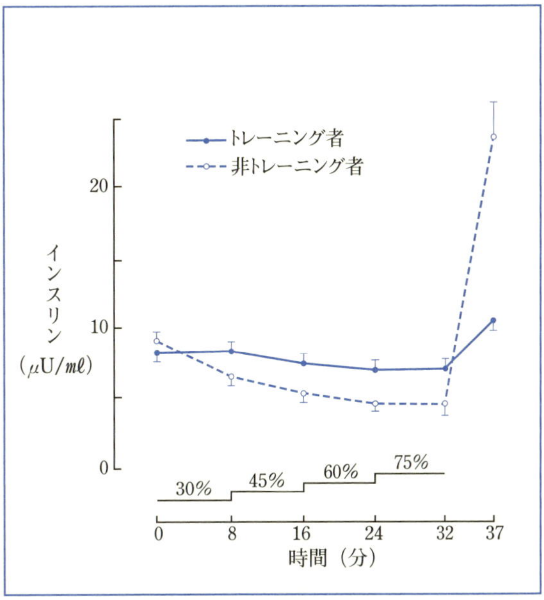

図８－８　段階的運動強度の増加に伴うトレーニング者，非トレーニング者の血中インスリンの変動

資料）『健康運動指導士養成講習会テキストⅠ』健康体力づくり事業財団，p.168，2001

インスリンの分泌を促進する刺激としては，食事などによる血糖の上昇が代表的なものである。分泌されたインスリンは骨格筋，心筋，脂肪組織などへの血糖の取り込みを促進し，その結果血糖が低下する。血糖の低下がさらに進むとインスリン分泌は抑制される。インスリン分泌を促進する因子としては，遊離脂肪酸，ケトン体，ピルビン酸などがある。一方，インスリン分泌を抑制する因子としてはカテコールアミン，ソマトスタチンなどがある。

また運動時には骨格筋への血糖の取り込みが増大し，エネルギー源としての利用が高まる。この時，血糖取り込み作用をもつインスリンの血中濃度が高くなってもよさそうなものである。しかしながら，運動時の血中インスリンレベルは一般的に低下する（図８－６）。これは，運動によってカテコールアミンが膵臓ランゲルハンス島β細胞のカテコールアミンα受容体を刺激し，インスリン分泌を抑制していると考えられる。

また，トレーニング者では段階的に運動強度を強めた運動時のインスリン分泌の順次の減少はきわめて小さい（図８－８）。

さらに非常に激しい運動時$\dot{V}o_2max$ 80～90％では非トレーニング者でもその分泌の減少は小さく，トレーニング者では逆に増大するとの知見もあり，この非常に激しい運動時のインスリン分泌の変動は，カテコールアミンの分泌が増大することによって肝臓からの糖の動員が促進され，血糖が上昇したことによるとされている。

したがって，運動時のインスリン分泌の変動は，主として交感神経系の活動の増加とそれによる血糖の変動とによってそれぞれ抑制，促進がなされた結果である。そして，非常に激しい運動時のトレーニング者の血中インスリンの上昇は，その際に最も糖を必要とする運動筋への糖の供給を増大すると考えられている。

グルコーストランスポーター
グルコーストランスポーターの作用機序については，Lienhardらのモデルにしたがって説明をしたが，現在のところすべてが明らかにされているわけではない。

2）インスリンの細胞への利用とグルコーストランスポーター

グルコースは親水性であるため脂質二重膜である細胞膜をそのままでは通過で

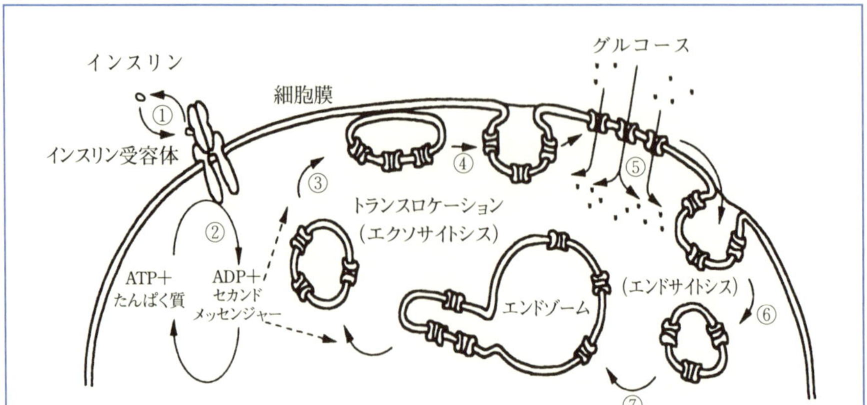

図８－９ インスリンの作用とグルコーストランスポーターの動態
資料）池上晴夫『身体機能の調節性』朝倉書店，p.243，1997

きない。グルコースは**グルコーストランスポーター**とよばれる輸送体を介して，促進拡散的に細胞内に取り込まれるのである。

複数あるサブタイプのうち，骨格筋や脂肪組織に存在するのがグルコーストランスポーター４（GLUT４）である。まずインスリンが細胞膜上の受容体に結合し，チロシンキナーゼを活性化する。次に細胞内にあるATPとたんぱく質からセカンドメッセンジャーを産生する。

さらにGLUT４のプールにそのシグナルが伝達される。次にそれを感知したGLUT４が細胞膜へと移動（トランスロケーション）する。GLUT４は細胞膜と結合し，かつ融合され，この状態になってはじめてグルコースの取り込みが促進され，輸送される。受容体のインスリンレベルが低くなると細胞膜のGLUT４はその後再び細胞内プールへと移動し，エンドゾームと融合してチューブ状の拡張部となる。次のインスリンの刺激によって再び反応を繰り返す（図８－９）。

３）インスリンと持久的運動

持久的運動は細胞組織へのインスリンの感受性を増加させ，耐糖能の改善に効果がある。インスリンに依存しないものとして，トレーニングにより筋肉細胞におけるグルコース輸送体の増加が認められている。

いずれにせよ，持久的トレーニングは**インスリンの受容体**の数の増加や感受性を高め，**グルコース輸送体**の増加や活性化，細胞内でのグルコースを利用する酵素の活性化などが認められており，糖尿病疾患への持久的運動の有用性が示されている。

（３）グルカゴン

グルカゴンは膵臓ランゲルハンス島α細胞から分泌されるポリペプチドホルモンである。主要な分泌刺激は低血糖，カテコールアミンなどである。グルカゴンは，肝臓でのグリコーゲンの分解や糖新生を亢進させることにより血糖を上昇させる作用をもつ。

また，脂肪組織での脂肪分解や肝臓でのケトン体産生もグルカゴンの生理作用である。逆に血中のグルコース，遊離脂肪酸，ケトン体などの濃度が高いとグルカゴンの分泌は低下する。

運動時間が長時間に及ぶと血糖値が徐々に低下してくる。また中等度の運動強度での長時間運動では，運動の前半でグルカゴンの分泌はほとんど変わらない。しかし，運動の後半からグルカゴンの分泌は増大する（図８－10）。

したがって，長時間運動時の運動後半のグルカゴン分泌の増加は血糖が大きく低下したことによる。そして，その分泌の増加による

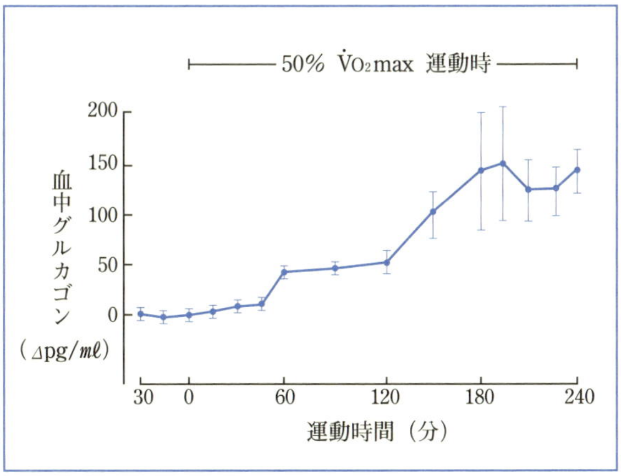

図８－10　長時間運動時の血中グルカゴンの変動

資料）『健康運動指導士養成講習会テキストⅠ』健康体力づくり事業財団，p.171，2001

血中グルカゴンの上昇は肝臓を刺激し，肝臓からの糖の動員を増大して血糖の低下を防ぐ一方，脂肪組織も刺激し，そこからの遊離脂肪酸の動員を増大する。したがって，運動中のカテコールアミンによる代謝的生理作用の補助するものとして，特に長時間の運動で働くと思われる。

持続的トレーニングを積むと，同じ強度の運動を負荷された時のグルカゴン分泌が減少するという点はカテコールアミンやインスリンの場合と同様である。

（4）グルココルチコイド

副腎皮質から分泌される**グルココルチコイド**はステロイドホルモンの一種で，糖質代謝に関係するステロイド（コルチゾール，コルチコステロン，コルチゾン）の総称である。

ヒトではコルチゾールが主に分泌され，その分泌には日内リズムが関係している。体内外からのストレッサー（寒冷，疲労，精神的負荷，運動などさまざまなもの）が視床下部を刺激し，視床下部から副腎皮質刺激ホルモン放出ホルモン（corticotropin–releasing hormon：CRH）が下垂体門脈中に放出され，次いで下垂体前葉から血中に副腎皮質刺激ホルモン（adrenocortico–tropic hormone：ACTH）が放出される。このACTHの刺激により副腎皮質からグルココルチコイドが分泌される。

エネルギー供給に関係する生理作用として，肝臓における糖新生の亢進と骨格筋などでの血糖取り込み抑制とによる血糖上昇作用，糖新生に関係した筋たんぱく質の分解促進，肝グリコーゲンの増加などがあげられる。また，カテコールアミンやグルカゴンと同様に，脂肪分解促進作用もあわせもっている。

運動時の血中コルチゾールの変動に関して，50％$\dot{V}o_2$max以下の運動では時間とともに低下する一方，60～90％$\dot{V}o_2$maxの強度での運動では増大する。このことにより，長時間運動に伴う低血糖に対する補償という役割が推測され，運動継続時間に対するグルココルチコイドの作用は，運動時に筋肉や肝臓にあるアラニン（アミノ酸）の産生や糖への変換に関係する酵素の活性を高めることによって，糖新生のための前駆物質であるアラニンの産生を増加させ，糖新生を高める。

（5）成長ホルモン

成長ホルモン（growth hormone：GH）は下垂体前葉から分泌される。視床下部由来の**成長ホルモン放出ホルモン（growth hormone–releasing hormone：GRH）**の刺激により分泌され，**ソマトスタチン**により抑制される。

成長ホルモン（GH）は，運動強度が強まるに伴って比例的に増大する。したがって，このホルモンの分泌の増大は，運動によって脳の運動中枢からのインパルスが増大し，視床下部からの成長ホルモン放出因子による刺激が強められたことによる。

この運動時の血中成長ホルモンの上昇における，エネルギー供給面からみた生理作用は，脂肪分解亢進，骨格筋などにおけるグルコース酸化の抑制による血糖上昇作用，**遊離脂肪酸**の動員を促進する。また，このホルモンの上昇は骨や筋でのアミノ酸の摂取やたんぱく質の合成を促進し，成長期においては，その発育，成長にも役立っている。

（6）レニン，アンジオテンシン，アルドステロン

レニンは腎の近糸球体細胞から血液中に分泌され，それによって血中のたんぱく質から遊離される**アンジオテンシン**は，いずれも運動強度が強まるに伴って比例的に増大する。また，血中アンジオテンシンの刺激によって，副腎皮質から分泌されるミネラルコルチコイドである**アルドステロン**を分泌させる。アルドステロンは腎でのナトリウムの再吸収を増加させ，細胞外液の増加がおき，血漿の水分が増加して運動時の血圧の上昇をもたらす。（図8－11）。

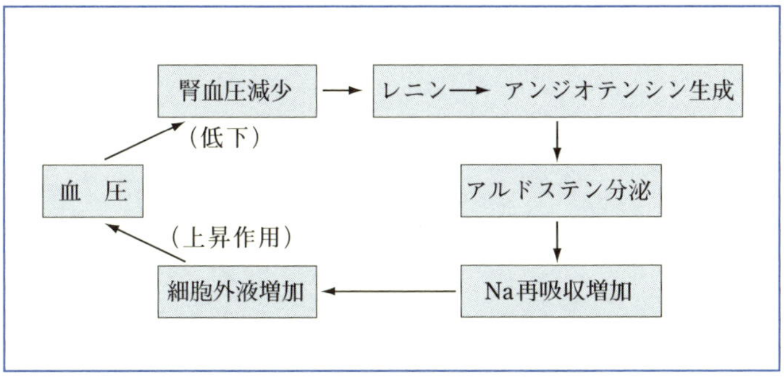

図8－11　アルドステロン分泌調節

資料）真島英信『生理学』文光堂，p.557，1989

また，運動中にレニンの分泌量が増加するが，その反応はノルアドレナリンの分泌量と関連が深く，交感神経のβレセプターを介して行われるとされているので，交感神経系のβレセプターをブロックする薬物（βブロッカ）によって血漿中のレニンの濃度が低下するといわれている。

（7）バゾプレッシン

下垂体後葉から血液中に分泌される，9個のアミノ酸からなる**ペプチドホルモン**であり，ヒトでは8位のアミノ酸がアルギニンとなっているので**AVP（arginin vasopressin）**とよばれている。また**抗利尿ホルモン（antidiuretic hormone：ADH）**ともよばれ，尿量を減少させる作用を有する。

血液によって腎臓に運ばれた**バゾプレッシン（VP）**は，腎集合管での水の再吸収を促進させ，尿の濃縮・希釈に重要な役割を果たす。また，細動脈の血管平滑筋を収縮させて，血圧を上昇させる。

運動などによる発汗で血漿浸透圧が上昇すると，浸透圧上昇に比例して血漿バゾプレッシンは上昇し，口渇を引き起こす。

（8）心房性ナトリウム利尿ペプチド

心房性ナトリウム利尿ペプチド（atrial natriuretic peptid：ANP）は当初は右心房で同定されたナトリウム利尿ホルモンで血圧の降下作用をもつ。

心房圧の増加に伴う心房壁の機械的伸展や心拍数の増加により分泌が増加するとされており，主な作用として，腎臓の集合管におけるアルドステロンのNa^+再吸収作用の抑制があげられる（図8－12）。

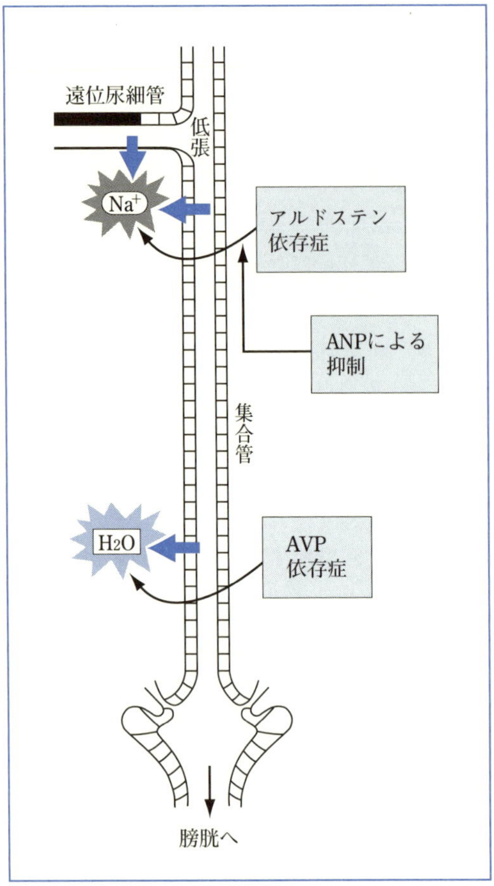

図8－12　AVPとアルドステロンの抗利尿作用機序

資料）宮村実晴『最新運動生理学』真興交易医書出版部，p.313，1996

ANPはAT以下の40％$\dot{V}o_2$max低強度運動から分泌が増加するのに対して，昇圧作用の強いカテコールミン，アルドステロン，バソプレッシンなどはいずれもLT強度以上から分泌が増加するので，このことは，高血圧患者に低強度運動を進める積極的理由のひとつとなっている。

【参考文献】

1）中野昭一編『スポーツ医科学』杏林書院，1999
2）真島英信『生理学』文光堂，1986
3）堀　清記編『TEXT生理学』南山堂，1999
4）宮村実晴『最新運動生理学』真興交易医書出版部，1996
5）Bloom, S. R,. Johnson, R. H., Park, D. M., Rennie, M. J. and Sulaiman, W. R. : Differences in the metalolic and hormonal response to exercise between racing cyclists and untrained individuals. J. Physiol. 258 : 1-18, 1976
6）『健康運動指導士養成講習会テキストⅠ』健康体力づくり事業財団，2001
7）池上晴夫『身体機能の調節性』朝倉書店，1997

…第9章…

運動の生理的効果

＜学習のポイント＞

1．身体各組織・器官は，使わなければ衰え（廃用性萎縮），適度に使えば発達し，使い過ぎると障害を起こす。運動の生理的効果は，日常生活活動レベルを上回る負荷が生体にかかることによって得られる。身体トレーニングを行う場合には，目的性，過負荷，漸進性，反復性・継続性，個別性などの原則をふまえることによって効果を獲得することができる。また，身体的トレーニングを論じる場合，対象となる人と対象となる体力要素/生理機能を明確にする必要がある。前者については，ライフステージ，競技性，運動障害や代謝性・循環器系疾患の有無などが問題となる。

2．全身持久力の向上を目指してトレーニングを行う場合には，運動強度の設定が最も重要となる。全身持久的運動での相対強度としては，最大酸素摂取量に対する％（$\%\dot{V}o_2max$）が用いられることが多い。目標とする$\%\dot{V}o_2max$が決まったならば，それに相当する絶対強度を定めることになる。動作強度（Activity factor：*Af*）は，目標とする$\%\dot{V}o_2max$に相当する運動種目を選択するのに有用な絶対強度である。

1．身体的トレーニング

（1）体力・運動能力

1）体力・運動能力と身体的トレーニング

体力は，身体的要素と精神的要素とに分けて，そして両者はさらに行動体力と防衛体力とに分けて論じられることが多い。行動体力は外界へ働きかける体力，そして防衛体力は外界からの種々のストレッサーに対抗する体力と考えることができる（図９－１）。

体力テストや運動能力テストでは，一般に身体的な行動体力のうちの機能面が測定される。全身持久性能力が一定以上あれば循環器系や代謝性の，また，筋力（筋肉量）が一定以上あれば筋肉減弱症（サルコペニア：sarcopenia）の罹患率がそれぞれ低くなる。このことから，『第六次改定　日本人の栄養所要量―食事摂取基準―』では，全身持久的運動と軽レジスタンス運動（軽い筋力運動）の併用が健康増進のための運動として推奨されている。

2）体力・運動能力とライフステージ

すべての体力・運動能力が成長に伴って同時期に発達するのではなく，**ライフステージ**による差がみられる。

日本の学校区分（小・中・高）でみた場合，幼児期から学童期（12歳頃）にかけては，神経系の発達に伴って調整力（協応性：coordination）が発達する。したがって，この時期にはできるだけ多くの種類の運動を経験することがよい。

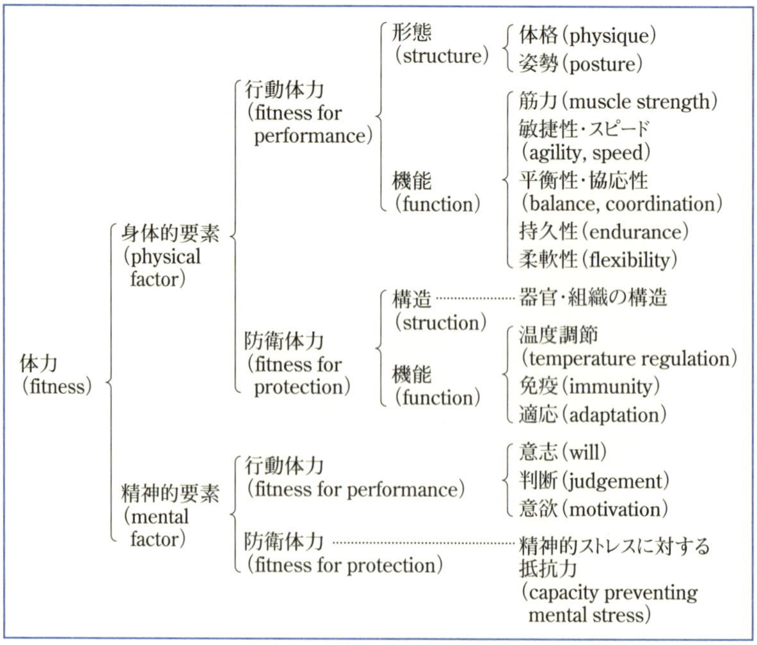

図９－１　体力の分類

資料）石井喜八・宮下充正『運動生理学概論』大修館，p.17，1978

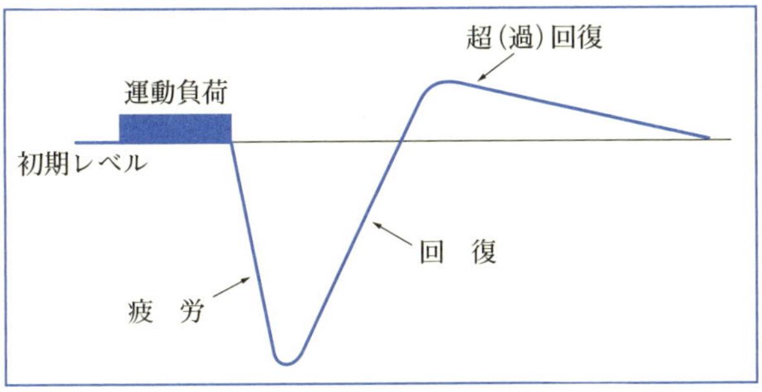

図９－２　超（過）回復現象

中学生の時期には，呼吸・循環器系の発達に伴って全身持久力の伸びが大きいが，持久的運動のみに偏らない全面的な体力の向上を目指す運動の実施が望まれる。そして，筋力を積極的に高める運動は，身体の急速な発達が終わる頃から始めるとよい。

成人期以降では，前述のように健康増進，そして生活習慣病の予防・改善を目的として全身持久的運動と軽レジスタンス運動（軽い筋力運動）を行うことが奨められている。

（２）身体的トレーニングの原則

体力や運動能力を向上させるに当たって，**身体的トレーニング**は不可欠である。身体各器官は，使わなければ衰え（廃用性萎縮），適度に使えば発達し，使い過ぎると障害を起こす。**トレーニングの原則**としては，目的性の原則，**過負荷**の原則，漸進性の原則，反復性・継続性の原則，個別性の原則などが挙げられている。

目的性の原則：体力のどの要素を向上させるのか，肥満や代謝性あるいは循環器系疾患の予防・治療を目指すのかなど，目的により身体的トレーニングの内容は異なる。

過負荷の原則：身体的トレーニングの効果を獲得するためには，日常的な水準以上に機能を発揮させるような運動を行うことが必要である。**負荷**が適当なものであるならば，生体がもつ過剰代償作用である超（過）回復の現象が得られる。負荷が軽すぎると，疲労の程度も少ない代わりに超（過）回復の程度も少ない。逆に負荷が重すぎると，運動前のレベルへと回復するのに長時間が必要となって超（過）回復の現象はもはやみられなくなる（図９－２）。

漸進性の原則：身体的トレーニングの効果を獲得するためには，負荷を小さなレベルから漸次高めていく必要がある。いきなり大きな負荷がかかると，超（過）回復はみられない。

反復性・継続性の原則：一時的あるいは散発的な運動では，超（過）回復現象が消失してしまい，身体的トレーニングの効果は得られない。

個別性の原則：個人の体質，体力，健康状態，性格，その他種々の因子は千差万別であり，運動の内容は個別に定められるべきである。

2．運動の生理的効果

身体的トレーニングは，多くの生理的効果をもたらす。P. O. オストランドとK. ラダールは，「トレーニングの器官および器官機能に及ぼす影響」を表９－１のようにまとめている。以下に，神経，運動器，呼吸器，循環器について運動の

表９−１　トレーニングの器官および器官機能に及ぼす影響

器官もしくは機能	増大	減少	変化なし
〈運動器官〉			
骨および靭帯の力	x		
関節軟骨の厚さ	x		
筋量（肥大）	x		
筋細胞の数	?		x
筋　力	x		
筋のATP，クレアチンリン酸	x		
ミオグロビン	x		
筋のＫ	x		
筋の毛細血管密度	x		x
筋の動脈側副枝	x		
〈循環〉			
心容積	x		x
心重量	x		
心毛細血管密度	x		
冠側副枝	?		
血液量，総ヘモグロビン	x		
予備アルカリ			x
ヘモグロビン濃度			x
血漿たんぱく濃度			x
心拍出量，安静時			x
最大下作業時		?	?
最大作業時	x		?
心拍数，安静時		x	
最大下作業時		x	
最大作業時		?	x
一回拍出量，安静時	x		
最大下作業時	x		
最大作業時	x		
動静脈 O_2 較差，安静時			x
最大下作業時	?		?
最大作業時	x		

器官もしくは機能	増大	減少	変化なし
O_2 摂取量，安静時			x
一定作業負荷時		x	x
最大作業時	x		
血中乳酸，安静時			x
一定作業負荷時		x	
最大作業時	x		
局所血流量，作業筋	?		
動脈血圧，安静時		x	x
最大下作業時	?	?	?
最大作業時	?		?
〈呼吸〉			
肺容量，成人			x
青少年	?		?
肺換気量，安静時			?
最大下作業時		x	x
最大作業時	x*		
一回換気量，安静時	?		x
最大下作業時	?		x
最大作業時	?		?
呼吸回数，安静時		?	x
最大下作業時		?	x
最大作業時	x		
拡散能力，安静時			x
最大下作業時			x
最大作業時	x*		
〈その他〉			
身体比重	x		
血清コレステロール濃度		?	x
血清トリグリセライド		x	x

＊二次的に最大 O_2 摂取量の増大がみられる。
著者注：トレーニングの内容や条件によって，得られる効果の種類や程度は異なるものになる。

資料）浅野勝巳　訳『オストランド運動生理学』大修館，pp.281−282，1976

生理的効果を概説する。

（1）神経への効果

1）体性神経系

運動の局面で新しい技術を覚えようとする場合，初期には動作がぎこちない。しかし，トレーニングが進むにつれて無駄な動作が少なくなって，ついには一連の動作が滑らかに行われるようになる。このような技術の向上は，特定の**神経線維**の組み合わせが反復して活動することにより一種の神経回路が形成されるためであると考えられている。一方，神経線維の興奮伝導時間にはトレーニング効果は現われないとされている。全身反応時間はトレーニングにより短縮するが，この現象は筋収縮時間の短縮によって起こる。

2）自律神経系

運動時には交感神経の活動が活発であるが，運動後には逆に副交感神経の活動

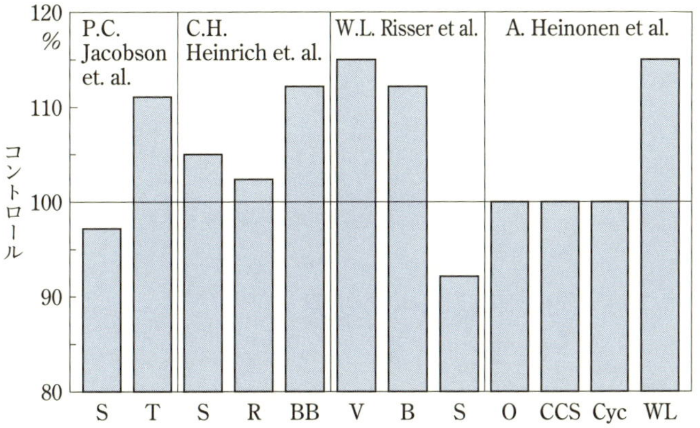

〔Jacobsonら，1984：Heinrichら，1990：Risserら，1990：Heinonenら，1993より〕結果は，各研究のコントロール群の値に対する相対値で表してある。
S：競泳選手，T：テニスプレーヤー，R：ランナー，BB：ボディビルダー，V：バレーボール選手，B：バスケットボール選手，O：オリエンテーリング，CCS：クロスカントリースキーヤー，Cyc：サイクリスト，WL：ウェイトリフター

図９－３　正常月経を有する若年の女性競技者（17～38歳）の腰椎骨塩密度

資料）七五三木聡「運動と骨」宮村実晴　編『最新運動生理学－身体パフォーマンスの科学的基礎－』真興交易医書出版部，p.68，1997

が活発になる。トレーニングを積むことによって，一般に安静時の副交感神経系の緊張状態は大きくなる。長距離走の選手は一般人と比較して副交感神経緊張型へ移行していることが報告され，安静時の心拍数が低いことが知られている。

（２）運動器への効果

１）骨

宇宙空間のような無重力状態での生活や長期臥床（ベッドレスト）が続くと，骨からカルシウムやマグネシウム，リンなどの無機質が尿および糞便中へと喪失し，**骨密度**が低下する。

逆に，トレーニングは骨密度を上昇させる。図９－３は，女性競技者（17～38歳）の腰椎骨塩密度を測定した報告をまとめたものである。これによると，競技種目によって**骨塩密度**は異なっている。報告の中で示されている競技種目はいずれも全身性であり，力学的ストレッサーの有無だけでは競技種目間の違いを説明することができないことから，力学的ストレッサーの加わり方の違いがその要因のひとつとして考えられている。

１）筋　　肉

筋肉もまた，骨の場合と同様に無重力状態での生活や長期臥床（ベッドレスト）が続くと廃用性萎縮の状態に陥る。

逆に，トレーニングは筋肉の量と質とを改善する。すなわちトレーニング効果としては，筋肉肥大による筋力の向上，筋肉内の毛細血管の新生，ミオグロビン

含量の増加，細胞内ミトコンドリアの数の増加などによる有酸素性運動能力の向上などが挙げられる。

筋線維は，その収縮特性や組織化学的特性からいくつかのタイプに分類される(96頁参照)。したがって，筋肉へのトレーニング効果を論じるためには各々の筋線維タイプごとに考える必要があるが，瞬発的なトレーニングまたは持久的なトレーニングを行った際の筋量の変化は，図９－４のようになる。

（３）呼吸器への効果

１）肺　活　量

肺活量は，一般に持久的競技種目の選手で大きいが，体格に依存するところが大きい。肺活量に対するトレーニング効果については，効果があるという報告とないという報告とがある。呼吸機能の向上に対しては，肺活量以外の要因の関与が大きいと考えられる。

２）安静時の最大換気量

安静時の最大換気量は，持久的トレーニングにより向上する。これは，呼吸筋の発達によるところが大きい。

３）最大下運動時の呼吸機能

持久的競技種目の選手と一般人に対して同一の最大下運動を負荷すると，前者では呼吸数，換気量，酸素摂取量が少なく，酸素摂取率は高い。これらのことは，トレーニングにより呼吸と運動の効率がよくなることを示している。

４）最大運動時の呼吸機能

トレーニングによる最大換気量，最大酸素摂取量の増大がみられる。前者は，主として呼吸筋の発達による。後者は，最大心拍出量，動静脈血酸素較差の増大，組織での酸素利用度，乳酸耐性の向上などによってもたらされる（図９－５）。

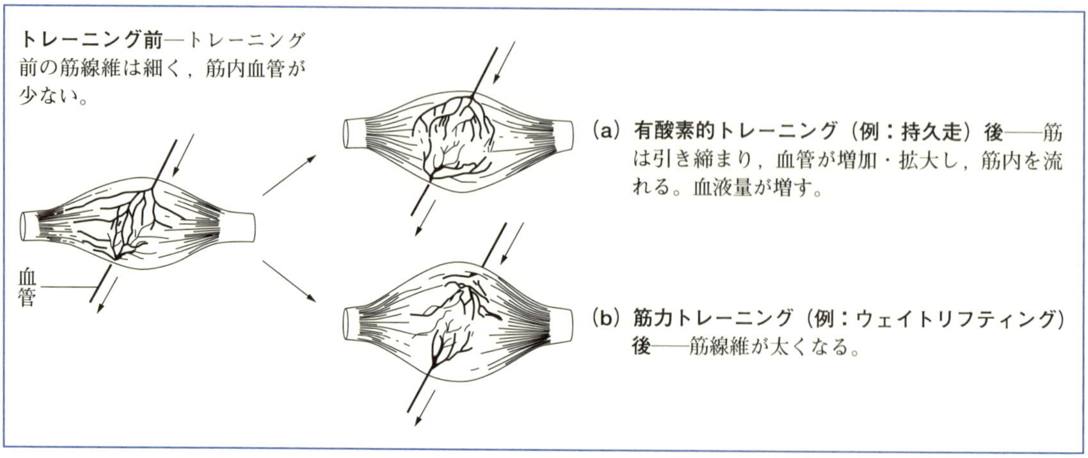

図９－４　筋肉に対するトレーニング効果

資料）内野欽司　著者代表『図解　解剖生理学』東京教学社，p.21，1991を改変

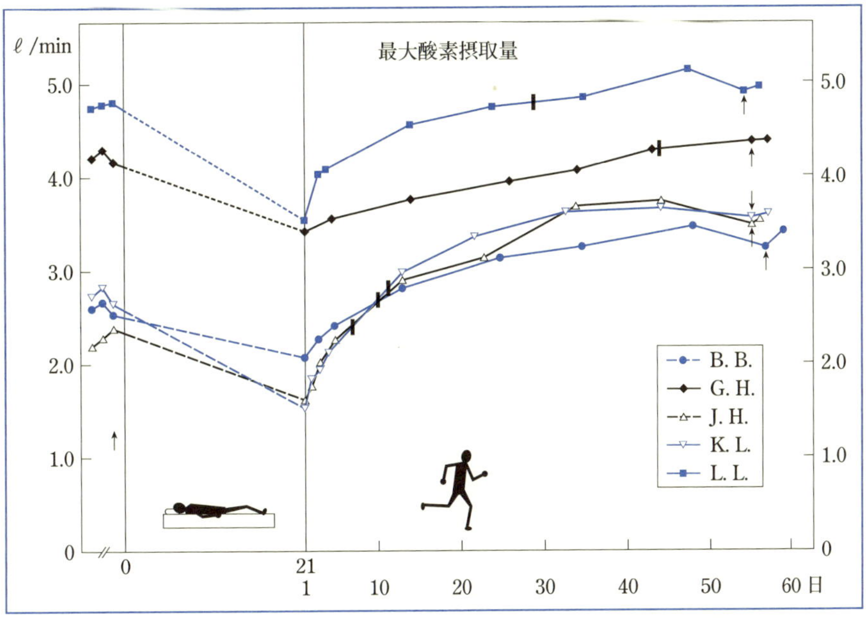

図９－５　ベッドレストまたはトレーニング後の最大酸素摂取量の変動

資料）Saltin B., Blomqvist G., Mitchell J.H., Johnson R. L, Jr., Wildenthal K. and Chapman C.B「Response to exercise after bed rest and after training : A longitudinal study of adaptive changes in oxygen transport and body composition」『Circulation』37・38 (Suppl. 7)，pp.VII-1－VII-78，1968

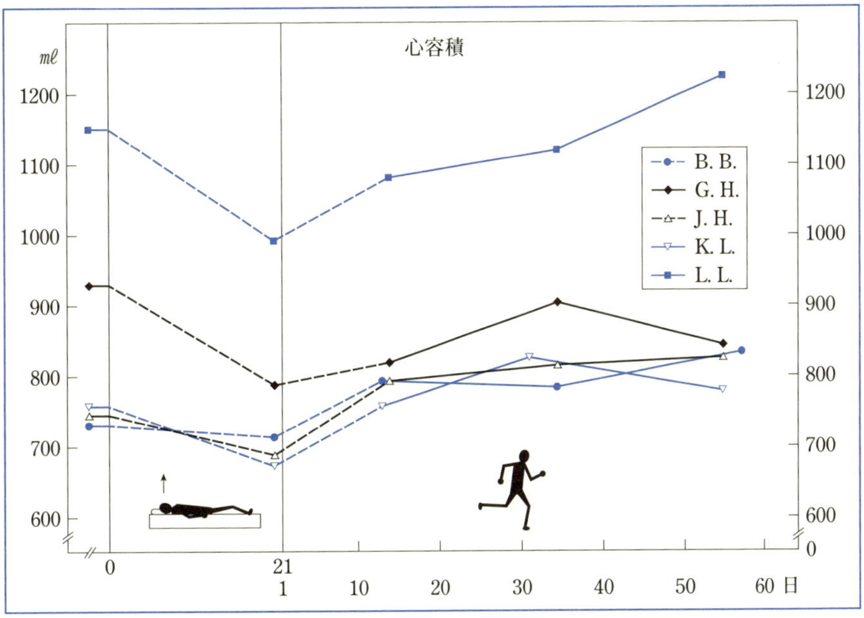

図９－６　ベッドレストまたはトレーニング後の心容積の変動

資料）Saltin B., Blomqvist G., Mitchell J.H., Johnson R. L, Jr., Wildenthal K. and Chapman C.B「Response to exercise after bed rest and after training : A longitudinal study of adaptive changes in oxygen transport and body composition」『Circulation』37・38 (Suppl. 7)，pp.VII-1－VII-78，1968

(4) 循環器への効果

1) 心　容　積

持久的競技種目の選手の心臓は大きい。これは**スポーツ心臓**とよばれ，激しいトレーニングへの適応によって生じると考えられており，病的な心肥大とは区別される。ベッドレスト後には，心容積は減少する（図9－6）。

2) 安静時の循環機能

トレーニングにより**心臓のポンプ作用**が高まるために，安静時の1回拍出量は増大する。したがって，安静時の心拍数は減少する。このことは，心臓に余裕力ができたことを示すものである。

3) 最大下運動時の循環機能

トレーニング前後に同一の最大下運動を行うと，トレーニング後では安静時と同様に心拍数が減少する。また，酸素摂取量が減少するので心拍出量も減少する。

4) 最大運動時の循環機能

トレーニング後では，心拍出量が著しく増大し，動静脈酸素較差も増大する。その結果，最大酸素摂取量は増加する。

3．トレーニングの方法

身体的トレーニングを論じる場合には，対象となる人と対象となる体力要素/生理機能を明確にする必要がある。前者については，ライフステージ，競技性，運動障害や代謝性・循環器系疾患の有無などが問題となる。

ここでは，健康上大きな問題のない成人が全身持久力の向上を目指してトレーニングを行う場合の方法，すなわち**運動処方**について述べる。

(1) 運動処方の手順

運動処方の手順を，図9－7に示した。運動処方の内容は，身体状況その他に

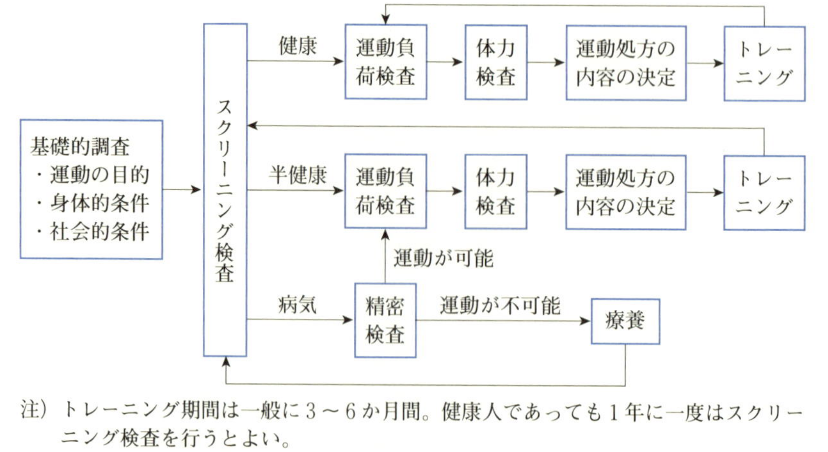

注）トレーニング期間は一般に3～6か月間。健康人であっても1年に一度はスクリーニング検査を行うとよい。

図9－7　運動処方の基本的な手順

スクリーニング検査
一般には以下の項目から取捨選択して行われる。
① 形態
② 肺機能
③ 血圧
④ 心電図
⑤ 血液
⑥ 尿

表９－２　トレーニングの程度と運動強度，運動時間の組み合わせ

トレーニングの程度＼運動時間（分）	5	10	15	30	60
軽い	〔70〕	〔65〕	60	50	40
中くらい	〔80〕	〔75〕	70	60	50
強い	〔90〕	〔85〕	〔80〕	70	60

〔　〕：運動強度が高すぎて危険な場合がある。

資料）体育科学センター編著『スポーツによる健康づくり運動カルテ』講談社，p.27より作成，1983

運動負荷検査
運動負荷心電図が必須項目となるが，その他として血圧，酸素摂取量，自覚的運動強度などが必要に応じて測定される。

ついて収集されたデータに基づき決定される。基礎的調査，スクリーニング検査，運動負荷検査，体力検査がデータの収集段階に当たる。また，運動処方の内容は，トレーニングの進行状況や効果の発現に伴って随時調整されなければならない。

（２）運動処方の内容

運動処方の内容は，運動の質，強度，時間，頻度，時刻，期間などをその要素として決定される。

運動の強度には，絶対的な強度と相対的な強度とがある。全身持久的運動での相対強度としては，**最大酸素摂取量に対する％（％$\dot{V}o_2$max）**用いられることが多い。

健康の保持・増進のための運動では，40～70％$\dot{V}o_2$maxの範囲が適当であり，一般には60％$\dot{V}o_2$max程度が推奨される場合が多い。健康づくりのための運動所要量では，安全を考慮して50％$\dot{V}o_2$maxが推奨されている。

初心者では，40％$\dot{V}o_2$maxでトレーニングを開始することが望ましい。高い強度での激しい運動は，無酸素性エネルギー産生機構を動員して乳酸の生成を高めるため，健康の保持・増進のためには好ましくない。

運動量は，次式で示される。

運動量＝運動強度×運動時間

全身持久的運動における各々の運動強度に対応する運動時間の目安を，表９－２に示した。一般に，運動量を増加する場合には運動の強度を高めるよりも時間を長くする方が無難である。

運動の頻度については，疲労の蓄積がない軽い運動ならば毎日実施してよい。強度の高い運動や量の多い運動を行う場合には，休養日をはさみながら初心者では週１～２日，トレーニングを積んでくると週２～３日が目安となる。

（３）目標とする相対強度に応じた運動の選択

目標とする％$\dot{V}o_2$maxに相当する**動作強度（Activity factor：*Af*）**は，次式により求められる。

動作強度＝（最大酸素摂取量×目標％/100）/基礎代謝時酸素摂取量

日本人の標準的な最大酸素摂取量をもとにして算出した，％$\dot{V}o_2$maxと動作強

%$\dot{V}o_2$max と動作強度との関係

RQ＝0.90の際の酸素1 ℓ当たり体内エネルギー発生量は4.924kcalである。

$$\frac{作業代謝量}{基礎代謝量}=\frac{作業時酸素摂取量}{基礎代謝時酸素摂取量}$$

の関係が成立するから，RQを一定の値に定めると表9－3を作成することが可能になる。

表9－3　最大酸素摂取量の50～70％の運動強度に相当する動作強度

年齢（歳）	男 最大酸素摂取量*1（mℓ/kg/分）	男 動作強度*2 50％	男 動作強度*2 70％	女 最大酸素摂取量*1（mℓ/kg/分）	女 動作強度*2 50％	女 動作強度*2 70％
20	50.0	7.4	10.3	36.5	5.5	7.7
30	45.7	7.3	10.2	31.9	5.2	7.3
40	40.6	6.5	9.0	27.1	4.4	6.2
50	35.3	5.8	8.1	24.0	4.1	5.8
60	30.0	4.9	6.9	23.0	3.9	5.5
70	25.0	4.1	5.8	22.0	3.8	5.3

＊1　日本人の体力標準値（不昧堂）より。

＊2　最大酸素摂取量の50％，70％の酸素を消費するような運動を動作強度で示したもの。
RQは0.90として計算した。基礎代謝には，日本人の基礎代謝基準値（日本人の栄養所要量）を用いた。

表9－4　体力づくりからみた各種運動の効果

運動の種類		筋力	敏捷性	瞬発力	無酸素的持久力	有酸素的全身持久力	有酸素的筋持久力	調整力	柔軟性
陸上競技	短距離（100m）	◎	◎	⊙	◎			◎	○
	長距離				◎	⊙	⊙		
	跳躍	◎	◎	⊙				◎	○
	投てき	⊙	○	⊙				◎	○
器械体操		⊙	◎	⊙	○		○	⊙	⊙
水泳	短距離（100m）	◎		◎	⊙			◎	○
	長距離				◎	◎	◎		○
スキー	アルペン	◎	◎	◎	◎		○	◎	○
	距離				◎	⊙	⊙		○
スケート	スピード（500m）	◎	◎	◎	⊙	○	○	◎	○
	フィギュア	◎	◎	◎	◎	◎	○	⊙	○
ボート	エイト	⊙		◎	⊙	◎	◎	◎	○
柔道		◎	○	⊙	○	○	○	◎	○
剣道			⊙	◎	○	○	○	◎	○
ゴルフ				◎			◎	◎	○
卓球			⊙	◎	○	○	○	◎	○
テニス		○	◎	◎	○	○	○	◎	○
バドミントン		○	◎	◎	◎	◎	◎	◎	○
野球			◎	◎			○	◎	○
バレーボール		○	◎	◎	○	○	○	◎	○
バスケットボール		○	◎	◎	◎	◎	◎	◎	○
サッカー		○	◎	◎	◎	◎	◎	◎	○
ラジオ体操								○	◎
歩行						○	○		
ジョギング					○	◎	◎		
縄跳		○	◎	◎	◎	◎	◎	◎	○

⊙：非常に効果が期待できる。◎：かなり効果が期待できる。○：少し効果が期待できる。

資料）体育科学センター編著『スポーツによる健康づくり運動カルテ』講談社，p.22，1983

度との関係を，表９－３に示した。

個人の最大酸素摂取量が既知の場合には，表中の年齢にとらわれる必要はない。体力づくりからみた各種運動の効果，各種スポーツの特性を表９－４，表９－５に示した。

表９－６には日常生活活動の，表９－７には歩行・走行の動作強度を示した。目標とする%$\dot{V}o_2$maxに相当する動作強度を把握した後に，表９－４～表９－７を用いて適当な運動種目を選択することができる。

表９－５　各種スポーツの特性

	筋力・瞬発力を向上	持久力向上	敏捷性向上	柔軟性向上	微妙な技術が必要	ストレス発散に有効	仲間との交流を増す	軽度の運動	激しい運動	マイペースが可能	若者向き	中高年向き	女性向き	男女一緒にできる	手頃な費用	競技性が強い	屋内でできる	屋外でできる
ゴルフ	●				●	●	●	●		●		●	●	●		●		●
サイクリング		●				●		●	●	●	●	●	●	●				●
ボウリング					●	●	●	●		●		●	●	●		●	●	
バドミントン		●	●		●			●	●		●		●	●	●	●	●	
ハイキング		●				●	●	●		●		●	●	●	●			●
水　泳		●		●		●		●	●	●	●	●	●	●	●		●	●
野球・キャッチボール			●			●	●	●			●				●			●
バレーボール	●		●				●	●	●		●		●	●	●	●	●	●
テニス			●		●	●	●		●		●		●	●		●		●
卓　球	●		●		●	●	●	●						●	●	●	●	
サッカー	●	●	●		●		●		●		●				●	●		●
オリエンテーリング						●	●	●		●	●	●	●	●	●	●		●
ラジオ体操				●				●		●		●	●	●	●			●
散　歩						●		●		●		●			●		●	●
速　歩		●						●		●		●			●			●
ジョギング		●						●		●	●	●	●	●	●			●
スキー・スケート			●		●	●	●	●		●	●		●	●			●	●
登　山		●				●	●	●	●	●	●	●	●	●				●
キャンプ						●	●	●		●		●	●	●				●
縄とび		●							●		●				●			●
バット素振り	●							●		●	●				●			●
その場かけ足		●							●						●		●	●
階段昇り降り		●							●						●		●	●

資料）波多野義郎「運動の測定とその評価」中野昭一編『図説・運動の仕組みと応用』医歯薬出版，p.256，1984

表9－6　日常生活の動作強度の目安

生活動作	動作強度の範囲	日常生活活動の種類	動作強度（*Af*）
安静	1.0	睡眠，横になる，ゆったり座る（本などを読む，書く，テレビなどを見る）	1.0
立つ	1.1～2.0未満	談話（立位）	1.3
		料理，食事	1.4
		身の回り（身支度，洗面，便所）	1.5
		縫製（縫い，ミシンかけ）	1.5
		趣味，娯楽（生花，茶の湯，麻雀，楽器演奏など）	1.5
		車の運転	1.5
		机上事務（記帳，算盤，ワープロ，OA機器などの使用）	1.6
歩く	2.0～3.0未満	電車やバス等の乗物の中で立つ	2.0
		買物や散歩等でゆっくり歩く	2.2
		洗濯（電気洗濯機）	2.2
		掃除（電気掃除機）	2.7
速歩	3.0～6.0未満	家庭菜園，草むしり	3.0
		バレーボール（9人制）	3.0
		ボーリング	3.0
		ソフトボール（平均）	3.5
		投手	4.0
		野手	3.5
		野球（平均）	3.5
		投手	5.0
		野手	3.5
		自転車（普通の速さ）	3.6
		階段をおりる	4.0
		掃除，雑巾かけ	4.5
		急ぎ足（通勤，買物）	4.5
		布団あげおろし	4.5
		おろし・とり込む	5.9
		階段昇降	5.8
		キャッチボール	4.0
		ゴルフ（平地）	4.0
		ダンス（軽い）	4.0
		サイクリング（時速10km）	4.4
		ラジオ・テレビ体操	4.5
		日本舞踊の踊り（秋田音頭など）	4.5
		エアロビクス	5.0
		ハイキング（平地）	4.0
		（山地）	5.5
筋運動	6.0以上	ダンス（活発な）	6.0
		卓球	6.0
		ゴルフ（丘陵）	6.0
		ボート，カヌー	6.0
		階段をのぼる	7.5
		テニス	7.0
		雪上スキー（滑降）	7.0
		雪上クロスカントリー	10.0
		水上スキー	7.0
		バレーボール	7.0
		バトミントン	7.0
		ジョギング（120m/分）	7.0
		登山（平均）	7.0
		のぼり	9.0
		くだり	6.0
		サッカー，ラグビー，バスケットボールなど	8.0
		スケート（アイス，ローラースケート）	8.0
		水泳（遠泳）	9.0
		（軽い横泳ぎ） 50m	9.0
		（流す平泳ぎ） 50m	11.0
		（クロール） 50m	21.0
		縄跳び（60～70回/分）	9.0
		ジョギング（160m/分）	9.5
		筋力トレーニング（平均）	10.6
		腹筋運動	8.6
		ダンベル運動	12.5
		バーベル運動	9.7
		日本民謡踊り（阿波踊りなど）	13.0
		ランニング（200m/分）	13.0

注）動作強度はそれぞれ平均的な動作における値である。
資料）健康・栄養情報研究会編『第六次改定日本人の栄養所要量　食事摂取基準』第一出版，p.46，1999

歩行・走行の動作強度
推算値は，従来使われていたRMR（Relative Metabolic Rate）をもとに算出することができる。
Af≒RMR＋1.0
の関係が成立する。

表9－7　歩行・走行の動作強度

運動の種類		動作強度
歩　　行	散歩　（40～60m／分）	3.5*
	正常歩（70～80m／分）	4.3*
	急歩　（90～100m／分）	5.5*
走　　行	ジョギング（120m／分）	7.0
	（140m／分）	8.0*
	（160m／分）	9.5
	（180m／分）	11.0*
	（200m／分）	13.0
	（220m／分）	15.0*
	（240m／分）	17.0*

＊は推算値
資料）第三次改定および第六次改定　日本人の栄養所要量より作成

【参考文献】

1）石井喜八・宮下充正『運動生理学概論』大修館，1978
2）浅野勝己　訳『オストランド運動生理学』大修館，1976
3）七五三木聡「運動と骨」宮村実晴　編『最新運動生理学―身体パフォーマンスの科学的基礎―』真興交易医書出版部，1997
4）内野欽司　著者代表『図説　解剖生理学』東京教学社，1991
5）Saltin B., Blomqvist G., Mitchell J.H., Johnson R. L, Jr., Wildenthal K. and Chapman C.B「Response to exercise after bed rest and after training:A longitudinal study of adaptive changes in oxygen transport and body composition」『Circulation』37・38(Suppl. 7)，pp.Ⅶ-1－Ⅶ-78，1968
6）高橋徹三・山田哲雄『新栄養士課程講座 改訂運動生理学』建帛社，2002
7）体育科学センター　編著『スポーツによる健康づくり運動カルテ』講談社，1983
8）波多野義郎「運動の測定とその評価」中野昭一　編『図説・運動のしくみと応用』医歯薬出版，1984
9）健康・栄養情報研究会　編『第六次改定日本人の栄養所要量　食事摂取基準』第一出版，1999

…第10章…

スポーツ栄養とドーピング

<学習のポイント>

1．健康を維持増進し，スポーツ障害を予防・回避し，競技力向上を目指すためには適切な栄養管理が重要である。運動選手を対象とした栄養摂取基準が発表されている。

2．食べ方の基本は，“主食＋主菜＋副菜”に牛乳・乳製品，果物を組み合わせたものであり，この日本型食事パターンで栄養バランスの整った適切な食品選択が可能となる。

3．適切な糖質摂取は，筋と肝のグリコーゲン蓄積量を高め，長時間運動時のエネルギー源を補償し，持久性運動能力を向上させる。

4．運動時の水分摂取は，競技能力の維持のみならず，運動時の安全を確保するためにもきわめて大切である。

5．保健機能食品やサプリメントは，その意義や目的，用量などを理解したうえで活用することが望まれる。

6．エルゴジェニックエイドは，身体機能あるいは競技能力を高める効果をうたった食品や関連経口摂取物であり，それが抱える問題点を理解し，過大な期待をよせることなく，冷静に対処することが望ましい。

7．ドーピングとは競技能力を高めるために薬物などを使用することである。JOCアンチ・ドーピング規程では禁止物質と禁止方法，検査方法，検査が陽性と判定された場合の処分などが定められている。

8．ドーピング検査による検出薬物の内訳は，たんぱく同化剤，β-刺激剤，興奮剤が上位を占めている。

9．国際的には世界アンチ・ドーピング機構，日本では日本アンチ・ドーピング機構が設立され，IOCやJOC，各競技団体など，多方面で連携をとりながらアンチ・ドーピング活動が推進されている。

1．運動能力を高める栄養

(1) 適切な栄養管理の考え方

1) 食事摂取基準とガイドライン

身体活動を高め生活習慣病を予防・治療するためにも，運動習慣をもつことが推奨されている。しかし，過度の運動が生体にさまざまな障害をもたらすこともよく知られている。一流の運動選手のみならずスポーツ愛好家にとっても，健康を維持増進し，スポーツ障害を予防・回避し，競技力向上を目指すためには適切な栄養管理が重要であることはいうまでもない。

運動選手を対象とした栄養摂取基準づくりが行われている。北米では2000年，米国栄養士会，カナダ栄養士会および米国スポーツ医学会が合同で，"Nutrition and athletic performance"を発表した[1]。また2003年，国際オリンピック委員会（IOC）の医事委員会が"Nutrition for athletes"を発表した[2]。

日本では，2001（平成13）年，(財)日本体育協会スポーツ医・科学専門委員会が運動選手を対象に，健康な個人・集団を対象とした当時の「栄養所要量」[3]とは異なる摂取基準を設定し，『アスリートのための栄養・食事ガイド』を発表した[4]。

表10－1～表10－3に，そのガイドラインを示す。栄養素密度で検討すると，たんぱく質，ミネラル類，ビタミン類は健康な一般国民を対象とした基準よりも高い。一方で，脂肪エネルギー比25～30％程度，糖質エネルギー比60％程度が設定されている。長時間にわたる運動に「高」糖質食が推奨されているが，これは，欧米と比較して相対的に低脂肪・高糖質の食事を摂っている日本人の平均的な食生活の実態に近いものである。

本章では，運動能力を高めることが明らかに知られている栄養として，糖質と水分について取り上げる。各栄養素と運動能力に関しては，優れた成書および総説が多く出版されているので，詳細についてはそれらを参照されたい[5～7),19]。

表10－1　栄養素等摂取基準例

エネルギー (kcal)	4,500	3,500	2,500	1,600	備　考
たんぱく質 (g)	154	130	100	80	エネルギー比率：15～18%
脂　質 (g)	150	115	70	45	：25～30%
糖　質 (g)	640	480	370	270	：55～60%
カルシウム (mg)	1,000～1,500	1,000～1,500	1,000	800	
鉄 (mg)	15～20	15～20	15	12	
ビタミンA (μgRE)*	900～1,500	900～1,200	900	900	
ビタミンB_1 (mg)	2.7～3.6	2.1～2.8	1.5～2.0	1.0～1.3	0.6～0.8mg/1,000kcal
ビタミンB_2 (mg)	2.2～2.7	1.8～2.1	1.3～1.5	0.8～1.0	0.5～0.6mg/1,000kcal
ビタミンC (mg)	200	200	200	200	
食物繊維 (g)	35～45	28～35	20～25	13～16	8～10g/1,000kcal

注）＊RE：レチノール当量
資料）(財)日本体育協会スポーツ医･科学専門委員会『アスリートのための栄養･食事ガイド』[4]

表10－2　エネルギー別食品構成

(g)

エネルギー kcal	穀類	肉類	魚介類	卵類	豆類	乳類	いも類	野菜類		藻類	きのこ類	果実類	砂糖類	油脂類
								緑黄色	その他					
4,500	650	180	80	100	120	800	100	150	250	4	15	250	30	55
3,500	520	130	70	70	100	600	100	150	250	4	15	200	25	40
2,500	350	80	60	50	100	500	80	150	200	4	15	200	15	20
1,600	240	50	40	50	60	250	70	150	200	4	15	150	8	12

資料）（財）日本体育協会スポーツ医・科学専門委員会『アスリートのための栄養・食事ガイド』[4)]

2）基本的な食事パターン

栄養摂取基準例（表10－1）に見合った食事を可能とするためには，栄養のバランスを整えるための適切な食品選択が必須となる。そのためには，食べ方の基本として，毎食の食事を“**主食＋主菜＋副菜**”に整え，デザートや間食に牛乳・乳製品，果物を組み合わせた日本型の食事が望ましい。単一の食品や料理に目を向けるのではなく，パターンで食事を考えることで，適切な食習慣につながる。

この食事パターンは，健康の維持増進や生活習慣病予防のみならず，運動や疲労回復にも理にかなったものである。以下，それぞれの食事構成についてその特徴を概説するが，詳細は他の成書を参照されたい[8, 9)]。

主食として利用される飯，パン類，麺類といった穀類は，糖質（主にでん粉）を多く含み，最も重要なエネルギー源，ことに運動時のスタミナ源となる。たんぱく質，脂肪，糖質のエネルギー組成（PFC比）を調整するうえでも，穀物エネルギー比の調整が要となる。通常，穀物エネルギー比が40％以下の食事は，糖質が少なく，相対的に脂肪の多いものになる。一方，これが50％を超えるようになると，副食が少なく，たんぱく質や他の栄養素が不足する可能性が高くなる。

適切な量の主食は脂肪エネルギー比を適性に調整したり，エネルギーの過剰摂取を抑えるといった，食事全体のバランスを調整するうえでの重要な役割をもつ。また，穀類はたんぱく質，ミネラル類，ビタミン類の供給源としても役立つ。食

表10－3　アスリートのための栄養・食事指針

❶ 食事・睡眠・休養の生活管理がまず基本。毎日の生活リズムの中に食事を位置づけよう。
❷ 食事によるエネルギー・栄養素摂取は過不足なく，バランスが原則。主食・主菜・副菜を整えて，偏食・欠食・不規則食を避けよう。
❸ 1人ひとりの選手・コーチングスタッフが，栄養とその意義について意識・認識・知識をもとう。
❹ 毎朝の体重・体調チェックが第一歩。
❺ 自分にとって最適のBMI・体脂肪率・LBMのデータを知ろう。
❻ 体調，トレーニングの強度，期分けに応じた栄養素・食事のとり方を心がけよう。
❼ 間食は栄養・食事計画全体の中に位置づけよう。ときには嗜好品でメリハリを。
❽ 減量には十分な期間をとろう。エネルギー（特に脂質）を中心とした減食，たんぱく質・ミネラル・ビタミン・水分の十分な摂取がポイント。
❾ 女性アスリートは鉄とカルシウムが特に大切。減量は専門の指導のもとに。貧血，月経障害を防ごう。
❿ 栄養表示の知識をもち，エルゴジェニックエイズやサプリメントを乱用せず上手に選択，ドーピングに注意。
⓫ 海外遠征には食事の事前準備と対策を。
⓬ アスリートには栄養サポートが不可欠。

資料）（財）日本体育協会スポーツ医・科学専門委員会『アスリートのための栄養・食事ガイド』[4)]

料不足で米しか食べられなかった時代が過去となった今，健康の維持増進・生活習慣病予防だけでなく，運動能力向上のためにも主食の意義を見直す必要がある。

主菜には，通常，肉類，魚介類，卵類などの動物性食品や大豆製品が利用される。これらの食材は良質のたんぱく質源となる。また，鉄，亜鉛などのミネラルや，ビタミンA，ビタミンB_1，ビタミンB_2，ナイアシン，ビタミンB_{12}などのビタミン類を多く含む。運動選手の体重1 kg当たりの1日のたんぱく質摂取推奨量[3, 5]は，持久力系トレーニングで1.2～1.4g，筋力系トレーニングで1.4～1.8gである。主菜として通常利用される食材の量とたんぱく質含量を考えあわせると，毎食の主菜と主食，牛乳・乳製品の組み合わせで，十分量のたんぱく質を確保できる。

主菜がない食事は栄養バランスを欠いた，場合によっては低栄養になる可能性が生じる一方で，摂りすぎはエネルギー，動物性脂肪や調理に使う油の過剰摂取につながりやすく，特に体重調整時には注意が必要である。

緑黄色野菜・淡色野菜，海草類，きのこ類，山菜類，芋類，豆類など多彩な植物性食品を食材とする**副菜**は，ミネラル類や，β-カロテン，葉酸，ビタミンCをはじめとした各種ビタミン類の確保に役立つ。また，食物繊維の主要な供給源であり，抗酸化物質や植物性フィトケミカルが含まれるとして注目されている。

牛乳・乳製品は，最も重要なカルシウム源であるだけでなく，良質のたんぱく質，ビタミンA，ビタミンB_2のよい供給源でもある。腸管でのカルシウムの吸収もよく，健康な骨作りに欠かせない。動物性脂肪を含むことから，動物性脂肪やエネルギー摂取を控えるためには低脂肪や無脂肪の商品を利用することが望まれる。

さらに**果物**を加えることにより，カリウム，ビタミンCや食物繊維の確保が可能となる。果物は一般に約80％の水分，10～15％の糖質を含み，食品重量当たりのエネルギー量は相対的に少ない。

運動は酸化ストレスを亢進させる。植物性食品にはβ-カロテン，ビタミンC，ビタミンE，ポリフェノール類などの抗酸化成分が含まれているので，運動誘発性酸化ストレスを軽減するためにも，野菜や果物などの植物性食品を積極的に摂取することが望まれる。

（2）糖質と水分補給の意義

1）糖質補給の意義とグリコーゲンローディング

これまでのスポーツ栄養に関する多くの研究から，適切な**炭水化物／糖質摂取**が持久性運動能力を向上させることは明らかである。長時間運動では，血中のグルコース，筋や肝のグリコーゲン，脂質が骨格筋のエネルギー源となる。脂質代謝を円滑にすすめるうえでも糖質の供給は不可欠である。脂質が貯蔵脂肪という形で多量に生体内に存在するのに対し，体内の糖質貯蔵量は約450～500g程度と少ない。十分な炭水化物の摂取は筋と肝のグリコーゲン蓄積量を高め，長時間運動時のエネルギー源を補償する。また，運動後の糖質摂取は消費されたグリコー

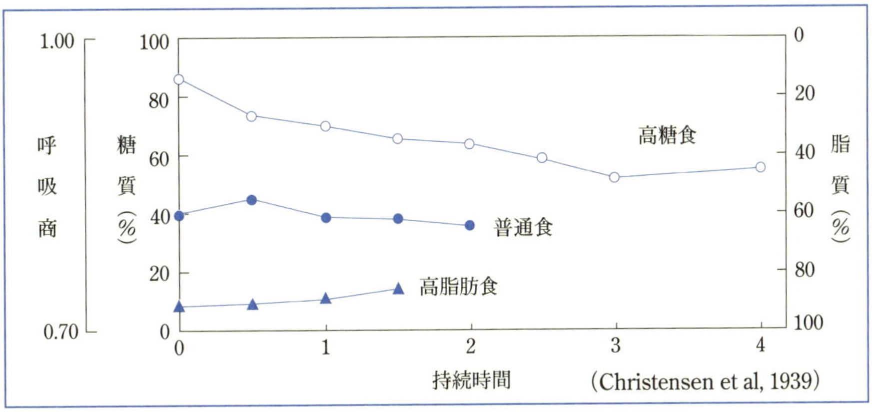

図10－1　食事と運動持続時間

ゲンを再補充し，疲労回復を促進させる。

グリコーゲンローディングとは，試合の数日から約1週間前に**高炭水化物食**を摂取し，**筋グリコーゲン蓄積量**を高めるための食事法をいう。古くは1939年，Christensen（図10－1）が示した高炭水化物食の持久性運動能力向上効果に始まり，その後多くの研究によって，高炭水化物食が筋グリコーゲン蓄積量を増大させること，その結果，持久性運動能力が向上すること，また運動と低炭水化物食の負荷によって筋グリコーゲンを枯渇させた後に高炭水化物食を摂取すると筋グリコーゲン蓄積量が著しく増大すること（グリコーゲンの超回復）が証明されてきた。

古典的なグリコーゲンローディング法として，① 試合の1週間前に激運動を負荷し筋グリコーゲンを低下させる，② 次の3日間は低炭水化物食とし，筋グリコーゲンを枯渇させる，③ 最後の3日間は高炭水化物食とし，筋グリコーゲン蓄積量を最大限に高めるという方法がある。

しかし，この方法は生理的にも精神的にもストレスが大きく，筋グリコーゲン蓄積量が高まるとはいえ，試合前の実施には困難がつきまとう。普通食の後，試合前の3日間に高炭水化物食を摂取することによって，筋グリコーゲン蓄積量が十分高まることが証明されており[10]，この方法が現実的なグリコーゲンローディング法として利用されている。持久性運動能力を要求される試合前のみならず，長時間に及ぶ持続した練習が負荷されるトレーニング期においても，十分な炭水化物摂取によるトレーニング効果の向上は期待できよう。

2）水分補給の意義と方法

運動により多量の熱産生と体温上昇が起こると，熱放散が促進されて発汗する。高温環境下での激しい運動では，1時間当たりの発汗量は数リットルにものぼる。発汗による**脱水**の進行はパフォーマンスの低下，極度の疲労，循環機能の低下，高体温など，さまざまな支障をきたし，重篤な熱中症をひき起こすこともある。運動時の水分摂取は，競技能力の維持のみならず，運動時の安全を確保するためにもきわめて大切である。

運動前後の体重差のほとんどは，発汗による水分の損失を意味することが多い。

体重が２％以上減少するとパフォーマンスの低下や疲労が生じることから，運動前後に体重を測定し，体重減少をもたらさないための適切な水分量を把握することが必要である。以下に水分摂取のポイントをあげる。

①のどが渇いたという感覚は鈍いので，そう感じる前に水を飲む

②冷水（10℃前後）は胃から腸への移送速度が速く，上昇した体温を冷やす効果もあるので，これを少量ずつ数回に分けて飲む（15分位の間隔で100～200 mℓを補給）

③やや低張に調整された，電解質を含む水分（例，スポーツドリンク）を利用する

運動中にタイミングを図りながら水を飲むことは意外と難しい。フィールドに個人の**給水ボトル**などを用意し，トレーニングスケジュールに給水時間を組み込むなどの配慮が欠かせない。

また，クロスカントリースキーで手にストックを持つといったように用具を使用する場合，競技中の給水ボトルのキャッチが大変難しい。試合を想定した日頃からの水分補給のトレーニングが必要である。

フィールドでひとつの給水ボトルからチームメイトが水を回し飲みしているシーンを目にすることがあるが，後述するドーピングとの関連で，自分が口にするものは自分が管理するといった意識を高めておくことも必要になろう。

3）運動中ならびに運動後の栄養補給

長時間運動の後半に糖質を摂取すると，運動の持続時間が延長することが知られている。補給された糖質が筋グリコーゲンの消耗を抑制（節約）し，低血糖を予防するからである。水分補給も兼ねて，６％以下の**糖質溶液**を飲むことが奨められている。糖質入りスポーツドリンクなどを利用するのもよい。市販のジュース，コーヒー，紅茶などは８～10％程度の糖分を含むものが多いので，１/２～２/３程度に薄めて利用すると飲みやすくなる。

運動後の**糖質補給**は，グリコーゲンの再蓄積により持久性運動能力を回復させる。運動終了後は体たんぱく質の合成が亢進する。運動直後に糖質とたんぱく質を同時に摂取すると，インスリンの作用によりグリコーゲン蓄積と同時に体たんぱく質の合成が促進されることが知られている。

しかし，激しい運動直後は食欲が低下することも多い。そのような場合は，糖質源になるおにぎりやパン，芋，たんぱく質源になる牛乳・乳製品，オレンジやバナナなどの果物や100％の果汁などを組み合わせて栄養を補給し，その後２時間以内に食事をしっかり摂ればよい。サプリメントの利用もひとつの手である。

また，運動による水分損失は運動中だけでは補いきれないので，運動後も水分を摂ることが重要である

（3）サプリメントとエルゴジェニックエイド

1）サプリメント

運動は生体にさまざまな変化をもたらす。エネルギー消費量の増大，代謝に伴

表10－4　サプリメントの種類－補給栄養成分による分類－

①エネルギーの補給
②アミノ酸，たんぱく質の補給
③分岐鎖アミノ酸の補給
④総合ビタミン・ミネラル剤（ミネラル補給に重点）
⑤総合ビタミン・ミネラル剤（ビタミン補給に重点）
⑥マルチビタミン，抗酸化ビタミンの補給
⑦スポーツドリンク（糖質，水分，電解質の補給）
⑧乳飲料，麦芽飲料，お茶（食品成分，水分とその他栄養成分の補給）
⑨その他ドリンク剤（ドーピング禁止薬物に注意）

資料）（財）日本体育協会スポーツ医・科学専門委員会『アスリートのための栄養・食事ガイド』[4)]

うビタミン消費量の増加，筋損傷の修復や筋肥大によるたんぱく質要求量の増加，発汗に伴うミネラルの排泄やストレスによるビタミンCの消耗などに伴い，栄養素の要求量が高まる。通常，必要な栄養素はバランスのとれた適切な食事から確保することが可能である。しかし，疲れや怪我，精神的な緊張などによる食欲の低下，トレーニングと食事時間との調整不良，合宿や遠征先などの食環境の変化など，考慮すべき種々の事情が生じる。また，きわめて高強度のトレーニングや厳しい食事制限が必要な場合も，何らかの補助食品を利用することで栄養摂取状況をより改善することが望まれる。

サプリメントは，“supplement”（補足，追加）に由来する語であり，現在，栄養補助食品，栄養補給食品，健康食品，健康補助食品，その他多くの名称でよばれている食品の総称として，広く一般に使われている言葉となっている。表10－4に，補給栄養成分からみたサプリメントの分類の一例を示したが，錠剤やカプセルなど通常の食品形態でないもの，スポーツドリンクなど，さまざまな商品がサプリメントとして利用されている。

厚生労働省は，2001（平成13）年４月，**保健機能食品制度**をスタートさせた。これは，従来，多種多様に販売されていた「いわゆる健康食品」のうち，一定の条件を満たした食品を「**保健機能食品**」と称することを認めたものである。国への許可などの必要性や食品の目的，機能などの違いによって「**特定保健用食品**」と「**栄養機能食品**」の２つに分類される（図10－２）。

特定保健用食品は，身体の生理学的機能や生物学的活動に影響を与える保健機

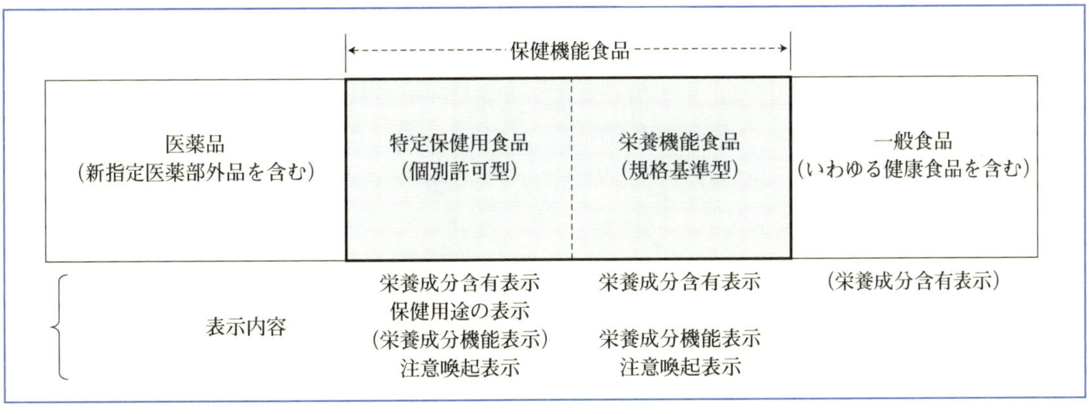

図10－２　保健機能食品の分類

資料）「保健機能食品制度の創設について」平成13年３月27日医薬発第244号厚生労働省医薬局長通知

能成分を含み，食生活において特定の保健の目的で摂取するものに対し，その摂取により当該保健の目的が期待できる旨を表示することができる。食品を特定保健用食品として販売するには，個別に生理的機能や特定の保健機能を示す有効性や安全性などに関する国の審査を受け許可（承認）を得なければならない。現在，200を超える食品が許可されている。

栄養機能食品は，身体の健全な成長，発達，健康の維持に必要な栄養成分（ミネラル，ビタミンなど）の補給・補完を目的としたもので，高齢化や食生活の乱れなどにより，通常の食生活を行うことが難しく，1日に必要な栄養成分を摂取できない場合などに，栄養成分の補給・補完の目的で摂取する食品である。

栄養機能食品は，1日当たりの摂取目安量に含まれる機能表示成分量が表10－5に示す上限値及び下限値を満たすものでなければ「栄養機能食品」と称すること，また，栄養成分の機能を表示することができない。この規格基準に適合すれば国などへの許可申請や届出の必要はなく，製造・販売することができる。それまで医薬品として扱われてきたミネラル類，ビタミン類，ハーブ類や，たんぱく質，脂肪酸，食物繊維，その他の栄養成分がある。

保健機能食品制度によって，厚生労働省が生理的機能や特定の保健機能を示す有効性および安全性など（特定保健用食品），特定の栄養成分含有およびその機能表示（栄養機能食品）が保証されたものが保健機能食品である。一方，**いわゆる健康食品**（栄養補助食品，健康補助食品，サプリメントなどの名称も含む）と称して販売されている食品は，製造者または販売業者などが独自の判断で，「健康食品」などと称して販売しているものである。

運動能力を高めるための食事は，バランスのとれた日本型の食事が基本であることはいうまでもない。しかし，適切な食事管理が困難である，生体への負担度の増大に対し日常の食事からの栄養摂取増加が対応しきれない，それを補助することによって栄養摂取状況がより改善されると判断される場合などは，各保健機能食品の意義や目的，用量などを理解したうえで活用することが望まれよう。

表10－1に示したように，運動選手の各栄養素などの摂取基準は一般国民を対象とした推奨量よりも多く設定されている。実際に選手の食事調査を行うと，食事量の増加に伴いたんぱく質はしっかり摂れているものの，ミネラルやビタミン，食物繊維が確保しきれていないことが多い。サプリメントをどの位摂取したらよいのかは，それぞれの生理的状況や食事摂取状況によって個人ごとに異なる。安全に，かつ効果的に利用するためには，栄養の専門家の助言を受けることも必要である。

2）エルゴジェニックエイド

エルゴジェニックエイド（エルゴジェニック）は，身体運動機能を高める補助剤であり，一般に栄養補助食品を中心とした，摂取することにより身体機能あるいは競技能力を高める効果をうたった食品，ないし関連経口摂取物の総称とされている[11]。サプリメントのうち，勝つこと，競技能力を高めることを目的として開発されてきたものがエルゴジェニックエイドと解釈できよう。エルゴジェニックエイドと称される主な成分を表10－6に示したが，効率的なエネルギー補給や筋肉作り，精神的賦活作用による集中力の増強などの心理的効果，鎮静作用による急速な疲労回復の促進といったことを目的とするものが多い[11~13]。

水分とともに電解質や糖質の補給が可能となる液体補給（スポーツドリンク），

表10－5　栄養機能食品の規格基準

	亜鉛	カルシウム	鉄	銅	マグネシウム
上限値	15mg	600mg	10mg	5mg	300mg
下限値	3mg	250mg	4mg	0.5mg	80mg

	ナイアシン	パントテン酸	ビオチン	ビタミンA[注)]
上限値	15mg	30mg	500μg	600μg(2,000IU)
下限値	5mg	2mg	10μg	180μg(600IU)

	ビタミンB_1	ビタミンB_2	ビタミンB_6	ビタミンB_{12}
上限値	25mg	12mg	10mg	60μg
下限値	0.3mg	0.4mg	0.5mg	0.8μg

	ビタミンC	ビタミンD	ビタミンE	葉酸
上限値	1,000mg	5.0μg(200IU)	150mg	200μg
下限値	35mg	0.9μg(35IU)	3mg	70μg

注）ビタミンAの前駆体であるβ－カロテンについては，ビタミンA源の栄養機能食品として認めるが，その場合の上限値は3,600μg，下限値は1,080μgとする。
資料）厚生労働省（平成17年2月2日）

表10－6　栄養学的エルゴジェニックエイド（エルゴジェニックス）

	エルゴジェニックス	特　　徴
主要栄養素	水分と電解質	体温の上昇抑制，血液浸透圧の保持
	糖質	活動のエネルギー源，筋パワーと持久力の源
	たんぱく質	体たんぱく質と各種酵素，一群のホルモンの材料
	脂肪酸	活動時のエネルギー源，持久性能力
微量栄養素	水溶性ビタミン	生体内化学反応の補酵素作用
	脂溶性ビタミン	ホルモン様作用，細胞膜強化，骨強化
	ミネラル	細胞内液・外液の浸透圧調節と保持神経・筋活動
	リン酸塩	血中水素イオン濃度の緩衝作用，エネルギー代謝
	セレン	グルタチオンペルオキシダーゼなどの構成因子
	クロム	耐糖因子
	亜鉛	各種金属酵素の構成成分，味覚の発現
アミノ酸	分岐鎖アミノ酸	筋肉活動中のエネルギー源，肝性昏睡用輸液
	トリプトファン	セロトニン前駆体，必須アミノ酸
	アルギニン	ソマトトロピン分泌促進，クレアチン前駆体
	アスパラギン酸	アミノ酸，血中アンモニアの上昇抑制
代謝中間物質	重炭酸塩	水素イオン濃度に対する緩衝系CO_2運搬
	クレアチン	非乳酸性無酸素系エネルギー源
	カルニチン	脂肪酸の酸化，骨格筋中に多い
	コエンザイムQ	電子伝達系，抗酸化作用，膜安定化作用　　など

注）多くは有効性の科学的根拠や長期摂取による安全性が確認されたわけではなく，現在研究中のものである。
資料）（財）日本体育協会スポーツ医・科学専門委員会『アスリートのための栄養・食事ガイド』[4)]

運動時の栄養補給を目的としたグルコース，デキストリンなどの糖質サプリメント（固形，飲料，ゼリータイプ）などが広く利用されている。また，分岐鎖アミノ酸（バリン，ロイシン，イソロイシン）の補給は，長時間運動によるグリコーゲン枯渇時の筋のエネルギー源として有効であるだけでなく，筋たんぱく質の崩壊を予防しうる。

クレアチンは肉類に含まれる成分であり，安全性が高く，ドーピングの禁止薬物ではない。無酸素運動時の初期におけるエネルギー供給はATP-CP系によってまかなわれている。クレアチンの摂取は筋中のクレアチンリン酸含有量を高めることでATP-CP系代謝を向上させる，つまり瞬発系の能力を向上させると考えられており，最も注目されているエルゴジェニックエイドのひとつである。食事からの摂取が可能であるが，有効量とされている量を得るにはサプリメントの利用が奨められている。

ほとんどすべての栄養素に関し，その不足によって運動機能の低下が生じることは明らかである。栄養的な不足がある場合，それを補うことで効果がもたらされる。しかし，十分な栄養状態にあるものに，さらにある成分を過剰に摂取した場合の効果についての適切な評価がなされているとは言い難い。

エルゴジェニックエイドとしてとりあげられているものには，科学的根拠が不明瞭である，その有効性が未確認である，安全性，特に長期間使用による副作用の出現の有無が不明であるといった問題も多い。特定の栄養成分の過剰摂取は，それ自身の過剰障害のみならず相互作用による他の栄養素の相対的な不足状態をもたらすこともある。“確実に効果があるものはドーピング”となる。過大な期待をよせることなく冷静に対処することが望ましい。

2. ドーピング

(1) ドーピングとは

ドーピングは英語の辞書に“dope,（競走馬やグレイハウンドに与える）興奮剤”と記載されているように，もともと競走馬や競争犬に対して行われていた。19世紀後半から近代スポーツにおいて競技者にも用いられてきた[14]。

現在，ドーピングとは競技能力を高めるために薬物などを使用することと定義されている。すべてのスポーツは「一定のルールでフェアに競い合う」という基盤の上に成り立っており，ドーピングはフェアプレーの精神に反する反社会的な行為であり，選手の健康を害するという理由から，ルールで禁止されている。

実際には，禁止リストで表示された禁止薬物の使用や方法がドーピングに当たる。ドーピング検査で禁止物質が検出されれば，治療目的であっても制裁が課せられる。知らなかったではすまされず，選手のみならず関係者は，皆ルールをよく理解し守ることが求められる。ドーピング，**アンチ・ドーピング**に関しては，日本オリンピック委員会（JOC），IOCの公式サイトに詳細が掲載されている。章末にそれらのURLを紹介した。

（2）禁止薬物・方法

IOCは**オリンピック・ムーブメント　アンチ・ドーピング規程**および**禁止物質・禁止方法**を発表しており，これが国際基準となっている（表10－7）。このリストに載っていなくても，同様の作用をもたらすものは禁止対象となる。

2004年1月からは，世界アンチ・ドーピング機構（World Anti - Doping Agency：WADA）による世界統一の規程が施行されることになっており（世界アンチ・ドーピング規程，The World Anti - Doping Code. Version 3.0，2003年3月5日），世界中で同一規程のもとにドーピングコントロールが実施される。WADAは，少なくとも年1回の頻度で禁止リストを国際基準として適宜公表し，改訂・修正を行うことになっている。

例えば，これまで，**カフェイン**は興奮剤であることから禁止薬物に指定され，検査時の尿中のカフェイン濃度が12 μg/mℓ以上になるとドーピングとみなされた。しかし，“The 2004 Prohibited List International Standard（update 25 November 2003）”のリストでは，カフェインは除外されている。無用の心配を避けるためにも常に最新の資料にあたることが必要である。

多くの市販の総合感冒薬や鼻炎用内服薬に**エフェドリン**，**フェニルプロパノールアミン**などの禁止物質が含まれている。また葛根湯など一部の漢方薬には，禁止物質のエフェドリンを含む麻黄が含まれている。強精剤の一部には禁止物質の**メチルテストステロン**（たんぱく同化剤）を含むものがある。

海外では，禁止物質であるデヒドロエピアンドロステロン，アンドロステンジオンが栄養補助食品として市販されている。喘息の内服薬・吸入薬，痛風のプロベネシド（尿酸排泄剤），高血圧のβ-遮断剤・利尿剤，胃炎・嘔吐へのオキセサゼイン（ストロカイン）などの治療薬も禁止物質とされている。以下の治療薬は事前に文書で申告すれば，許可されている使用方法でのみ使用することが可能である。

① 喘息の発作止め（β2刺激剤）：吸入のみ使用可能
② 局所麻酔剤：関節内注射，局所注射のみ使用可能
③ コルチコステロイド（副腎皮質ステロイド）：喘息の発作止めとして吸入，局所（経耳，経皮，点眼）あるいは関節内注射（経腸的使用は不可）は可

治療として薬が必要な場合は，**アンチ・ドーピング使用可能リスト**（日本体育協会ドーピングデータベース作業班）の利用や，主治医から処方薬に関する十分な説明を受けることが必要であり，場合によってはドーピングに詳しいスポーツドクターのアドバイスを求めるべきである。

禁止方法には「競技者に血液，赤血球，人工的酸素運搬物質および関連血液製剤を投与すること」がある。自己血あるいは非自己血を輸血し，筋肉への酸素供給を改善させることによって運動能力の向上を図る血液ドーピングが相当する。血液ドーピングに代わって赤芽球系造血を調節するエリスロポエチンの利用も大きな問題になっている。また，尿の水での希釈や他人の尿とのすり替えなど，「薬理学的，化学的，物理的操作」による尿検査の妨害もドーピングとみなされる。

表10－7 オリンピック・ムーブメント アンチ・ドーピング規程 禁止物質の種類と禁止方法 2001年9月1日

Ⅰ．禁止物質の種類

A. 興 奮 剤

禁止物質の種類（A）は，以下のようなものである。

アミネプチン，アミフェナゾール，アンフェタミン類，ブロマンタン，カフェイン*，カルフェドン，コカイン，エフェドリン類**，フェンカンファミン，フォルモテロール***，メソカルブ，ペンテトラゾール，ピプラドロール，サルブタモール***，サルメテロール***，テルブタリン***…および関連物質

*カフェインは，尿中濃度が12 μg/mℓを超える場合を陽性とする。

**カチンは尿中濃度が5 μg/mℓを超える場合を陽性とする。エフェドリンおよびメチルエフェドリンは尿中濃度が10 μg/mℓを超える場合を陽性とする。フェニルプロパノールアミンおよびプソイドエフェドリンは尿中濃度が25 μg/mℓを超える場合を陽性とする。

***喘息および運動誘発性喘息の予防および治療を目的とした吸入による場合に限り認められる。呼吸器科医またはチームドクターにより喘息および運動誘発性喘息である旨を当該医事責任者に書面で競技前に申告しなければならない。オリンピック大会では，許可されたβ作用剤の吸入許諾を要求する競技者は，独立した医事委員会によって審査される。

注意：すべてのイミタゾール製剤は，局所的使用に対して認められる。血管収縮剤は局所麻酔剤とともに投与することができる。アドレナリンとフェニレフリンの局所製剤の使用（鼻，眼，直腸など）は認められる。

B. 麻薬性鎮痛剤

禁止物質の種類（B）は，以下のようなものである。

ブプレノルフィン，デキストロモラミド，ジアモルヒネ(ヘロイン)，メサドン，モルヒネ，ペンタゾシン，ペチジン…および関連物質

注意：コデイン，デキストロメトルファン，デキストロプロポキシフェン，ジヒドロコデイン，ジフェノキシラート，エチルモルヒネ，フォルコジン，プロポキシフェンおよびトラマドールの使用は認められる。

C. たんぱく同化剤

禁止物質の種類（C）は，以下のようなものである。

1．アナボリック・アンドロジェニック・ステロイド

a)クロステボール，フルオキシメステロン，メタンジエノン，メテノロン，ナンドロロン，19－ノルアンドロステンジオール，19－ノルアンドロステンジオン，オキサンドロロン，スタノゾロール…および関連物質

b)アンドロステンジオール，アンドロステンジオン，デヒドロエピアンドロステロン（DHEA），ジヒドロテストステロン，テストステロン*…および関連物質

代謝プロファイルまたは／および炭素同位体比測定法によって得られた証拠が最終判定を導くために用いられる場合がある。

*競技者の尿中テストステロン（T）とエピテストステロン（E）との存在比率が6対1より大きい場合は，この比率が生理的あるいは病的状態，例えば，エピテストステロン排出の低下や，アンドロゲン産出腫瘍，酵素欠損などによるものであるとの証拠がない限り，違反が成立する。

T/Eが6を超えた場合，当該医事責任者は，サンプルを陽性と判断する前に，追加調査を実施しなければならない。調査報告書には，過去の検査結果，および追加実施された検査の結果，あるいは内分泌系の検査結果などすべてが記載されることになる。以前の検査結果が入手できない場合，当該競技者は3ヵ月間，少なくとも1ヵ月に1回の割合で抜打ち検査を受けなければならず，これらの調査結果も報告書に含まなければならない。もしこの調査への協力を怠れば，サンプルが陽性であったことを宣言する結果になる。

2．β2作用剤

バンブテロール，クレンブテロール，フェノテロール，フォルモテロール*，リプロテロール，サルブタモール*，サルメテロール*，テルブタリン*…および関連物質

*I.A.に記載の通り，吸入は正式に許可される。サルブタモールの尿中濃度が1,000ng/mℓを越えた場合はたんぱく同化剤陽性と見なす。

D. 利 尿 剤

禁止物質の種類（D）は，以下のようなものである。

アセタゾラミド，ブメタニド，クロルタリドン，エタクリン酸，フロセミド，ヒドロクロロチアジド，マンニトール*，マーサリル，スピロノラクトン，トリアムテレン…および関連物質

*静脈注射を禁止する。

E. ペプチドホルモン，類似物質およびその同族体

禁止物質の種類（E）は，以下のようなものおよびその同族体，類似物質である。

1．胎盤性性腺刺激ホルモン（hCG）男性の場合のみ禁止
2．下垂体性および合成性腺刺激ホルモン類（LH）男性の場合のみ禁止
3．コルチコトロピン類（ACTH，テトラコサクチド）
4．成長ホルモン（hGH）
5．インスリン様成長因子（IGF－1），およびこれらの全ての放出因子とその同族体
6．エリスロポエチン（EPO）
7．インスリン：インスリン依存性糖尿病の治療にのみ認められる。内分泌医またはチームドクターは，特定競技に先立ち，インスリン依存性糖尿病である旨を，関連する医事当局に書面で提出されなければならない。種類（E）に示した内因性ホルモンあるいはその識別マーカー（類）が競技者の尿中に異常な濃度で存在した場合には，それが単に生理的あるいは病的状態によるためであるとの決定的な証明がない限り違反が成立する。

Ⅱ．禁 止 方 法

次の方法は禁止されている。

1．血液ドーピング：あらかじめ競技者から血液を採取しておき，血液欠乏状態でトレーニングを行った選手に，全血，赤血球および／あるいは関連血液製剤を競技者に投与すること。
2．人工酸素運搬物質または血漿増量剤の投与。
3．薬理学的・化学的・物理的操作。

Ⅲ．ある特定状況下での禁止物質の種類

A. アルコール

当該責任組織が規則で要求する場合，エタノールの検査が行われる。

B. カンナビノイド類

当該責任組織が規程する場合，カンナビノイド類（マリファナ，ハシシュなど）の検査が行われる。オリンピック大会においてはカンナビノイド類の検査が行われる。11－ノルデルタ9－テトラヒドロカンナビロール－9－カルボン酸（カルボキシ－THC）の尿中濃度が15 μg/mℓを超えるとドーピングが成立する。

C. 局所麻酔剤

局所麻酔剤の注射は，以下の条件の下で認められる。

a.ブピバカイン，リドカイン，メピバカイン，プロカインなどは使用できるが，コカインは使用できない。血管収縮神経剤は，局所麻酔剤とともに使用できる。
b.局所および関節内注射のみに使用できる。
c.医学的に正当と認められる場合にのみ使用できる。

責任を有する当局が定める場合，本剤の服用が必要であることを証明する書面を提出すること。

D. 糖質コルチコステロイド

糖質コルチコステロイドの経口又は直腸経由での投与，静脈および筋肉注射による全身的使用は禁止する。

医学的に必要な場合，糖質コルチコステロイドの関節内または局所注射は認められる。

責任を有する当局が定める場合，本剤の服用が必要であることを証明する書面を提出すること。

E. β－遮断剤

β－遮断剤の例として，以下のようなものが挙げられる。

アセブトロール，アルプレノロール，アテノロール，ラベタロール，メトプロロール，ナドロール，オクスプレノロール，プロプラノロール，ソタロール…および関連物質

当該責任組織が定める場合にβ－遮断剤の検査が行われる。

（3）ドーピング検査

1）検査方法

ドーピング検査には，**競技会検査**と**競技会外検査**の2種類がある。競技会ドーピング検査は以下のような流れで進む。

① 通告：競技終了後，担当者から検査対象者へ通告

② 出頭：対象者は，決められた時間までにドーピング検査室に出頭。そのさい検査室には1人の付き添いが認められる。検査拒否はドーピング検査陽性とみなされる。

③ 採尿：採尿容器を選び，同性の係員の立ち会いのもと採尿

④ 分注・封印：検体容器を選び，尿をA・B2つの検体容器に分注し，封印

⑤ 薬物の申告：過去3日間以内に使用した薬物を申告

⑥ 署名：検査用紙の記載内容，手続きに問題がなかったことを確認し署名

競技会外検査は，トレーニング期間中の不正防止や競技者のクリーンさの証明のために，競技会とは関係なく事前通告なしに実施される。採尿などの手続きは競技会検査と基本的に同じである。検査される選手にとっては常に禁止物質を摂取しないよう注意が要求される一方で，ドーピングの抑止力につながる。

競技会では，**ドーピング・コントロール委員会**が組織され，クジなどによって無作為に検査対象となる選手が選出される。競技会外検査では，競技に参加するすべての選手が対象となりうるわけだが，例えば，国際水泳連盟では原則的にワールドランキング50位以内の選手を対象としている。また，世界記録を樹立した場合も検査対象となる。

2）検査が陽性になった場合の処分

JOCアンチ・ドーピング規程では，ドーピングが陽性と判定された場合（図10－3），日本代表選手の認定取り消し，およびJOCにかかわる事業への参加資格の停止といった制裁が競技者に下される。

① 最初の違反に対しては，2年間の資格停止

② 2度目の違反に対しては，永久に資格停止

また，競技者にドーピングを強要したり勧めたりした者，また競技者のドーピングを手助けしたり容認した者に対しても，上記の①，②を上限として必要な修正を加えて制裁が課される。競技団体によって制裁は異なる。

一方，IOCでは以下のような罰則が規定されている。

① エフェドリン，フェニルプロパノールアミン，プソイドエフェドリン，カフェイン，ストリキニーネおよび関連物質により陽性の場合（感冒薬などに含まれているものを誤って服用した場合）：初回は0～3ヵ月，2回目は2年間の資格停止，3回目は永久追放

② その他：初回は2年間の資格停止，2回目は永久追放

3）検査陽性例

IOCドーピング統計による検出薬物の内訳を図10－4に示した[15]。**たんぱく同化剤**，**β-刺激剤**，**興奮剤**が上位を占めている。このうちβ-刺激剤は気管支拡張

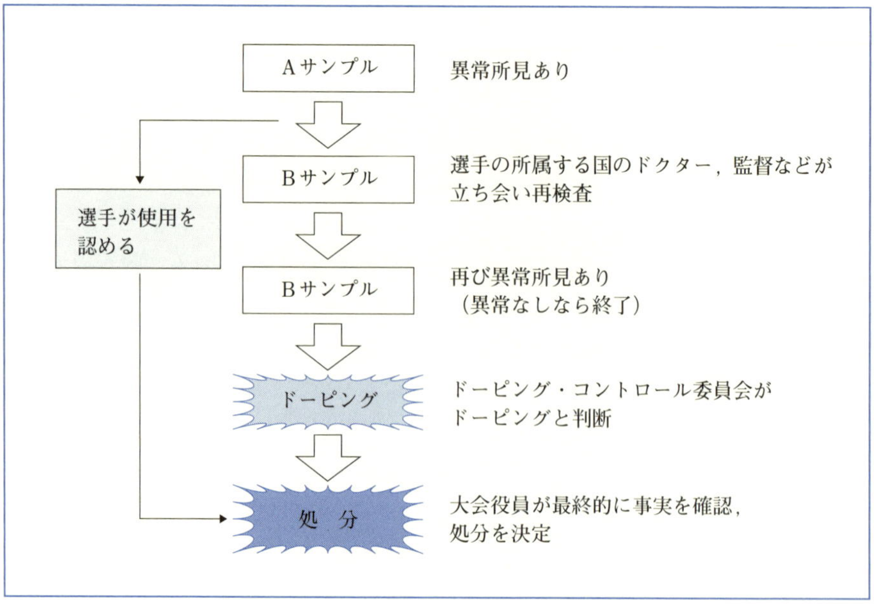

図10－3　ドーピング検査から処分まで

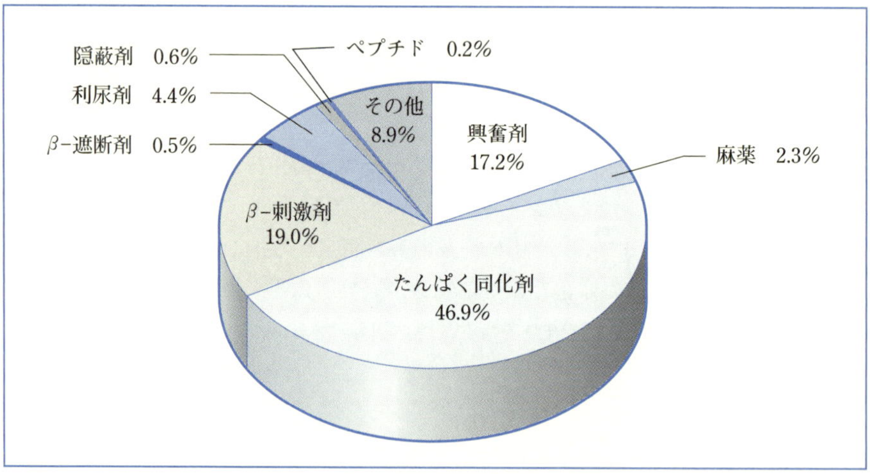

図10－4　1997年のIOCドーピング統計

資料）植木眞琴「スポーツにおける薬物・補助食品の使用とドーピングの最近の話題」[15]

剤として喘息の治療に用いられる医薬品であるが，IOC医事規定では全身的投与はたんぱく同化剤の使用とみなされている。つまり，7割近くがたんぱく同化剤ということになる。尿サンプルを分析できるのはIOC公認の分析機関だけである。世界では24施設，日本では（株）三菱化学ビーシーエルドーピング検査室（IOC Tokyo Laboratory）だけが認定されている。その東京ラボラトリーが実施した日本開催の国内大会・国際大会（外国人選手を含む）での競技会検査および競技会外検査による検出薬物の年次推移を図10－5に示す[15]。

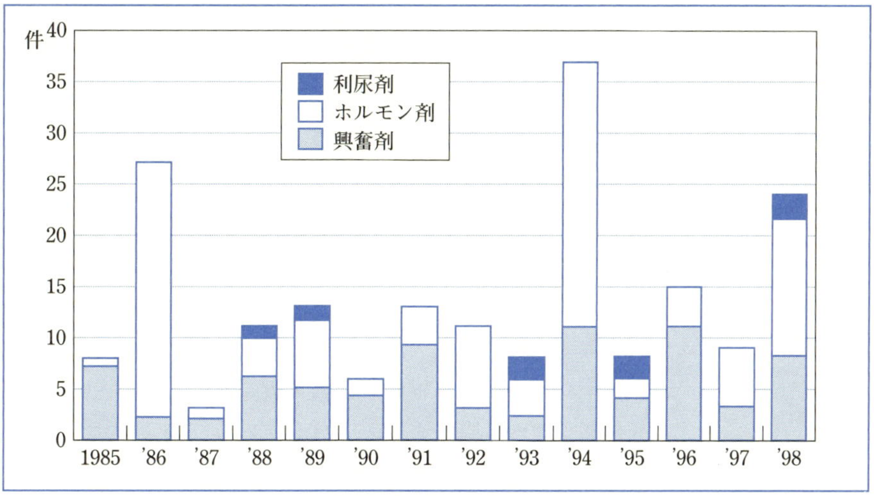

図10－5　検出薬物の年度推移（Tokyo Lab.）

資料）植木眞琴「スポーツにおける薬物・補助食品の使用とドーピングの最近の話題」[15)]

陽性数が多く発見されている年があるが，1994年は広島アジア大会において，当時判定基準が確立されていなかったジヒドロテストステロンをアジアオリンピック評議会医事委員会がドーピングとして毅然と対処したこと，1998年は，高分解能質量分析計ならびに炭素同位体比質量分析計の導入によるホルモン剤の検査法の進展が理由である[15)]。

IOCや各国の統計結果では，ドーピング検査によって２～３％の陽性反応が検出されている。

日本では，1986（昭和61）年～2000（平成12）年に国内競技会で検査された日本選手の陽性率は3.01％（51/1,693サンプル）であった。IOCの統計と同様，たんぱく同化ステロイド，テストステロン系が主で，興奮剤，利尿剤も使用されていた。ボディビルディング，自転車競技，陸上競技に違反者が多くみられた[14)]。

しかし，すべてが故意によるものばかりというわけでなく，感冒薬，特に漢方薬を服用したり，海外の栄養補助食品を使用してドーピング陽性判定を受けた例も多くみられる。市販の薬だけでなく，後述するように，海外の栄養補助食品を使用する際には成分の確認が必須である。

栄養補助食品の利用に伴う陽性の検出例は世界的にも問題となっている。英国の一流陸上選手が，ナンドロロン（たんぱく同化ステロイド）の検出でドーピングと判定され大きな物議をかもしたが，これは補助食品として摂取したクレアチンがナンドロロンで汚染されており，それを知らずに摂取したためと説明された。

日本は医薬品行政が発達しており，問題になっているようなホルモン成分を含有する不正な食品は販売できない。一方，米国では1994年，“Diary Supplement Health and Education”の改正による栄養補助食品の規制緩和に伴い，医薬品の許可なしで男性ホルモンの前駆体やたんぱく同化ステロイドの代用薬品が市販されるようになった。

また，海外で販売されている生薬的なものの中には，その含有成分の大部分が明らかになっていないものもある。寄せられた電話相談事例を分析した米国の中毒情報センターからの報告[16]では，健康食品やサプリメントが原因と考えられる症状のうち約3割が死亡，呼吸不全，けいれんなどの深刻な症状であった。使用理由として，病気の治療（35％），ダイエット（14％），運動能力の向上（10％），睡眠補助（10％）などがあげられていた。

サプリメント，エルゴジェニックエイドの利用が普及しているが，不注意でドーピングの汚名をこうむることのないよう，海外での入手品，個人あるいは輸入代行業者を通した輸入品，許可前の試供品には安易に手を出さず，海外のものを利用する場合は，日本政府の輸入販売許可を取っている製品を国内の信頼できる正規代理店から購入すべきである。

3．アンチ・ドーピング教育

（1）アンチ・ドーピング活動

IOCは1980年代からオリンピック・ムーブメントの中で，**アンチ・ドーピング活動**を重要視してきた。1999（平成11）年11月には，IOCの提唱により，スポーツ界の代表と政府代表により構成される国際的な機構である**世界アンチ・ドーピング機構**が設立されている。

また，スポーツ先進国とよばれる国々では，国民の健康スポーツの推進や競技選手の強化に力をいれるだけではなく，アンチ・ドーピング活動の水準・体制を整え，スポーツ界のクリーン化ならびにアンチ・ドーピング活動を積極的に進めている。また各国と協力・連携し，国際協力体制の確立にも大きく寄与している。

日本においてもアンチ・ドーピングの取り組みがなされている。1997（平成9）年5月からJOCアンチ・ドーピング規程が施行された。JOCアンチ・ドーピング委員会が編集したアンチ・ドーピング・ガイドブック（1999年，非売品）による教育・啓蒙活動も広く行われている。2001（平成13）年9月には文部科学省より設立許可を受け，同年10月に**（財）日本アンチ・ドーピング機構（Japan Anti - Doping Agency：JADA）**が設立された。JADAはアンチ・ドーピングに関する活動を競技者の人権および健康に配慮しつつ推進し，もってスポーツの健全な発展を図ることを目的とした活動を展開している。

スポーツ先進国であるオーストラリアの例を紹介する[17]。オーストラリアでは政府の独立機関であるAustralian Sports Drug Agency（ASDA）が，スポーツ界の監視と総合的なアンチ・ドーピング活動を担っている。その主な任務は薬物検査の実施，スポーツ選手，スポーツ医学関係者など選手のサポートスタッフを対象とした包括的な教育プログラムの組織と実施，アンチ・ドーピング活動を行う団体のサポート，諸外国との協力・連携，ドーピングに関する研究助成などである。先に述べたドーピング検査では，薬物使用防止の効果が大きいという観点から，通告なしで実施される競技会外検査に積極的に取り組んでいる。

(2) アンチ・ドーピング教育活動

先にも述べたように，オーストラリアではASDAがアンチ・ドーピング教育活動を積極的に展開している。一流選手以外の選手も教育活動の対象としており，教育省と協力して，スポーツに興味がありスポーツにかかわる若者を対象に学校の保健体育の授業を利用した教育が実施されている。

教師を対象としたドーピング問題についての教育の実施や教育用資料の提供，テレフォン・ホットラインなどの開設やハンドブックによる情報サービス，スポーツ団体のコーチや運営者を対象とした教育による環境整備，有名選手を起用したメディアなどでの「不正をなくそう」キャンペーンなどが実施されている。

日本においてもJOCだけでなく，競技団体ごとにアンチ・ドーピング活動を行っている。その一環として，日本水泳連盟では1996（平成８）年，日本選手権競泳競技大会（312名）および日本高等学校選手権競泳競技大会（1,382名）に参加した全選手を対象とし，大会前２週間に使用したすべての薬物・栄養補助剤・健康食品などを調査した[18]。その結果，日本選手権では97.4％，高校総体では54.8％の選手がなんらかの薬物・栄養補助剤を摂っていたことが明らかとなった。

図10－６はその使用状況を示したものだが，日本選手権では52.6％，高校総体では23.8％の選手が当時のドーピング禁止物質となっているカフェインを含む滋養強壮・ドリンク剤，カフェインや興奮剤を含む感冒薬を使用していた。何らかの薬物に頼る姿勢がみられる一方で，ドーピングに関する知識が不足していると考えられる。図10－６によると高校生の利用頻度はまだ少ない。若い選手に対し，安易に医薬品に頼る傾向がでてくる前に，アンチ・ドーピングの理念やドーピング・コントロールに関する知識の啓蒙活動が必要である[18]。

インターネット情報源

ドーピングに関しては，以下のサイトから最新の情報が得られる。

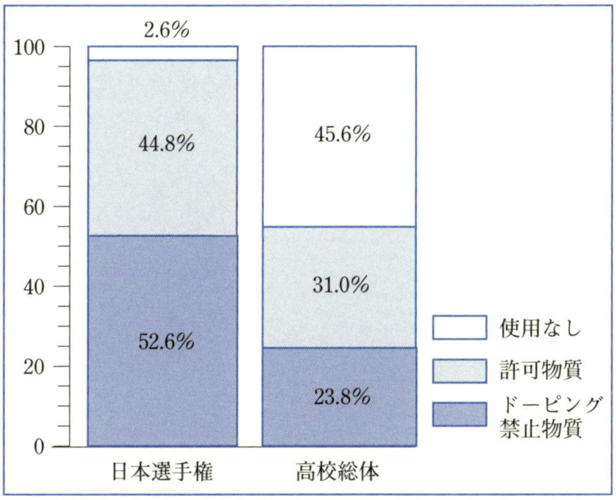

図10－６　薬物・栄養補助剤などの使用状況

資料）太田（福島）美穂ら「一流選手の薬物・栄養補助剤使用の実態およびアンチ・ドーピング対策の検討」[15]

- 国際オリンピック委員会
  http://www.olympic.org
- （財）日本オリンピック委員会
  http://www.joc.or.jp/index.asp
- World Anti - Doping Agency（WADA）
  http://www.wada-ama.org/en/t1.asp
- （財）日本アンチ・ドーピング機構
  （Japan Anti - Doping Agency : JADA）
  http://www.anti-doping.or.jp
- 国立スポーツ科学センター
  （Japan Institute of Sports Sciences）
  http://www.jiss.ntgk.go.jp
- おくすり110番―ドーピング禁止薬物
  http://www.okusuri110.com/kinki/doping/doping.html

【参考文献】

1) Nutrition and athletic performance “Position of the American Dietetic Association, Dietitians of Canada, and the American College of Sports Medicine” J Am Diet Assoc, 100, pp1543－1556, 2000
2) Maughanら編“Food, Nutrition & Sports Performance Ⅱ: The IOC Consensus Conference on Sports Nutrition” Routledge, 2004
3) 健康・栄養情報研究会編『第六次改定　日本人の栄養所要量―食事摂取基準』第一出版，1999
4) (財)日本体育協会スポーツ医・科学専門委員会監修，小林修平編集『アスリートのための栄養・食事ガイド』第一出版，2001
5) 栄養学レビュー編集委員会編『運動と栄養―健康増進と競技力向上のために―』建帛社，1997
6) 樋口　満編，池本真二・岡村浩嗣・川野　因・甲田道子・鈴木志保子・田口素子・吉武　裕著『コンディショニングとパフォーマンス向上のスポーツ栄養学』市村出版，2001
7) トレーニング科学研究会編『競技力向上のスポーツ栄養学』朝倉書店，2001
8) 池本真二・稲山貴代編『食事と健康の科学―食べること<食育>を考える』建帛社，2006
9) 埼玉県スポーツ科学委員会監修，稲山貴代・鈴木久乃著『アスリートのための食事ガイドブック』(財)埼玉県体育協会，2002
10) Sherman WM, Costill DL, Fink WJ, Miller JM. “Effect of exercise - diet manipulation on muscle glycogen and its subsequent utilzation during performance.” Int J Sports Med, 2, pp114－118, 1981
11) 小林修平「サプリメントの現状　エルゴジェニックエイドの現状」『臨床スポーツ医学』19，pp1117－1120，文光堂，2002
12) M.H.Williams “The Ergogenics Edge” Human Kinetics, 1997
13) 棚田成紀・松本和興監訳，鈴木和春・今木雅英・中村武夫・上原万里子・稲山貴代・青地克頼訳『パフォーマンス向上のためのスポーツ栄養』(原書：BucciL “Nutrientsas Ergogenic Aidsfor Sports and Exercise” 1993)，保健同人社，1998
14) 黒田善雄「スポーツと薬物ーとくに近代スポーツにおけるドーピングとアンチ・ドーピング活動について」『臨床スポーツ医学』19，pp544－554，2002
15) 植木眞琴「スポーツにおける薬物・補助食品の使用とドーピングの最近の話題」『体力科学』49，pp36－39，日本体力医学会，2000
16) Palmer ME, Haller C, McKinney PE, Klein - Schwartz W, Tschirgi A, Smolinske SC,Woolf A, Sprague BM, Ko R, Everson G, Nelson LS, Dodd - Butera T, Bartlett WD, Landzberg BR. “Adverse events associated with dietary supplements” an observational study, Lancet, 361, pp101－106, 2003
17) 臨床スポーツ医学座談会記録「オーストラリアにおけるアンチ・ドーピング・ムーブメントの現状」『臨床スポーツ医学』15，pp871－881，1998
18) 太田(福島)美穂・武藤芳照・鈴木　紅・高杉紳一郎・安田幸一郎・江夏亜希子「一流選手の薬物・栄養補助剤使用の実態およびアンチ・ドーピング対策の検討」『臨床スポーツ医学』16，pp347－351，文光堂，1999
19) 下村吉治『スポーツと健康の栄養学』ナップ，2002
20) 厚生労働省『日本人の食事摂取基準（2005年版）』2004

…第11章…

栄養・運動と健康増進

＜学習のポイント＞

1．栄養・運動は，体づくりに必須な現象であり，健康増進のための主要な要素である。

2．健康と体力は共通部分のある概念であり，最近の疫学調査成績より，行動体力指標の最大酸素摂取量と生活習慣病のリスクファクターとの間に逆相関がみられ，健康と体力の間に密接な関係が認められる。

3．体重調節は，適正体重の維持のために必須の課題であり，生活習慣病の予防の観点からも極めて重要である。

4．やせおよび肥満の改善指導において，エネルギー所要量を満たす消費エネルギー量に見合った摂取エネルギーを確保するエネルギー出納バランス指導と，行動変容をもたらす健康運動栄養教育が必要である。

5．心疾患，脳血管疾患などの循環器病の病因となる動脈硬化および高血圧，糖尿病，骨粗鬆症は，栄養・運動と密接な因果関係がみられ，生活習慣病および老化の予防にかかわっている。

6．栄養と運動関連の健康増進施策について，「健康日本21」中間評価における暫定直近実績値を踏まえ，今後の生活習慣病対策の基本的な考え方を示した。また動脈硬化の予防に，メタボリックシンドロームは重要な意義をもっている。

1．体づくり

ここでいう**体づくり**は単なる体づくりだけでなく，広義には体力づくり，健康づくりをも含む。ヒトの体は約60％の水，約34％の有機性成分，残り約６％の無機性成分から構成されている。ヒトは生まれ，成長し，活動するために外界から必要な栄養素を取り入れ，それによってエネルギーを獲得し，代謝によって生じた生体成分をもって体をつくり，不要な成分を体外に排出している。この現象が**栄養**である。また，ヒトはその獲得したエネルギーで生活のために活動し，その活動代謝によって生体成分を適性に保持し，体をつくっている。この現象が運動である。したがって，栄養も運動も体づくりに必須な現象であり，健康増進のための主要な要素となる。

（1）体づくりと体力

体づくりと**体力**は非常に密接な関係にあるといえる。ヒトの体は約60兆個の細胞から成るといわれている。そしてそれらの細胞は主としてたんぱく質，少量の複合脂質，さらに少量の複合多糖類から構成された**オルガネラ（細胞内小器官）**と**原形質**からなる。細胞は集合して組織をつくり，組織は集合して器官をつくり，器官が集合して体をつくっている。

オルガネラ，細胞，組織，器官，個体にはそれぞれ順次，高次な機能を有する。そして，これらの機能を総合したものが体力であるといえる。したがって，栄養と運動は体をつくり体力を維持し増強する。

（2）体力の定義

体力は，福田や猪飼らの定義によれば，「人間の生存と活動の基礎をなす身体的および精神的能力」，さらには，「ストレスに抗して耐えていく抵抗力と積極的に仕事をしていく作業力を合わせたもの」としている。一般に，前者は「**防衛体力**」，後者は「**行動体力**」といわれている。図11－１には猪飼による体力の構成要素と，行動体力と防衛体力の相互関係（構造）を示した。体力は，身体的要素と精神的要素からなり，それらの要素は，それぞれ行動体力と防衛体力からなる。

1）行動体力

身体的要素および精神的要素の行動体力は，身体面および精神面において活動の基礎となる体力で，積極的に外界に働きかけて作業や運動を遂行する能力であり，身体的要素として筋力，敏捷性，スピード，平衡性，協応性，持久性，柔軟性などがあり，精神的要素として意志力，判断力，意欲などがある。近年，その重要性が注目されている全身持久力または心肺持久力の評価指標としての最大酸素摂取量は，身体的要素の行動体力であるといえる。

2）防衛体力

一方，身体的要素および精神的要素の防衛体力は，身体面および精神面におい

(1) 体力の構成

- 体　力
  - 身体的要素
    - 防衛体力
      - 形態……器官・組織の構造
      - 機能……身体的ストレスに対する抵抗力（適応性・免疫性など）
    - 行動体力
      - 形態……身体の構造（体格・姿勢など）
      - 機能……身体的作業能力（狭義の体力）
        - 能力・敏捷性・持久性・パワー・平衡性・協応性・柔軟性
  - 精神的要素
    - 防衛体力……精神的ストレスに対する抵抗力（適応性）
    - 行動体力……精神的作業能力（狭義の体力）
      - 意志力
      - 判断力
      - 意欲

(2) 行動体力（太い矢印）**と防衛体力**（細い矢印）**の構造**

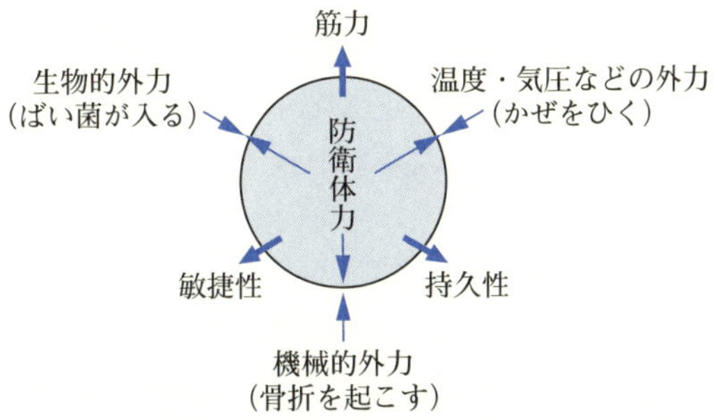

図11－1　体力の構成(1)**と行動体力と防衛体力の相互関係**(2)

注）一般的な体力は，身体的作業能力のことであり，狭義な体力とされる。
資料）郡司篤晃他編著『身体活動と不活動の健康影響』p.44，第一出版

て生存の基礎となる体力で，外界のストレスに打ち勝って健康を維持する能力であり，身体的要素として免疫機能，体温調節機能，適応（恒常性維持機能）などがあり，精神的要素として精神的ストレスに対する抵抗性がある。

また，身体的要素の行動体力には形態面としての体格・姿勢が，防衛体力には構造面としての器官・組織の構造が体力構成要素として重要であることはいうまでもないことである。

(3) 健康と体力の関係

WHO（世界保健機関）憲章の中で，**健康**を次のように定義している。「健康とは，肉体的，精神的並びに社会的に完全に良好な動的な状態であって，単に疾病でないとか，虚弱でないとかというのではない。」と，「健康」とは良好な動的状態を継続・維持することであるとしている。一方，体力は，前述のように「人間の生存と活動の基礎をなす身体的および精神的能力」とされ，身体面，精神面で良好な動的な状態を維持・継続する「健康」と，生存と活動の基礎をなす能力である「体力」にはかなり共通部分がある概念であるといえる。

多数の横断的な疫学的調査によれば，行動体力の全身持久力の評価指標である

表11－1　最大酸素摂取量（$\dot{V}o_2max$）と中年層の生活習慣病リスクファクターとの関連性

項目	$\dot{V}o_2max$との相関関係		項目	$\dot{V}o_2max$との相関関係	
	男	女		男	女
体脂肪率	－0.511***	－0.497***	HDLコレステロール/総コレステロール	0.086	0.260**
トリグリセリド値	－0.082	－0.244**	収縮期血圧	－0.257*	－0.396***
総コレステロール値	－0.124	－0.143*	拡張期血圧	－0.255*	－0.370***
HDLコレステロール値	0.064	0.131*	平均血圧	－0.279**	0.406***

注）***P＜0.1％　**P＜1％　*＜5％
進藤宗洋らによる。男71人，女226人。
資料）小林修平編著『栄養学講座　運動生理学』p.121，光生館

最大酸素摂取量と安静時血圧，肥満度，血漿トリグリセリド値，総コレステロール値，動脈硬化指数などの主要な生活習慣病のリスクファクターと逆相関が認められる（表11－1）。また，報告例が少ないが，運動指導実施後にこれらの生活習慣病のリスクファクターの改善をみていることより，健康と体力の間に密接な関係があることがわかっている。

（4）栄養と体力の関係

栄養と体力の関係については一般的には密接な関係があると考えられているものである。食事により摂取された栄養素は新陳代謝によりヒトの体成分となり体格を構成し行動体力を増強する。一方，同様に摂取され代謝された体成分は細胞レベル，組織レベル，器官レベルの構造を構成し防衛体力を増強する。

したがって，栄養と体力の関係は密接であると考えられるが，意外と実験報告は少ない。ここでも，行動体力の評価指標として**最大酸素摂取量**と栄養素摂取の関係をみてみる。

まず，急性の断食や飢餓による最大酸素摂取量の変動に関する研究では，Henschelらの研究が有名である。4日間の断食とその間の歩行およびランニングを主体とした運動を負荷したとき，最大酸素摂取量は，3.46 ℓ/minから3.19 ℓ/minに低下し，食物摂取を再開した5日目には，3.38 ℓ/minまで回復したことを報告している。

さらに，Barac - Neitoらはコロンビヤの農村住民を対象に，栄養状態の不良のグループ，普通のグループおよび適切なグループの3つのグループの最大酸素摂取量を比較検討した結果，それぞれ24.5 mℓ/kg/min，34.5 mℓ/kg/min，41.7 mℓ/kg/minとなり，3つのグループ間に有意な差が認められたこと，その差の主な原因は，**血中ヘモグロビン量**などの酸素運搬能力の差と，活動筋量の酸素消費能の差によるものと考えられこと，すなわち慢性的な栄養失調によって最大酸素摂取量が左右されることが示唆されることを報告している。

また，日本人青年女性における最大酸素摂取量低値群が高値群に比べて，エネルギー摂取量，脂質摂取量および炭水化物摂取量が有意に低値を示しており，極端な栄養失調の場合でなくても摂取栄養量の影響を受けることが認められたと筆者らは報告している。

一方，大豆や野菜などに含まれる抗酸化物質や抗酸化ビタミンが活性酸素を消去することによって防衛体力の免疫機能を改善することが報告されている。

以上により，現代人においても慢性的な栄養不足状態を示すダイエット中の青年女性，要支援・要介護高齢者および体内栄養状態が低下している糖尿病患者などが行動体力を減退させている可能性があるものと考えられる。いずれにしても後述する「運動」が体力に与える効果は，速効性であるが運動の習慣化ができない場合は一時的であるのに対して，「栄養」が体力に与える効果は，毎日食事として摂取するので遅効性であるが持続性があるという特徴がみられ，健康に及ぼす影響も大きいことになる。

（5）運動と体力

1）運動の習慣化

運動は身体を動かすことによって，心臓・肺・血管などの呼吸循環系，筋肉・骨格系，中枢神経系など生理機能をより良い状態に維持し，細胞における栄養素

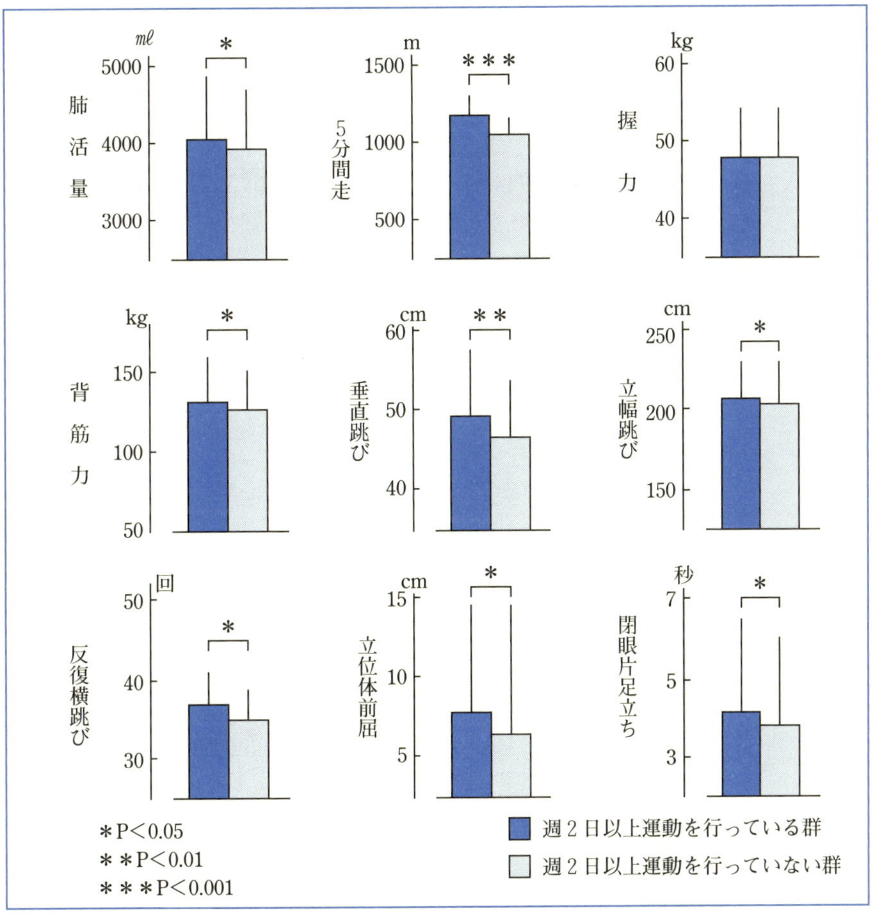

図11－2　運動実施の頻度と体力測定結果（山田哲雄ほか）

資料）高橋徹三・山田哲雄『新栄養士課程講座　運動生理学』p.107，建帛社

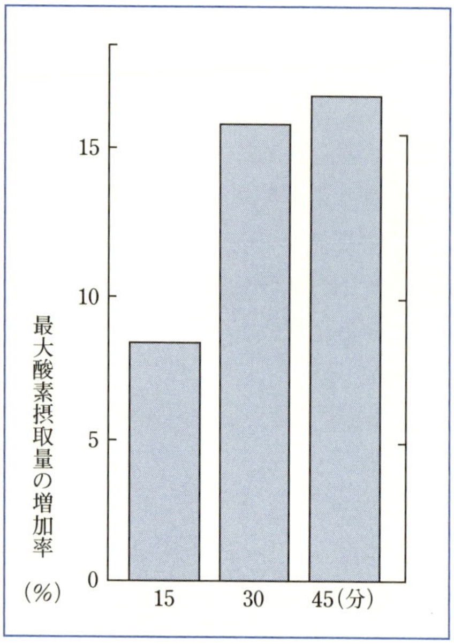

図11－3　運動の継続時間別のトレーニング効果（Pollock et al，1978）

資料）『健康運動実践指導者用テキスト－健康運動指導の手引き　改訂第２版』p.66，（財）健康・体力づくり事業団

の円滑な代謝機能を保持し，体力の維持・向上を図ることができる。したがって，健康増進のためには適度の運動を行うことは不可欠であり，加えて適切な強度，時間，頻度による運動の習慣化が必要である。

図11－２には山田らが報告している運動実施の頻度と体力測定結果の関係を示した。週２日以上運動を実施しているグループは実施していないグループに比べて，５分間走（全身持久力），背筋力（筋力），垂直跳び（筋瞬発力），立幅跳び（筋瞬発力），反復横跳び（敏捷性），立位体前屈（柔軟性），閉眼片足立ち（平衡性）の体力測定項目ですぐれており，なかでも行動体力要因の全身持久力を測定する項目の５分間走が統計的に差異が顕著であるという結果が得られている。

２）最大酸素摂取量

さて，行動体力の全身持久力の評価指標である**最大酸素摂取量**は**有酸素運動トレーニング**により増大する。この場合，鍛錬者は非鍛錬者に比べて強い運動強度が必要であることが知られている。Pollockらの報告では運動の継続時間別のトレーニング効果について（図11－３），運動継続時間15分，30分，45分を比べた場合，運動継続時間30分以上が15分に比べて最大酸素摂取量の増加率が倍増している。また，運動頻度と最大酸素摂取量の伸び（図11－４）について，運動頻度が週１日，週３日，週５日を比べた場合，運動頻度が高いほど最大酸素摂取量の伸びが大きかった。以上のように，適

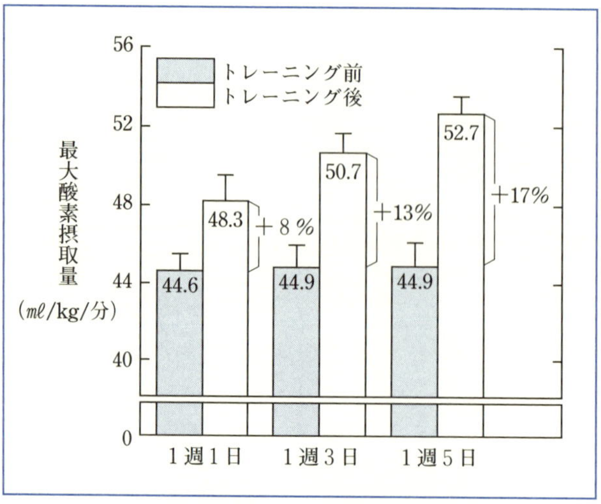

図11－４　運動頻度と最大酸素摂取量の伸び
（Pollock et al，1979）

資料）『健康運動実践指導者用テキスト－健康運動指導の手引き　改訂第２版』p.67，（財）健康・体力づくり事業団

切な運動強度，運動継続時間および運動頻度の三条件を満たす運動習慣は体力を効果的に増大させる。

2. 体重調節

「健康日本21」の栄養・食生活領域の栄養状態レベルの第1目標において，**適性体重**を維持している人を増やすこと，知識・態度・行動レベルの第1目標において自分の適性体重を認識し，体重コントロール（調節）を実践している人を増やすこと，また第5目標において自分の適性体重を維持することのできる食事量を理解している人を増やすことについて，体重の維持・調節に関して計3目標を取り上げている。

ここでの適性体重の維持することは**体重調節**の結果である。重要な点は，体重調節を実践し適性体重を維持することであり，このことが栄養・食生活領域全体の最終到達目標であり，好ましい栄養状態を実現するモデルとなっている。したがって，体重調節は現代日本人にとって非常に重要な課題であることを意味している。

しかし，ほとんどすべての生活習慣病のリスクファクターとなっている**肥満**の問題，さらにダイエットを指向する青年女性と慢性的なエネルギーおよび栄養素摂取不足による要支援・要介護高齢者の**やせ**の問題は，今日に至るまで解決していない現状をみるとき，これらの目標への到達は決して易しくはないことである。

（1）エネルギー出納バランス

人の身体は日々の食事によりエネルギー源である食物を摂取して，それを分解してエネルギーを獲得している。そして，獲得したエネルギーを利用して生活のために身体を動かし生命活動を行っている。このようにヒトは日々エネルギーを摂取し，日々エネルギーを消費している。これらエネルギー摂取とエネルギー消費のバランスが**エネルギー出納バランス**である。

摂取が消費に比べて多い（過食）場合，または消費が摂取に比べて少ない（運動不足）場合は，正の出納になりエネルギー摂取過剰で体重は増加し，長期に継続するとき肥満となる。反対に摂取が消費に比べて少ない（小食）場合または消費が摂取に比べて多い（運動過剰）の場合は，負の出納となりエネルギー摂取不足で体重は減少し，長期に継続するときにやせとなる。そして肥満とやせの度合いはその食事量と運動量の量的バランスと継続時間による。

一方，エネルギー出納バランスがそのヒトのエネルギー所要量以下の低い水準で維持されている場合とエネルギー所要量以上の高い水準で維持されている場合とでは個体としての体力は異なる。エネルギー出納バランスの低水準での維持は個体レベルから細胞レベルまでその代謝・生理機能を停滞させ体力を減弱し，高水準での維持は同様なレベルにおいて代謝・生理機能を亢進させ体力を増強する。

（2）消費エネルギー

「第五次改定　日本人の栄養所要量」まで，人が消費するエネルギーの算出式は，A＝B＋Bx＋A/10であらわされ，エネルギー所要量の算出式として用いられてきた。Bは基礎代謝量，Bxは活動代謝量，A/10は総消費エネルギーの10％に当たる食事摂取によって亢進する**熱産生量**で**SDA**（特異動的作用）または**DIT**（Diet - Induced Thermogenesis：食事誘発性熱産生）とよばれるものである。

しかし，「第六次改定　日本人の栄養所要量－食事摂取基準」ではエネルギー所要量の算出式はDITを活動代謝に含め加算しないこととなったが，DITが消費エネルギーの一部を占めることは事実である。また，筋肉運動後における熱産生も無視できない。

最近，骨格筋ミトコンドリア外膜に存在し，熱産生にかかわる**脱共役たんぱく質（Un - Coupling Protein：UCP）**の存在が確認されている。

なお，DITは体脂肪率と負の相関性を示すことが知られており，体脂肪率の高い者（肥満者）ほどDITが少ない可能性があり，ますます肥満者の肥満が進行することになる。また，骨格筋を収縮させない運動不足の者ほど，UCPによる熱産生が少なくなり，運動不足者の肥満も進行することになる。

（3）摂取エネルギーとやせの改善指導

前述したダイエットを指向する青年女性と要支援・要介護高齢者の**やせの問題**は，体重調節を実施し適性体重を維持することにおけるもうひとつの問題である。これらの階層の人々に対する必要な指導は，エネルギー所要量を満たす消費エネルギー量に見合った摂取エネルギー量をエネルギー源栄養素から適正なPFC比で確保することであり，また，摂取エネルギーと同様に不足しているビタミンやミネラルを，それらの所要量－食事摂取基準を充足する栄養バランスの取れた食事により確保することである。

やせを解消するためのエネルギー摂取指導は，肥満を解消するためのエネルギー消費指導と同様に困難な課題が多い。やせの人には食欲がないという身体的側面だけでなく，食べたくないという精神的・心理的側面の問題をも含み，知識・態度・行動レベルからの栄養指導・栄養教育が必要であり，特別な場合では栄養カウンセリングの必要もある。また，個人差はあるが，運動実施によりお腹を減らし，食欲を亢進させ摂取エネルギー量を増やす試みも必要である。

（4）肥満の改善指導

1）3つの方法

生活習慣病の予防のためにはそのリスクファクターである肥満を改善することは重要なことである。**肥満の改善**のためにはエネルギー出納バランスを負にすることである。それには3通りの方法がある。

第1は消費エネルギー（運動）量を増やして摂取エネルギー（食事）量を変えない方法，第2は摂取エネルギー（食事）量を減らして消費エネルギー（運動）

量を変えない方法，第3は摂取エネルギー（食事）量を減らし，消費エネルギー（運動）量を増やす方法である。

第1と第2の方法は，肥満の改善のために食事量と運動量の一方を変えずにもう一方を変えようとするものであり，第3は食事量も運動量も変えようとするものである。

第1の方法は運動実施量が多く継続実施が困難であり，第2の方法は食事制限量が多く継続実施が困難であり，体脂肪だけでなく骨格筋を萎縮させ**除脂肪体重**を減少させるので好ましくない。第3の方法は適度な運動実施量と食事制限量からなり，体脂肪を燃焼し除脂肪体重を増加させる効果的な体重調節の方法である。

2）食事・運動指導

したがって肥満の改善指導は，エネルギー摂取指導（食事制限）とエネルギー消費指導（運動実施）を合わせて行うために，食事・運動指導を伴う栄養指導・栄養教育が必要である。また，これに加えて運動の継続実施または運動の習慣化のための，知識・態度・行動レベルからの運動指導・運動教育も必要である。

（5）運動による体重調節の効果

鈴木らは，軽度肥満男性9例を対象にして，運動療法と食事療法との効果の相違を比較した結果，非運動群は1日1,000kcalの食事摂取のみであり，運動群は1,650kcal/日の軽度の制限をした食事摂取と2時間/日のトレッドミル運動を行った

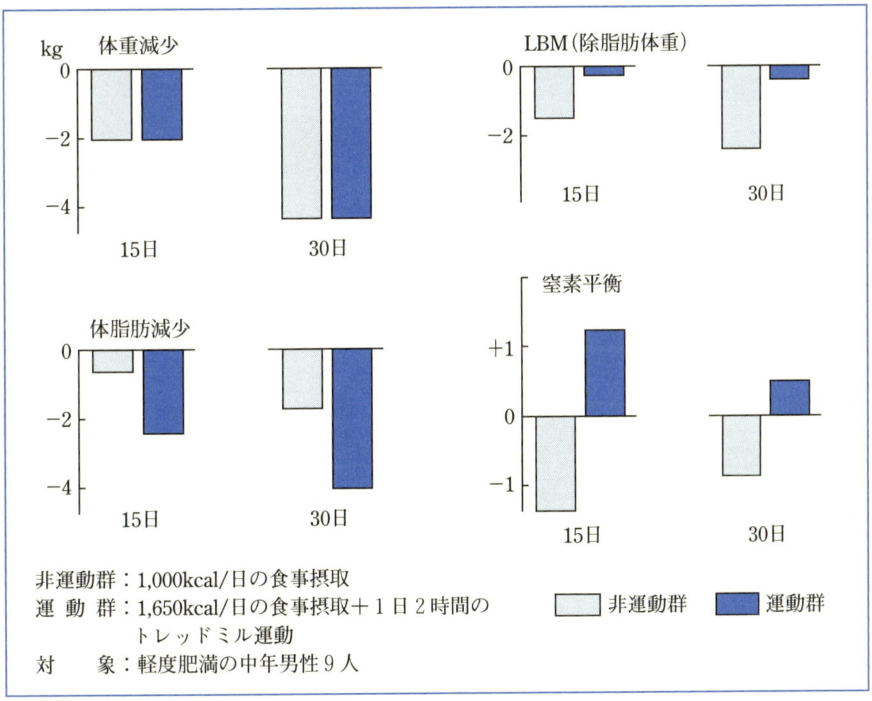

図11－5　肥満に対する運動の効果（鈴木ら）

資料）鈴木慎次郎他「肥満治療のための運動と栄養の処方に関する研究」『体育科学』p.31-38，1976

ものである。15日経過と30日経過とで両群間での比較を行った。その結果，非運動群（1,000kcal食事制限のみ）に比較して，運動群（1,650kcal軽度の食事制限および運動実施）の方が除脂肪体重の減少が小さく，体脂肪量の減少が大きく，理想的な肥満改善が起こっていた（図11－5）。このように運動は，筋肉を維持し，体脂肪量を減少させる効果が認められる。

（6）運動による体重調節の有用性

田中は**運動による体重調節**の有用性について，次のように述べている。

第1に，除脂肪体重が維持できること，第2に，運動により心臓血管系の機能が高められ，動脈硬化性の疾患の予防につながること，第3に，食事制限が苦痛を伴うのに対して，運動はレジャーとして楽しめること，第4に食事制限によるビタミン・ミネラル不足になる心配があるが運動にはその心配がないこと（図11－6），第5に，トレーニングの積み重ねで太りにくい身体につくり変えることができるとしている。

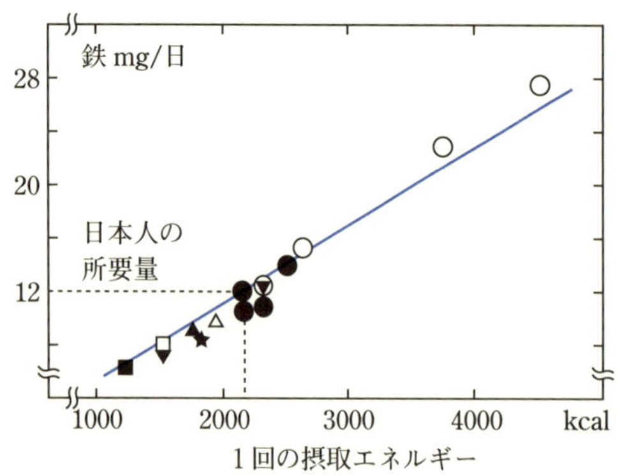

毎日の摂取エネルギー量と，鉄の摂取量との関係。減食すると必要なミネラルやビタミンが所要量に満たなくなる危険が大である。

図11－6　1日のエネルギーと鉄の摂取量
（ブリックス）
資料）橋本勲他編著『新エスカシリーズ　運動生理学』p.135，同文書院

図11－7には最大酸素摂取量とDITの関係を示した。トレーニングにより活性組織量を増加させ，最大酸素摂取量を高めるならDITを増大させ，基礎代謝量を増加させる可能性がある。

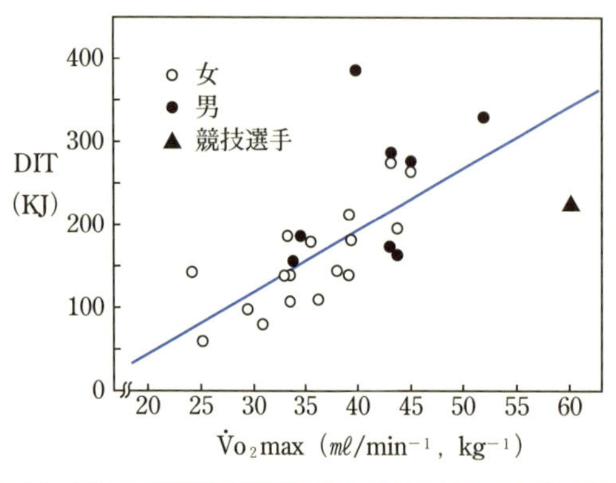

図11－7　最大酸素摂取量とDIT（食餌誘発性熱産生）
（デービスら）
資料）橋本勲他編著『新エスカシリーズ　運動生理学』p.135，同文書院

（7）運動と食欲

運動は消費エネルギー量を高めることができるが，かえって**食欲**が亢進して食べ過ぎて摂取エネルギー量を消費エネルギー以上に増やしてしまう可能性があるのではないか，という疑問が出てくる。

1）まったく運動をしない群と行う群

この点についてMeyerらはラットを用いた実験により報告している（図11－8）。この報告ではまったく運動しない群と運動時間を1日20分から8時間までのスローペースのランニングを行う群について摂取エネルギー量と体重を比較している。

1日20分，40分，1時間のトレーニング群の摂取エネルギー量は非運動群より低いだけでなく，トレーニング時間が長くなるにしたがって低くなっている。体重も1時間トレーニング群が最も低い。1時間以上のトレーニング群で

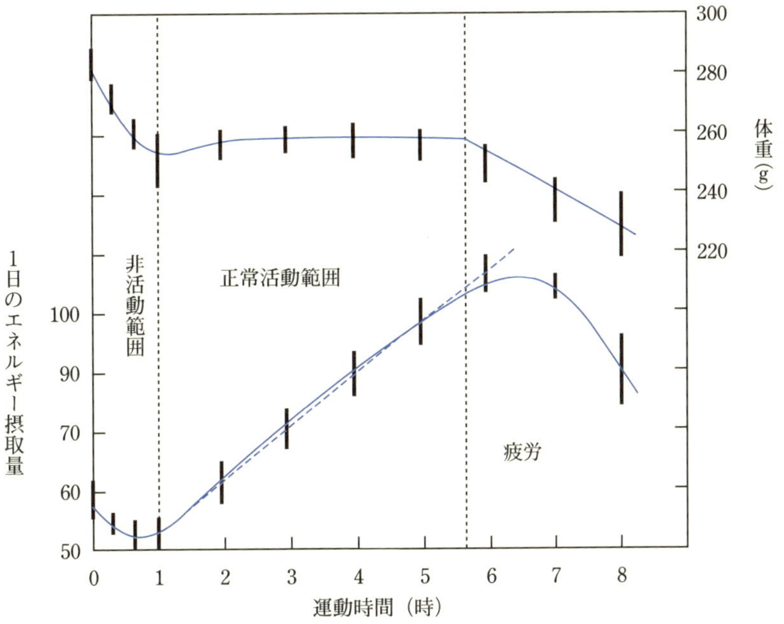

図11－8　運動時間と自由摂取エネルギー量および体重の関係（ラットの実験　メイヤー）
資料）橋本勲他編著『新エスカシリーズ　運動生理学』p.136，同文書院

はトレーニング時間に比例して摂取エネルギー量は増加しているが，体重は1時間群と同じ水準であった。

このような結果から，運動により必要以上に食欲が亢進しないことがわかる。Meyerらはヒトに対しても同様な効果を得ている。

2）非運動群のエネルギー出納バランス

これより，田中らは，ある程度の運動をしている場合は食欲にまかせて食べても摂取エネルギー量は消費エネルギー量を上まわる心配は少ないが，一方，**非運動群**が食欲にまかせて食べれば，エネルギー出納バランスが正になる可能性が高いことを指摘している。

3．生活習慣病と老化の予防

生活習慣病とは食習慣，運動習慣，休養，喫煙，飲酒などの生活習慣がその発症，進行に関与する疾患群をいい，がん，心疾患，脳血管疾患，糖尿病，高血圧性疾患，高脂血症，肥満症，アルコール性肝疾患，骨粗鬆症，高尿酸血症などが含まれる。

従来，「加齢」という要素に注目して用いられた「成人病」を，「生活習慣」という要素でとらえ直して1996（平成8）年より「生活習慣病」が用いられており，生活習慣の改善により「生活習慣病」を予防することができることを暗に示している。したがって適正な食習慣と運動習慣は，適正な栄養状態を維持し生活習慣病を予防することができる。

一方，適正な食習慣と運動習慣は，加齢に伴う身体および精神の不可逆的，必然的に進行する分子生物学的，生理的，形態学的な衰退現象である老化をある程度遅らせ，また限定された意味において**老化を予防**することができる。

（1）栄養・運動と動脈硬化

1）動脈硬化の成因

動脈硬化の成因は，最近の分子生物学の進歩により解明されてきた。血管内皮細胞，血管平滑筋細胞および**マクロファージ**により酸化修飾（放出された活性酸素により酸化）された**酸化型LDL**（低密度リポたんぱく質）**コレステロール**が動脈壁の血管上皮細胞間隙から内皮細胞下に侵入する。次に，同様に侵入してきた単球が上皮細胞内でマクロファージ化する。次に，このマクロファージが酸化型LDLコレステロールを貪食することにより泡沫細胞となり泡沫化する。そして，大量のコレステロールの残骸が上皮細胞に蓄積沈着することにより動脈硬化巣が形成されることわかっている（図11－9）。

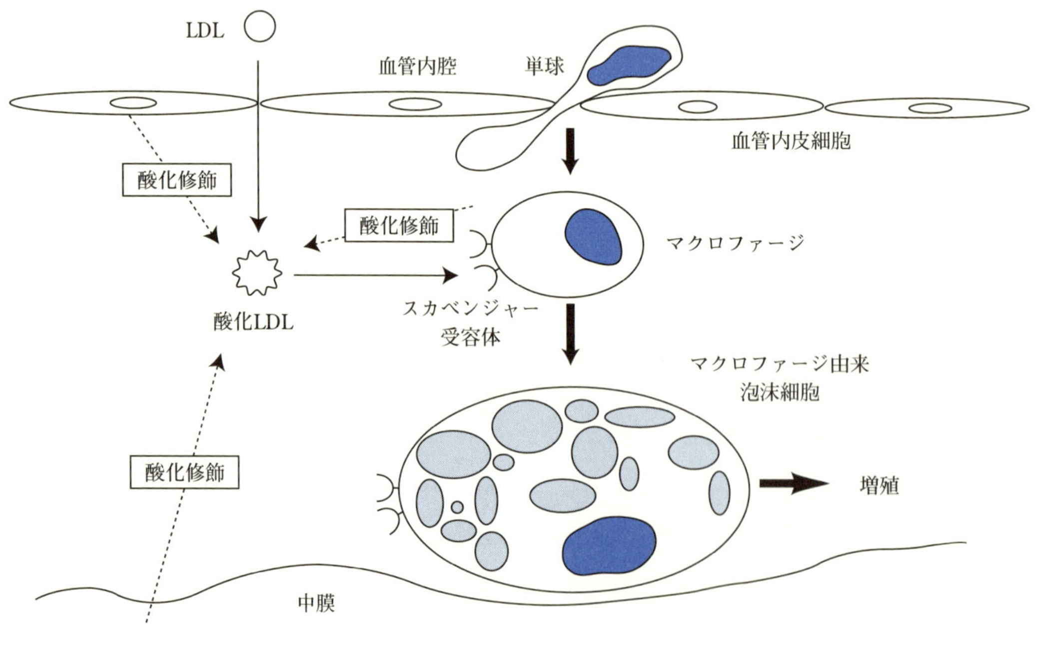

Mφ泡沫細胞の形成機構について模式化した。これは，「酸化 LDL 仮説」ともよばれる想定機構で，現在では一般化している。まず，血中単球が血管内皮細胞下へ侵入して，そこで Mφへと分化するに伴い，細胞表面にスカベンジャー受容体を発現する。一方，LDL も同様に血管内皮細胞下へ侵入し，それに伴って血管壁構成細胞から酸化的な修飾を受け，酸化 LDL へと変化する。酸化 LDL はスカベンジャー受容体を介して Mφへ取り込まれ，単球由来の Mφは胞体内に CE を蓄積した泡沫細胞に変化し，動脈硬化と初期病変が形成される。

図11－9　マクロファージ泡沫細胞の形成想定図

資料）斎藤　康編『動脈硬化の臨床』p.73，医薬ジャーナル社

動脈硬化を起こす決定的な因子として酸化型LDLがあげられている。酸化型LDLの生成は活性酸素によって起こり，活性酸素の発生はタバコやアルコールなどの有害化学物質やストレスなどが原因となり好中球や単球から放出されることによる。この過剰な活性酸素が動脈硬化巣形成の直接的な原因となる。

したがって高コレステロール血症，すなわちHDL（高密度リポたんぱく質）コレステロール低値，総コレステロール高値，LDLコレステロール高値を予防する食習慣，すなわち血中コレステロール低下作用のある高度不飽和脂肪酸を多く含む魚油や植物油を十分に摂取することが重要である。また，動脈血管中で発生する活性酸素の消去作用をもつ抗酸化ビタミンなど抗酸化物質を過剰摂取にならない程度に摂取することが重要である。

2）運動とHDLコレステロール

一方，国民栄養調査成績によれば，歩数と**HDLコレステロール**は正に相関している。これより，運動がHDLコレステロールを増加させ，動脈壁のコレステロールを抜き取り，HDLと結合して肝臓に運搬し，動脈硬化を改善させることができる。このメカニズムとして，運動により活性化されたLPL（リポたんぱくリパーゼ）でVLDL（超低密度リポたんぱく質）を分解することによりHDLが生成すると考えられている。

また，最近の分子生物学の知見から，運動により動脈壁にかかる血行力学的応力である**ずり応力（シアストレス：Shear Stress）**が動脈血管内皮細胞へのリンパ球や単球の接着・侵入を妨げる効果があることがわかっている（図11－10，図11－11）。

動脈硬化巣が心臓の冠状動脈血管内で形成されると狭心症や心筋梗塞などの虚血性心疾患を引き起こし，脳の細動脈内で形成されると脳梗塞や脳内出血などの

ずり応力
血管を形成する内皮細胞表面に対して，血流により血行力学的応力が働く。これをずり応力いう。このずり応力は血管内皮細胞の配列・形態を変化させ（図11－10写真上・下），内皮細胞からのさまざまな生理活性物質，サイトカイン，増殖因子，接着因子の産生を制御し血管の構造と機能に大きな影響を与え，動脈硬化を抑制する方向に働く。

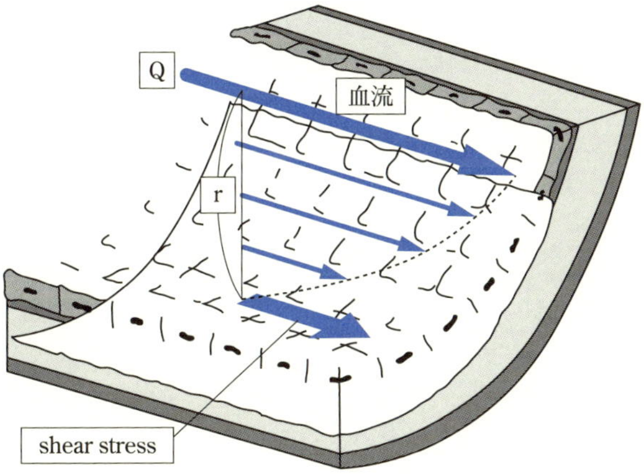

shear stress＝$4\mu Q/\pi r^3$（μは血液の粘性）

図11－10　血管内皮には血流に起因する物理力である shear stress が作用する

資料）安藤譲二「Shear　stress」北　徹編『動脈硬化の最前線発症のメカニズムと臨床』p.133，羊土社，1999

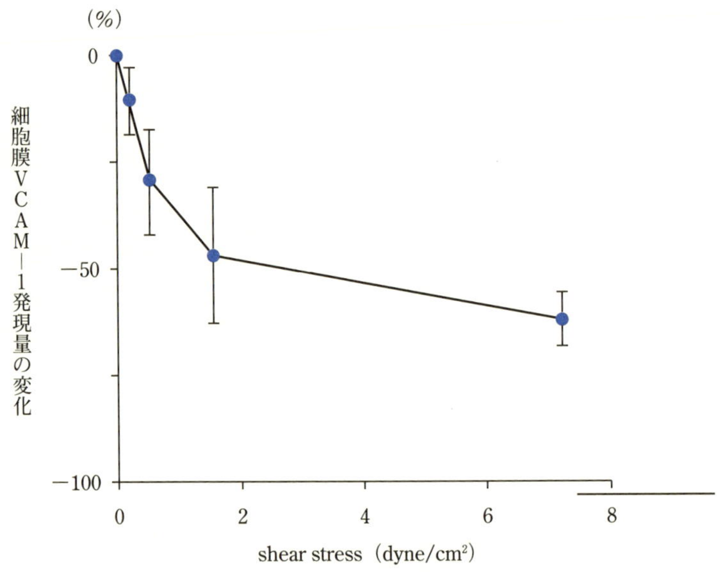

VCAM−1たんぱく量（フローサイトメトリーで測定）が shear stress の強さ依存性に減少。

図11−11　shear stress は内皮細胞の接着分子 VCAM−1 の発現を減少させてリンパ球の接着を抑制する

資料）安藤譲二「Shear stress」北　徹編『動脈硬化の最前線　発症のメカニズムと臨床』p.134，羊土社，1999

脳血管疾患を引き起こすことになる。

（2）栄養・運動と高血圧

高血圧，とりわけ本態性高血圧の成因は，複雑であり各種の因子が考えられている。高血圧には，一般的に遺伝因子，精神的ストレス，血清脂質濃度，レニン，アンジオテンシン，アルドステロン，カテコールアミンなどの血管作動性物質，食塩摂取，カリウム摂取，カルシウム摂取，マグネシウム摂取などがかかわると考えられている。

1）食　　塩

食塩については，その過剰摂取は循環血液量を増加させ，その結果，心拍出量が増えること，加えて細動脈内にナトリウムおよび水分が浸透することにより血管内腔狭窄が生じることによるものと考えられている。したがって食塩を制限した食習慣が必要とされる。

2）カ リ ウ ム

カリウムについては，その摂取不足が高血圧を引き起こし，その高摂取が血圧を低下させることが数多く報告されている。米国高血圧合同委員会は，カリウムを少なくとも3,500mg/日，摂取し続けることが高血圧の予防にとって望ましいと勧告している。

3）カルシウム

カルシウムについては，疫学的調査によると，高血圧患者，ことに男性では，正常血圧者に比べてカルシウムの摂取量が22％少ないことがMc Carronによって指摘され，その摂取増加により血圧が下降することが数多くの研究によって認められているが，その補給効果は女性に比べて男性において大きいことが知られている。

4）マグネシウム

マグネシウムについては，血管内皮細胞依存性の血管拡張因子（EDRF）の合成酵素（NO synthase）の活性化やプロスタサイクリン産生に関与し，血管拡張性に作用すること，その欠乏は15-HETE（15-ヒドロキシエイコサテトラエン酸）産生を増加させ血管収縮性に作用すること，また，マグネシウムは天然のカルシウム拮抗剤として作用し，細胞外マグネシウムは電位依存性カルシウムチャンネルを抑制し，カルシウム流入を阻害すること，さらに細胞内マグネシウムはナトリウム-カルシウム交換系を作動させカルシウムを汲み出すことにより血管平滑筋を拡張させることが知られている。

したがってマグネシウム欠乏が高血圧を引き起こすので，高血圧予防のためのマグネシウム摂取の重要性が指摘される。

5）献 立 研 究

以上より，**献立研究**により食塩摂取を減少させ，野菜や果物摂取によりカリウム摂取を増加させ，牛乳・乳製品，大豆類，緑黄色野菜摂取によりカルシウム摂取を増加させ，海草や大豆類摂取によりマグネシウム摂取を増加させる食習慣が高血圧を予防する。

6）運動の血圧抑制効果

一方，運動が**血圧を抑制**する効果についての清水らの実験報告（図11－12）

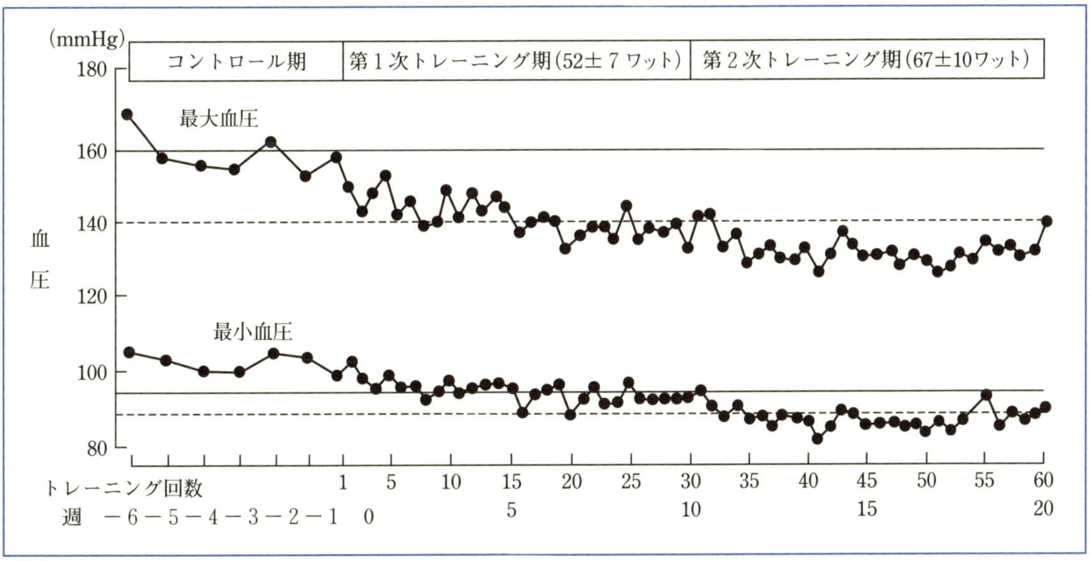

図11－12　50％ $\dot{V}o_2max$ 強度のトレーニングによる血圧の変化（Kiyonaga，1985）

資料）橋本勲他編著『新エスカシリーズ　運動生理学』p.160，同文書院

によると，軽・中程度の本態性高血圧患者9名を対象に，50％$\dot{V}O_2max$強度の自転車エルゴメータ運動を1日60分，週3回，6週間のコントロール期の後，20週間実施した結果，トレーニング前157/104mmHg（最高血圧/最低血圧）からトレーニング後136/90mmHgへと明らかに低下し，この程度の強度の運動が血圧の改善に有効であることが示された。高血圧の運動療法はこれらの結果に基づいて実施されている。

このことより，運動は心拍出量の増大に伴う血管平滑筋の収縮・拡張の反復により血管の物理的伸展性を高めること，脂質代謝の亢進に伴う血中脂質量減少により血管内腔の狭窄を改善させること，血管壁との物理的摩擦抵抗を低下させることなどにより血圧を低下させるものと考えられる。

（3）栄養・運動と糖尿病

1）糖尿病の分類

糖尿病はインスリン分泌が絶対的・相対的に不足し糖代謝が異常になる**Ⅰ型（インスリン依存性）糖尿病**と，インスリン分泌は正常であるがインスリン作用の感受性が低下し，糖代謝が異常になる**Ⅱ型（インスリン非依存性）糖尿病**に分類される。糖代謝異常の病態は筋細胞における糖の利用能が低下し，血糖値が上昇し尿中に尿糖として排泄される一方，ケトン体生成が増加しアシドーシスがみられる。

生活習慣病として多発するのはⅡ型糖尿病であり，軽度の場合は血糖値と血中インスリン濃度の経時変化が肥満症の場合とほぼ同様の傾向を示す。これにより肥満症の血糖上昇は血中インスリン濃度上昇と比例し，インスリン感受性の低下が認められる。肥満は，運動不足により筋細胞を中心とする末梢の組織細胞のインスリン感受性を低下させ安静時のインスリン分泌を高める結果，脂肪の分解と利用の能力が低下する。その結果，脂肪の蓄積が起こる。この蓄積のために脂肪合成を行う際にインスリンが使用され，それゆえ肥満は**高インスリン血症**を合併する場合が多い。

2）食事療法

糖尿病の食事治療の基本は摂取エネルギー制限である。したがって肥満の防止または適性体重の維持は糖尿病を予防する。また，Ⅰ型（インスリン依存性）糖尿病の予防には高度に生成した糖質や砂糖，砂糖を多く含む菓子・清涼飲料の摂取を減らすこと，頻回間食をやめることなどが重要である。これらの食品と頻回間食はインスリンの分泌量を増やし，次第にインスリン産生量を減らしてⅠ型糖尿病を発症させる。

3）運動効果

一方，糖尿病に対する運動の効果は明らかに認められ，糖尿病の運動療法として実際に糖尿病の運動治療に利用されている。図11－13は糖尿病患者に対する軽度あるいは中等度の持続的な運動はインスリン抵抗性の改善をもたらすことを示している。トレーニング群は非トレーニング群に比べて血中インスリン濃度と

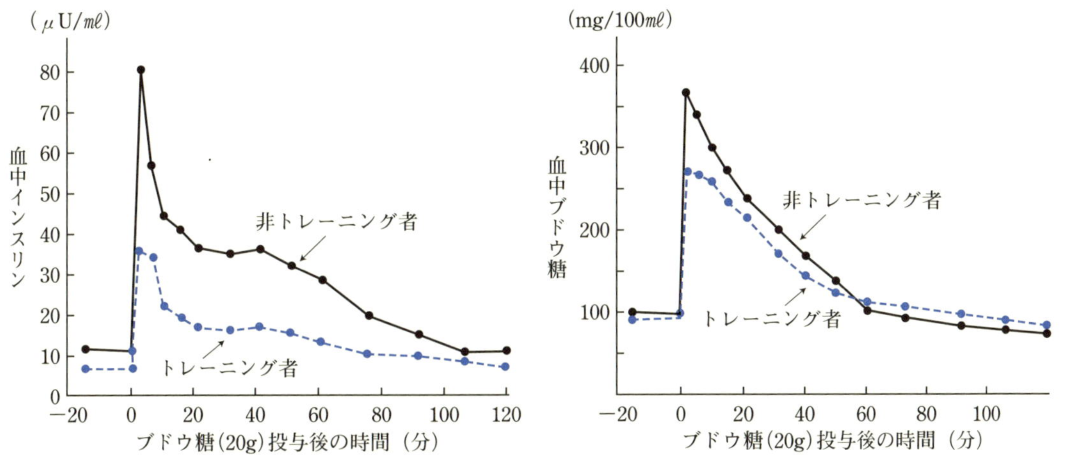

トレーニング者（長距離ランナー）は非トレーニング者と比較して，より少ない量のインスリンでも活発に糖の取り込みがなされている。

図11－13　トレーニングによる耐糖能（静注によるブドウ糖投与反応）とインスリン感受性の増大
(Tramblay ら，1983)

資料）橋本勲他編著『新エスカシリーズ　運動生理学』p.162，同文書院

血中ブドウ糖濃度は低下した。これは，運動トレーニングにより筋細胞などの組織細胞のインスリン感受性の改善が起こり，血糖値の低下が認められたと考えられる。

（4）栄養・運動と骨粗鬆症

1）骨粗鬆症のリスクファクター

骨粗鬆症は，骨量の減少と骨微細構造の劣化により，骨脆弱性と易骨折性が増加するという特徴を示す全身性骨疾患，と定義されている。骨粗鬆症のリスクファクターとして，遺伝因子と環境因子があげられる。遺伝因子に**最大骨量**を規定する因子が深くかかわっていると考えられている。

近年**ビタミンDレセプター遺伝子**と骨塩減少の関係が明らかにされている。また，環境因子として，食事と食習慣，身体活動およびコーヒー，喫煙，飲酒などの嗜好品の摂取状況，環境因子が骨に与える影響は極めて大きいと考えられる。ここでは環境因子として食事と運動についてみてみる。

2）食事と運動

骨の主要な成分である**カルシウム**と**たんぱく質**の摂取量の異なる旧ユーゴスラビア地域，A地域とB地域の骨折率を示す図11－14によると，男女ともに低たんぱく質・低カルシウム摂取のB地域は高たんぱく質・高カルシウム摂取のA地域に比べて顕著に年間骨折率が増加している。

また，その他の栄養因子として，カルシウム吸収促進因子としての乳糖，カルシウム吸収阻害因子としての食物繊維，必須アミノ酸の不足しているたんぱく質，脂肪，リン，ビタミンDなどが知られている。

一方，運動不足に関する骨量低下のリスクファクターとして主に次の2つが考

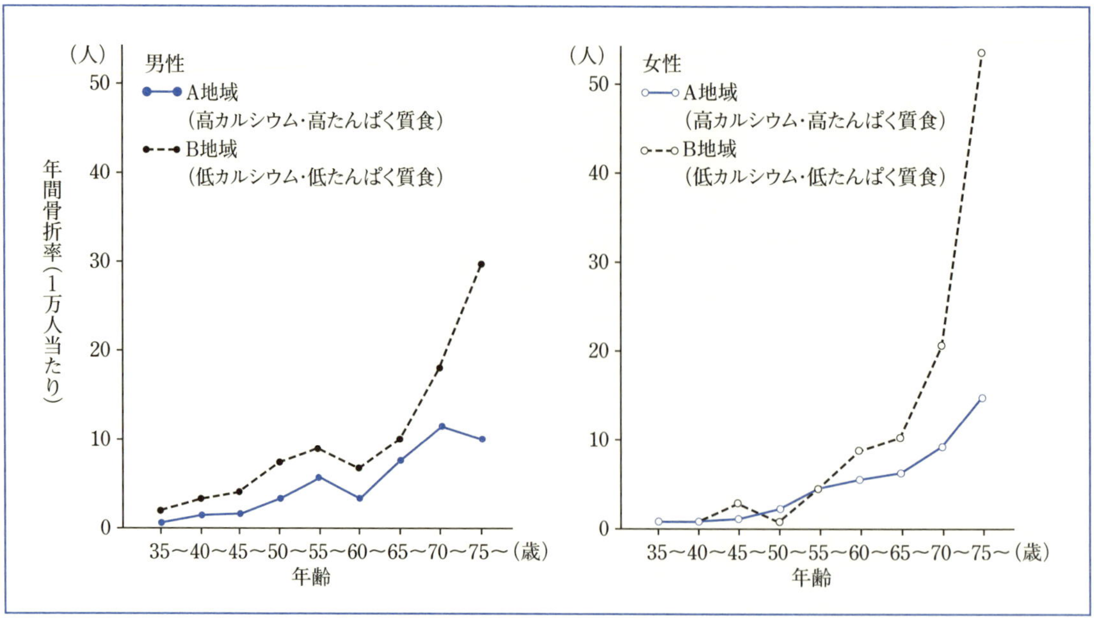

図11−14　カルシウムおよびたんぱく質摂取量の異なる地域の骨折率

資料）藤田拓男・江澤郁子監修『カルシウムと骨代謝　最近の進歩』p.90，雪印乳業株式会社健康生活研究所

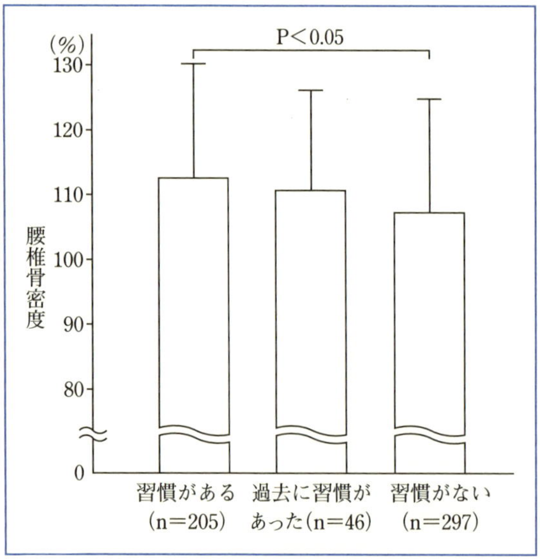

図11−15　運動習慣と骨密度

資料）藤田拓男・江澤郁子監修『カルシウムと骨代謝　最近の進歩』p.107，雪印乳業株式会社健康生活研究所

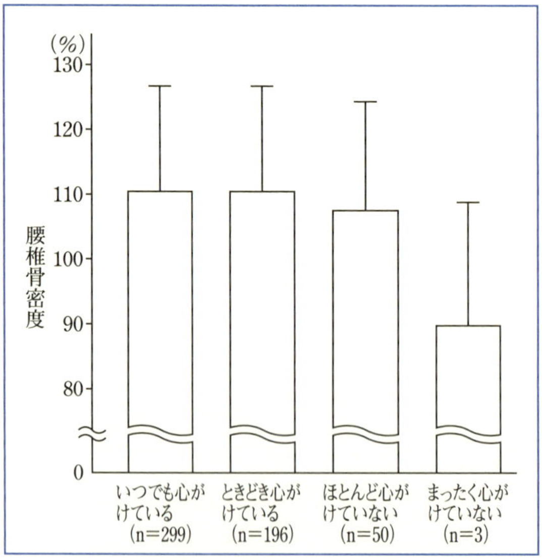

図11−16　身体活動に対する意識と骨密度

資料）藤田拓男・江澤郁子監修『カルシウムと骨代謝　最近の進歩』p.107，雪印乳業株式会社健康生活研究所

えられる。第1は運動不足により，**運動負荷量**の減少による骨内血流量の減少，すなわち骨の成分であるカルシウム，リン，たんぱく質などの栄養素の供給を低下させることがその一因であること，第2に骨に対する力学的負荷が消失すると，通常2〜3ヵ月の骨吸収と骨形成の骨代謝回転が数倍遅延することが報告されており，

骨に対する運動負荷と力学的負荷が骨量維持に極めて重要であることがわかる。

また，東京都文京区住民に対する調査によると，運動習慣のあることはないことに比べて，身体活動に対する意識があることはないことに比べて，腰椎骨密度が高い傾向にあることが示された（図11－15，16）。

（5）栄養・運動と老化

1）老化学説

老化学説の類型，共通要因，対抗・予防措置を表11－2に示した。代表的な老化学説を大別すると，**プログラム（遺伝）説**と**障害蓄積説**（エラー説，フリーラジカル・活性酸素説，代謝産物原因説など）の2つに分けられる。もし仮に老化をフリーラジカル・活性酸素説で説明できるなら，栄養面における予防措置としてフリーラジカル・活性酸素のスカベンジャー（消去剤）としての抗酸化ビタミンなどの抗酸化物質を含む食品を摂取することにより，老化を防止できることになる。

したがってビタミンE，ビタミンC，ビタミンA前駆体のβ-カロテンなどの抗酸化ビタミン，野菜中に含まれる各種カロテノイド，各種フラボノイド，茶類に含まれるカテキン，各種有色食品に含まれるポリフェノールなどの抗酸化物質を連用すれば老化を予防できるはずであるが，そんなに単純なものではない。老化のメカニズムは明確ではない。

一方，仮に老化を内分泌（代謝調節）説で説明できるなら，予防措置としてホルモン剤の投与により老化を予防できることになるが，糖尿病前段階にある者に対して実際上どのタイミングでインスリンを投与するのか極めて困難な問題である。

2）運動と老化予防

しかし，運動面から糖尿病を予防することは可能であり，老化の予防はある程度可能となる。

図11－17に日常的な身体運動実施頻度，実施量別にみた年齢と最大酸素摂取量の関係を示している。呼吸循環器系機能の指標である最大酸素摂取量は一般人に比べて運動をしない人は各年代とも低いが，週に1，2回走る人は，70歳代を除き，一般人に比べて上回っている。また，毎日3～4 km走る人，特に5～

表11－2　老化学説とその類型化

類　型	Ⅰ	Ⅱ	Ⅲ	Ⅳ
共通要因	老化プログラム	機能減退	変性生体物質	生体内酸化基
老化学説	プログラム説 生物時計説 代謝率説	内分泌説 神経伝達物質説 調整障害説 ストレス説 免疫説	老廃物説 架橋結合説 体細胞変異説 酸素エラー説 消耗説	遊離基説 活性酸素説
対抗，予防		ホルモン， 薬剤投与	クリアランス系の賦活	スカベンジャー系の賦活

資料）管理栄養士国家試験教科研究会編『管理栄養士国家試験受験講座　栄養学各論』p.121，第一出版

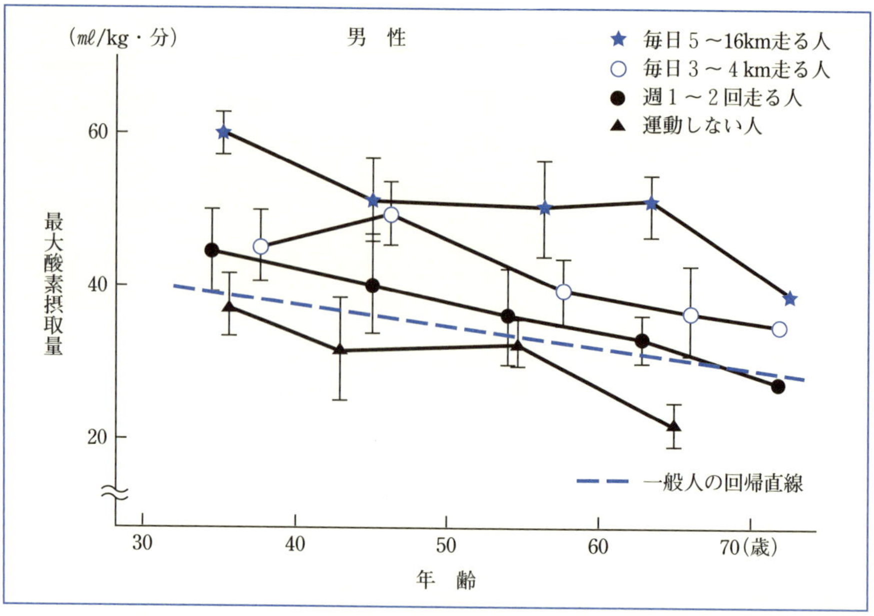

図11－17　日常的な身体運動実施頻度，実施量別にみた年齢と最大酸素摂取量との関係
(小林，1982)

資料）橋本勲他編著『新エスカシリーズ　運動生理学』p.168，同文書院

16km走る人は60歳代まで高値を維持している。

これより運動実施が呼吸循環器系に対して有効な刺激となっているものと考えられる。しかし，たとえトレーニングを日常実施している場合でも，運動しない人と同様に加齢による最大酸素摂取量の低下を免れることができないことも示していると考えられる。

(6) 栄養・食生活習慣

2010年まで70目標達成に向けて2000年4月にスタートした，国民の健康づくり運動**「健康日本21」**栄養・食生活領域において14目標，歯の健康領域において1目標，循環器病領域において1目標，がん領域において1目標，栄養・食生活習慣の改善について合計17目標を取り上げている。その中で，

① 量・質ともに，きちんとした食事をすること
② 朝食を欠食しないこと
③ 自分の適正体重を認識し体重コントロールを実施すること
④ カルシウムに富む食品，牛乳・乳製品，豆類，緑黄色野菜を摂取すること
⑤ 野菜摂取量を増やすこと
⑥ 食塩摂取量を減らすこと
⑦ 脂肪エネルギー比率を減らすこと
⑧ 適正体重を維持すること
⑨ 幼児において間食として甘味食品・飲料を頻回飲食する習慣を減らすこと
⑩ カリウム摂取，果物，野菜の摂取量を増やすこと

⑪ 1日の食事において果物類を摂取すること

など，これらの目標を食習慣を改善して達成することを示している。目標達成の方法論として行動変容をもたらす健康栄養教育をあげている。

(7) 運 動 習 慣

同様に，「健康日本21」身体活動・運動領域のおいて，身体活動・運動習慣改善について，成人3目標，高齢者3目標，合計6目標を取り上げている。

成人の場合は，

① 意識的に運動を心がけること

② 日常生活における歩数を増やすこと

③ 運動習慣者を増やすこと，すなわち1回30分以上の運動を，週2回以上実施し，1年以上継続すること

高齢者の場合は，

④ 外出について積極的な態度をもつこと

⑤ 何らかの地域活動を実施すること

⑥ 日常生活における歩数を増やすこと

これらの目標を運動習慣を改善して達成することを示している。

栄養・食生活領域と同様に，目標達成の方法論として行動変容をもたらす健康運動教育をあげている。

4．「健康日本21」の推進

(1) 日本におけるこれまでのあゆみ

第1次国民健康づくり対策（1978〈昭和53〉年～），**第2次国民健康づくり対策**（アクティブ80ヘルスプラン，1988〈昭和63〉年～）において，老人健康診査体制の確立，市町村保健センター等の整備，健康運動指導士の養成等の国民健康づくりのための基盤整備が推進されてきた。

(2) 健康日本21

第3次国民健康づくり対策として，2000（平成12）年4月から「21世紀における国民健康づくり運動（健康日本21）」が開始された。21世紀のわが国を，すべての国民が健やかで心豊かに生活できる社会とするため，「壮年期死亡（早世）」の減少，「**健康寿命**」の延伸及び「生活の質」の向上を実現することを目的とし，具体的な目標等を提示することにより，健康に関連するすべての関係機関・団体をはじめとして，国民が一体となった健康づくりが開始されてきた。この「健康日本21」を中核とする国民の健康づくり，疾病予防をさらに積極的に推進する法的基盤を整備するため，2002（平成14）年7月に「**健康増進法**」が制定され，翌2003（平成15）年5月1日に施行された。

なお，基本方針は，以下の通りとなっている。

・１次予防の重視
・健康づくり支援のための環境整備
・目標等の設定と評価
・多様な関係者による連携のとれた効果的な運動の推進

（３）栄養・食生活

栄養・食生活は，多くの生活習慣病との関連が深く，また生活の質との関連も深いことから，健康・栄養状態の改善を図るとともに，「**食育**」等により個人の行動変容を支援する環境の確保が進められた。なお食育については「**食育基本法**」が2005（平成17）年７月15日に施行された。栄養・食生活については，適正な栄養状態，栄養素（食物）の摂取，適正な栄養素（食物）の摂取のための個人の行動及び個人の行動を支援するための環境づくりについて目標が定められた。

１）日本人の食事摂取基準（2005年版）

① 策定の目的

食事摂取基準は，健康な個人または集団を対象として，国民の健康の維持・増進，エネルギー・栄養素欠乏症の予防，生活習慣病の予防，過剰摂取による健康障害の予防を目的とし，エネルギー及び各栄養素の摂取量の基準が示された。

② 確率論の必要

エネルギー及び栄養素の「真」の望ましい摂取量は個人によって異なり，また個人内においても変動するため，健康の維持・増進と欠乏症予防にとって，「真」の望ましい摂取量は測定することが非常に困難であるので，望ましい摂取量の算定や活用において，栄養学のみならず**確率論**的考えが用いられた。

③ 生活習慣病の予防を重視

とくに生活習慣病の予防に対応するために，「摂取量の範囲」を示し，その範囲に摂取量がある場合には生活習慣病のリスクが低いとする考え方が導入された。

④ 過剰摂取

それ以上の摂取量になると，過剰摂取による健康障害のリスクが高くなってくることを明らかにすることが示された。

ａ．エネルギー

【推定エネルギー必要量（estimated energy requirement:：EER)】

エネルギーの不足のリスク及び過剰のリスクの両者がもっとも小さくなる摂取量とした。

ｂ．栄養素

健康の維持・増進と欠乏症予防のために，「**推定平均必要量**」と「**推奨量**」の２つの値を設定した。しかし，この２指標を設定することができない栄養素については，「**目安量**」を設定した。また，生活習慣病の１次予防をもっぱら目的として食事摂取基準を設定する必要のある栄養素については「**目標量**」を設定した。過剰摂取による健康障害を未然に防ぐことを目的としては「**上限量**」を設定した(図11－18)。

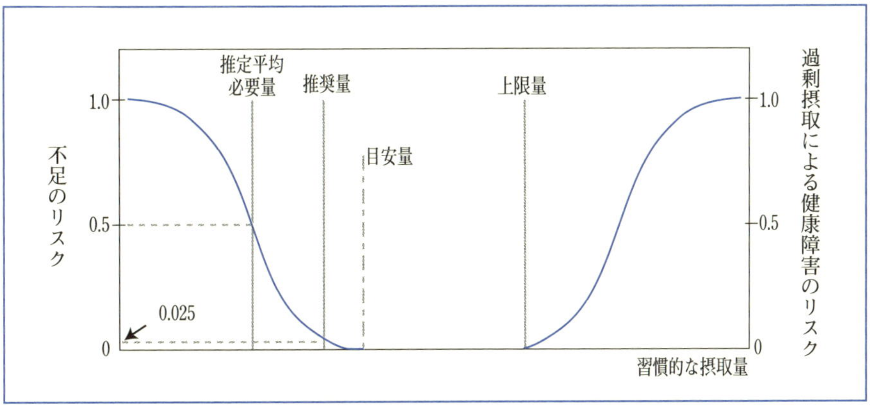

図11－18　食事摂取基準の各指標（推定平均必要量・推奨量・目安量・上限量）を理解するための模式図

資料）厚生労働省『日本人の食事摂取基準（2005）年版』

【推定平均必要量（estimated average requirement：EAR)】

特定の集団を対象として測定された必要量から，性・年齢階級別に日本人の必要量の平均値を推定した。当該する，性・年齢階級に属する人々の50％が必要量を満たすと推定される1日の摂取量である。

【推奨量（recommended dietary allowance：RDA)】

性別・年齢階級に属する人々のほとんど（97～98％）が1日の必要量を満たすと推定される1日の摂取量である。原則として「推定平均必要量＋標準偏差の2倍（2 SD)」とした。

【目安量（adequate intake：AI)】

推定平均必要量・推奨量を算定するのに十分な科学的根拠が得られない場合に，性別・年齢階級に属する人々が，良好な栄養状態を維持するのに十分な量である。

【目標量（tentative dietary goal for preventing life-style related diseases：DG)】

生活習慣病の一次予防のために現在の日本人が当面の目標とすべき摂取量（または，その範囲）である。増やすべき栄養素としては，食物繊維，カルシウム，カリウムなど，減らすべき栄養素としては，コレステロール，ナトリウム（食塩）がある。脂質は脂肪エネルギー比率のみならず，その質も考慮する観点から，飽和脂肪酸などについても考慮が必要である。

【上限量（tolerable upper intake level：UL)】

性別・年齢階級に属するほとんどすべての人々が，過剰摂取による健康障害を起こすことのない栄養素摂取量の最大限の量である。

2）栄養・食生活に関する知識の普及啓発

①「食生活指針」の普及啓発

国民の健康を増進する観点から国民1人ひとりが食生活の改善に対する自覚をもち，日常の食生活において留意すべき事項を「**食生活指針**」として厚生労働

表11－3　食生活指針

- 食事を楽しみましょう。
- 1日の食事のリズムから，健やかな生活リズムを。
- 主食，主菜，副菜を基本に，食事のバランスを。
- ごはんなどの穀類をしっかりと。
- 野菜・果物，牛乳・乳製品，豆類，魚なども組み合わせて。
- 食塩や脂肪は控えめに。
- 適正体重を知り，日々の活動に見合った食事量を。
- 食文化や地域の産物を活かし，ときには新しい料理も。
- 調理や保存を上手にして無駄や廃棄を少なく。
- 自分の食生活を見直してみましょう。

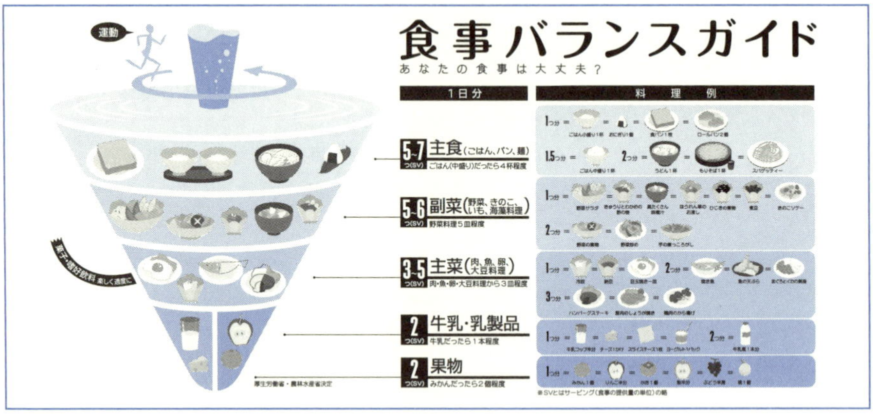

図11－19　食事バランスガイド

資料）厚生労働省・農林水産省

省・文部科学省・農林水産省が連携して2000（平成12）年3月24日に閣議決定された（表11－3）。

②「食事バランスガイド」の普及啓発

「食生活指針」をより具体的な行動に結びつけるものとして，「何を」「どれだけ」食べればよいかをわかりやすく示した「**食事バランスガイド**」が2005（平成17）年6月に策定された（図11－19）。

③ 管理栄養士・栄養士の資質の向上，人材育成

管理栄養士等制度の改正が2000年4月に行われ，高度化・多様化する社会ニーズに対応できる管理栄養士等の養成及び業務が明確化（傷病者に対する療養のため必要な栄養の指導等）された。

（4）身体活動・運動

身体活動・運動には，生活習慣病の発生を予防する効果があり，健康づくりの重要な要素である。そこで，国民の身体活動・運動に対する意識を高め，日常の活動性及び運動習慣を持つ者の割合を増加させるとともに，これらの活動を行うことができる環境づくりを行う必要がある。目標は日常の生活における身体活動に対する意識，運動習慣等について，成人及び高齢者に分けて設定されている。

表11－4　年齢別健康づくりのための運動所要量

年　齢　階　級	20代	30代	40代	50代	60代
1週間の合計運動時間	180分	170分	160分	150分	140分
（目標心拍数　拍/分）	(130)	(125)	(120)	(115)	(110)

注）目標心拍数は，安静時心拍数がおおむね70拍/分である平均的な人が50％に相当する強度の運動をした場合の心拍数を示すものである。

1）健康づくりのための運動所要量

「**健康づくりのための運動所要量**」は，「日本人の栄養所要量」のエネルギー所要量と関係し，人の身体の生理機能を保持し，健康を維持・増進し，生活習慣病を予防するうえで非常に重要かつ意義のあるものである。この運動所要量は日本人の健康を維持するための望ましい運動量の目安を示すもので，1989（平成元）年７月に「健康づくりのための運動所要量」策定検討会報告書として発表された。

① 健康づくりに適した運動強度について

健康づくりに適した運動としては，有酸素運動が適当である。有酸素運動は，運動中呼吸により酸素を取り込みながらエネルギーを発生させて行う運動であり，最大酸素摂取量を増加させる。全身持久力をつけるためには，最大酸素摂取量の40％以上の強度の運動が必要となるが，安全面からは，70％以下の強度であることが求められる。ここでは維持目標値として設定した最大酸素摂取量を獲得・維持でき，かつ安全性を考慮した結果，各個人の最大酸素摂取量の50％の強度を健康づくりのために推奨する運動の強度とした。

② 健康づくりに必要な運動量について

健康づくりのために必要な運動量とは，目標設定した最大酸素摂取量を獲得・維持するための摂取量と考える。そこで，日常生活の運動量（生活活動量）と最大酸素摂取量との関係を調査した結果から，健康づくりのために必要な運動量を策定することとした。

③ 健康づくりのための運動所要量

年齢別の健康づくりのための運動所要量を定めた。ここでは，運動強度を最大酸素摂取量の50％とした場合の１週間あたりの合計運動時間であらわしている（表11－４）。

④ 運動所要量を利用する際の留意事項

- 体が有酸素運動として反応するための時間を考慮すると，少なくとも10分以上継続した運動であることが必要である。
- １日の合計時間としては20分以上であることが望ましい。
- 原則として毎日行うことが望ましい。

2）健康づくりのための運動基準（2005年）── 身体活動・運動・体力

2006（平成18）年１月に，「運動所要量・運動指針の作成検討会」の健康づくりのための運動所要量に関する案が報告された。骨子は，1989（平成元）年に作成された「健康づくりのための運動所要量」を基本として現在の科学的知見に基

表11－5　健康づくりのための性・年齢別の最大酸素摂取量の基準値

年齢階級	20代	30代	40代	50代	60代
男性（mℓ/kg/分）	40	38	37	34	33
女性（mℓ/kg/分）	33	32	31	29	28

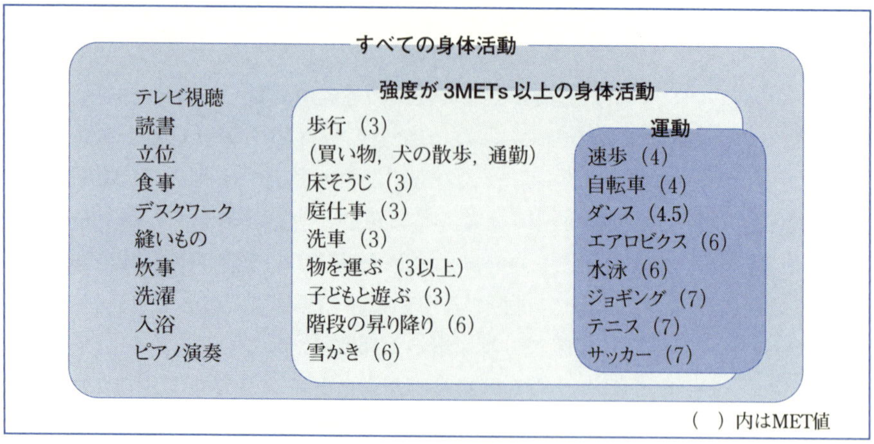

図11－20　身体活動と運動

づき作成され，**身体活動量**と**運動量**の基準値が設定された。

具体的には，**身体活動**を主体として健康づくりをする人であれば，毎日8,000～10,000歩の歩行が目安であり，**運動**を主体とする人では，ジョギングやテニスを毎週約35分間，速歩では1時間の実施が目安となった。

① 主な特徴

1989（平成元）年策定の健康づくりのための運動所要量と大きく異なる点は，生活習慣病を予防する観点を重視したところである。

・内外の文献を精査し，身体活動量・運動量・**体力**（**最大酸素摂取量**）の基準値をそれぞれ示した（表11－5）。

・生活習慣病予防と筋力を含むその他の体力との関係についても検討がなされた。

② 健康づくりのための身体活動・運動量の基準値（図11－20）

・身体活動量：23METs・時/週

（強度が3METs以上の活動で1日当たり約60分。歩行中心の活動であれば1日当たり，およそ8,000～10,000歩に相当）

・運動量：4METs・時/週

（たとえば，速歩で約60分，ジョギングやテニスで約35分）

3）健康づくりのための運動実践の場の提供―健康増進施設の認定

健康増進のための運動を安全かつ適切に行うことができる施設を3類型の健康増進施設として認定している。

① 運動型健康増進施設

トレーニングジム等の設備及び健康運動指導士等の配置，343施設（2005〈平

成17〉年8月1日現在)

② 温泉利用型健康増進施設

上記の要件に加え，健康増進のための温泉利用の設備及び温泉利用指導者の配置，29施設（2005年8月1日現在）

③ 温泉プログラム型健康増進施設

身体測定，温泉利用プログラム提供，実践等の設備の配置及び温泉入浴指導者の配置，3施設（2005年8月1日現在）

4）健康づくりのための運動実践を支援する人材の養成

1988（昭和63）年から（財）健康体力づくり事業財団が，生活習慣病を予防して健康水準を保持・増進するという観点から，医学的基礎知識，運動生理学の知識等に立脚しつつ，個人個人の身体の状況に応じた運動プログラムの提供及び実践指導を行う者の養成及び試験等を実施している。現在，これらの者が運動を通じた健康づくりの専門家として国民から認知され，活動の場がさらに広がるよう，普及定着方策について検討が行われている。

・健康運動指導士　10,753名（2006〈平成18〉年1月1日現在）

・健康運動実践指導者　20,129名（2006年1月1日現在）

（5）今後の生活習慣病対策における具体的な対応方針

1）健康づくりに向けて

健康づくりの国民運動化（**ポピュレーション・アプローチ**）及び網羅的，体系的な保健サービスの推進（**ハイリスク・アプローチ**）が掲げられた。

また，メタボリックシンドロームの概念や生活習慣病予防の基本的な考え方等を国民に広く普及し，生活習慣の改善，行動変容に向けた個人の努力を社会全体として支援する環境整備を進めることが示された。

2）メタボリックシンドロームの概念の普及定着

高血糖，高血圧，高脂血症などは，別々に進行するのではなく，内臓肥満を根底に「ひとつの氷山（**メタボリックシンドローム**）から水面上に出たいくつかの山」のような状態にあるといえる。そのため，投薬だけでは「氷山のひとつの山を削る」ことにしかならない。そこで，運動習慣の徹底と食生活の改善などの生活習慣を改善し，根本的に「氷山全体を縮小する」という考えを普及，定着させることが呈示された。

安易に薬に頼るのではなく，運動習慣の徹底と食生活の改善が基本となるという考え方を国民に広く普及するとともに，1人ひとりが生活習慣改善の達成感や快適さを実感し，「バランスの良い楽しい食事や日常生活の中での適度な運動」といった，良い生活習慣は気持ちがいいものであるということを再認識することが求められる。また，継続した取り組みを支援する環境整備が重要視されている。

具体的な施策プログラムとして，「**1に運動，2に食事，しっかり禁煙，最後にクスリ**」が提示された。

メタボリックシンドローム

マルチプルリスクファクター症候群，つまり耐糖能異常，高脂血症，高トリグリセリド血症，低HDLコレステロール血症，高血圧などが，一個人に集積する状態をいい，動脈硬化性疾患発症の背景として重要である。単なる多因子が偶発的に集積したのではなく，その上流に内臓脂肪蓄積が成因基盤として存在することが明らかになってきた。

メタボリックシンドロームが強い動脈硬化の成因基盤となるのは，内臓脂肪の蓄積によってリスクの重なりを生じるだけではなく，生理活性物質（**アディポサイトカイン**）を分泌して直接動脈硬化病変を発症させるメカニズムが関与することが解明されてきた（図11－21）。

日本人におけるメタボリックシンドロームの診断基準を表11－6に示す。

脳血管疾患や心疾患の発症を予防するためには，過栄養や運動不足による内臓脂肪蓄積肥満を予防することが必須であり，栄養・食生活，身体活動・運動に期待する健康づくり施策における意義は測り知れないものである。

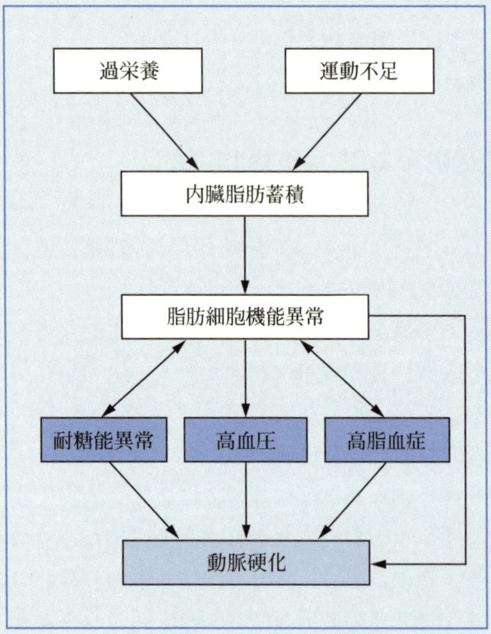

図11－21　メタボリックシンドロームの概念

資料）下村伊一郎編著『メタボリックシンドローム病態の分子生物学』南山堂，p.6，2005

表11－6　日本人におけるメタボリックシンドローム診断基準

危険因子	基準値
①腹部肥満* ウエスト周囲径　男性 女性	 ≧85cm ≧90cm
②血清トリグリセリド値 かつ／または HDL-コレステロール値	≧150mg/dL ＜40mg/dL
③高血圧　収縮期血圧 かつ／または 拡張期血圧	≧130mmHg ≧85mmHg
④空腹時血糖値	≧110mg/dL
判定基準 ①に加え②～④のうち2項目以上	

＊　内臓脂肪面積，男女とも≧100cm²に相当。

1）CTスキャンなどで内臓脂肪測定を行うことが望ましい。

2）ウエスト周囲径は，立体，軽呼気時，臍レベルで測定する。脂肪蓄積が著名で臍が下方に偏位している場合は助骨下縁と診断された場合，糖負荷試験がすすめられるが，診断には必須ではない。

4）高TG血症，低HDL-C血症，高血圧，糖尿病に対する薬剤治療を受けている場合は，それぞれの項目に含める。

資料）下村伊一郎編著『メタボリックシンドローム病態の分子生物学』南山堂，p.7，2005

3）「健康日本21」の代表目標項目の選定

生活習慣病予防のためには日常生活において具体的に何に取り組めばよいのか，といったことを国民にわかりやすい形で示すためにも，「健康日本21」の9

表11－7　「健康日本21」における代表目標項目

分野	目標項目	策定時のベースライン値（または参考値）		目標値	暫定直近実績値等
一次予防（健康増進，健康づくり）					
栄養・食生活	適正体重を維持している人の増加【糖尿病，循環器病にて再掲】	児童・生徒の肥満児	10.7％	7％以下	10.8％
		20歳代女性のやせの者	23.3％	15％以下	23.4％
		20～60歳代男性の肥満者	24.3％	15％以下	29.5％
		40～60歳代女性の肥満者	25.2％	20％以下	25.0％
	脂肪エネルギー比率の減少【がんにて再掲】	20～40歳代	27.1％/日	25％以下	26.5％
	野菜の摂取量の増加【がんにて再掲】	成人	292g/日	350g以上	239g/日
	朝食を欠食する人の減少	中学，高校生	6.0％	0％	8.7％
		男性（20歳代）	32.9％	15％以下	29.5％
		男性（30歳代）	20.5％	15％以下	23.0％
身体活動・運動	日常生活における歩数の増加（成人，高齢者）【糖尿病にて再掲】	成人（男性）	8,202歩	9,200歩以上	7,575歩
		成人（女性）	7,282歩	8,300歩以上	6,821歩
		70歳以上（男性）	5,436歩	6,700歩以上	4,915歩
		70歳以上（女性）	4,604歩	5,900歩以上	4,142歩
	運動習慣者の増加【循環器病にて再掲】	男性	28.6％	39％以上	29.3％
		女性	24.6％	35％以上	24.1％

注）暫定直近実績値は2005年５月31日現在。
資料）厚生科学審議会『今後の生活習慣病対策の推進について』より抜粋

分野70項目の目標の中から選定した代表目標項目を普及啓発に積極的に活用することが必要であるとされた。「**栄養・食生活**」，「**身体活動・運動**」について，表11－７に示す。

① 身体活動・運動施策について

日常生活における歩数は男女とも減少しており，また，高齢者以外では運動習慣者の割合も増加していないといった現状を踏まえ，単に「歩数を増やす」というだけでなく，ライフスタイルに応じ，運動不足の解消を目指した具体的な実践方法等をわかりやすく示した「エクササイズガイド（仮称）」の策定が期待されている。

また，**健康運動指導士**などの運動指導の専門家については，質の向上を図りつつ，多様な養成形態を認めるとともに，その定着の促進を図ることが必要であるとされている。また**保健師**，**管理栄養士**等も運動指導に関する知識・技術の習得が求められている。

② 身体活動・運動分野の推進のための社会環境対策

・国民が取り組みやすい運動のキャンペーンや時間的及び環境的に勤労層も実施可能で効果的な運動法の開発
・運動所要量，運動指針の見直し
・学校・企業などの運動施設の市民への開放などの運動施設利用促進
・健康運動指導士や健康運動実践指導者などの指導者の育成の促進

・地域スポーツクラブなどの自主的な活動の促進
・身体活動・運動に関する情報提供の促進とマスコミによるキャンペーンなどメディアの積極的活用
・歩道，自転車道などの日常生活における身体活動量増加のための環境整備
・高齢者の外出を促進する環境整備
・高齢者ボランティア活動の奨励

③ 栄養施策として「食事バランスガイド」の普及・活用等

中高年男性の肥満者や20歳代女性のやせ過ぎの割合の増加，野菜摂取量の不足，若年者の朝食欠食習慣者の増加などの現状を踏まえ，「**食事バランスガイド**」を生活習慣病予防の観点から，食品選択の場で積極的に活用していくことが重要である。そこで中高年男性の肥満者，単身者，子育てを担う世代等を対象に，ファミリーレストランなどの飲食店や，スーパーマーケット，コンビニエンスストア等の食品関連産業における情報提供や商品開発を進めることが示された。そのために地方公共団体，食品関連産業関係者，農林漁業関係者，管理栄養士・栄養士等の専門家及び生活改善推進員等が連携し，地域や職場を通じた普及啓発活動を進めることが必要であるとされた。

さらに，食育基本法が制定されたことより，食育の国民運動としての展開の中で，とくに子どもの肥満予防といった観点から，子どもの頃から適切な食生活習慣を身につけることが大切であり，子育て世代への対応や，学校保健とも連携した取り組みを進めていくことが示された。

【参考文献】

1）郡司篤晃他編著『身体活動と不活動の健康影響』第一出版
2）小林修平編著『栄養大学講座　運動生理学』光生館，2000
3）高橋徹三・山田哲雄『新栄養士課程講座　運動生理学』建帛社，2000
4）健康・体力づくり事業団編『健康運動実践指導者用テキストー健康運動指導の手引き　改訂第2版』健康・体力づくり事業財団，1996
5）橋本　勲他編著『新エスカ21　運動生理学』同文書院，1999
6）斎藤　康編「動脈硬化の臨床」『医薬ジャーナル』医薬ジャーナル社
7）北　徹編『新臨床医のための分子医学シリーズ　動脈硬化の最前線ー発症のメカニズムと臨床』羊土社，1999
8）藤田拓男・江澤郁子監修『カルシウムと骨代謝　最近の進歩』雪印乳業株式会社　健康生活研究所
9）管理栄養士国家試験教科研究会編『管理栄養士国家試験受験講座　栄養学各論』第一出版
10）健康・栄養情報研究会編『第六次改定　日本人の栄養所要量ー食事摂取基準』第一出版，2001

…第12章…

栄養状態の判定・評価

<学習のポイント>

1．発育・発達についての理解を深める。
2．栄養アセスメントの意義を理解する。
3．栄養アセスメントの方法を理解する。

1．発育と発達

(1) 発育とは

身体全体もしくは一部分のサイズが増すことをいう。サイズが増えるためには最小構成単位である細胞の数が増えるか，大きさが大きくなるか，細胞と細胞の間にあるものが増えるか，この3つの要素によると考えられる。

(2) 発達とは

発達とは発育と同義語に使われる場合もあるが，基本的には2つの事柄で示される。第一は母親の胎内での細胞の分化が，ある特定の方向に向かって機能をもつように変化していくことを発達といい，これは出生後も続いていく。第二は子どもが大きくなっていく過程を想像してもらえればわかりやすい。すなわち，子どもはそれぞれ育った環境が異なりその環境に適応していく。音楽家の子どもは小さい頃からその環境に慣らされ，必然的にその能力は発達する。多くの兄弟の中で育つと協調性が育つし，知的なものに囲まれて育てば，知的能力が育つといった具合である。

(3) 体格の発育

1) 身長の発育

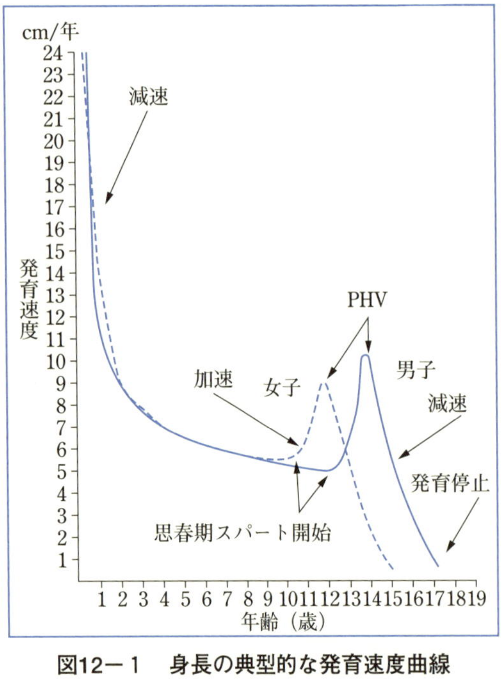

図12－1　身長の典型的な発育速度曲線

資料）ロバートM.マリーナ・クロード ブジャール 著　高石昌弘・小林寛通監訳『事典　発育・成熟・運動』大修館，p.48，1995

表12－1に2001年10月に厚生労働省が発表した「乳幼児身体発育調査報告書」を示す。これによれば，乳幼児の身長が，ここ1年間で格別伸びたとは思われないが，誕生から乳児期にかけては**第1発育急進期**とよばれる発育期がある。

第2発育急進期はいわゆる思春期とよばれる時期に当たる。身長の発育は，値が大きくなることも重要であるが，どの時期に発育の進行（**発育率**）が大きくなるかをみることも重要である。

図12－1にロバートM. マリーナらのデータを示すが，発育速度は，乳児期に減速し，身長は伸びるが，その伸びは遅く思春期スパート開始から加速をつけて増加する。スパート開始は女子の方がはやく約2年ほど遅れて男子がスパートする。身長発育速度がピークに達する年齢を**PHV（peak height velocity）年齢**とよび，1960年には日本人女子で11.5歳，男子のそれは，13.4歳であったが，1990年以降には女子で10.6歳，男子で12.7歳となり，一層の若年化が進んでいる。

表12－1　昭和35年，昭和45年，昭和55年，平成２年および平成12年の調査結果（平均値）比較
身長（cm）年・月齢別，性別，年次別

年・月齢	男子						女子					
	昭和35年(1960)	昭和45年(1970)	昭和55年(1980)	平成2年(1990)	平成12年(2000)	平成2年からののび	昭和35年(1960)	昭和45年(1970)	昭和55年(1980)	平成2年(1990)	平成12年(2000)	平成2年からののび
出生時	50.0	50.2	49.7	49.6	49.0	−0.6	49.8	49.7	49.3	48.9	48.4	−0.5
0年1～2月未満	55.4	56.1	56.0	56.7	56.2	−0.5	54.2	54.9	55.2	55.6	54.9	−0.7
2～3	58.5	60.1	59.8	60.3	60.0	−0.3	57.2	58.5	58.4	58.9	58.7	−0.2
3～4	60.9	63.0	62.7	63.2	62.9	−0.3	59.9	61.3	61.1	61.5	61.6	0.1
4～5	63.2	65.1	64.9	65.4	65.2	−0.2	61.9	63.5	63.3	63.6	63.7	0.1
5～6	65.5	66.7	66.6	67.1	66.8	−0.3	64.0	65.2	65.3	65.4	65.4	0.0
6～7	67.0	68.2	68.1	68.5	68.3	−0.2	65.4	66.6	66.8	66.8	66.9	0.1
7～8	68.5	69.5	69.4	69.7	69.6	−0.1	66.8	67.9	68.2	68.1	68.1	0.0
8～9	69.7	70.7	70.8	70.9	70.9	0.0	68.2	69.1	69.4	69.3	69.3	0.0
9～10	70.8	71.9	72.0	72.0	72.0	0.0	69.4	70.4	70.6	70.6	70.5	−0.1
10～11	72.0	73.1	73.2	73.2	73.2	0.0	70.4	71.8	71.8	71.8	71.6	−0.2
11～12	73.1	74.2	74.3	74.3	74.4	0.1	71.6	73.0	73.0	73.0	72.7	−0.3
1年0～1月未満	74.1	75.4	75.5	75.4	75.5	0.1	72.7	74.2	74.1	74.2	73.8	−0.4
1～2	75.1	76.5	76.6	76.5	76.5	0.0	73.5	75.2	75.1	75.3	74.9	−0.4
2～3	75.8	77.6	77.6	77.6	77.5	−0.1	74.5	76.1	76.2	76.4	76.0	−0.4
3～4	76.7	78.5	78.5	78.6	78.4	−0.2	75.2	77.0	77.3	77.4	77.0	−0.4
4～5	77.5	79.3	79.3	79.7	79.4	−0.4	76.2	77.9	78.2	78.4	78.0	−0.4
5～6	78.4	80.1	80.1	80.6	80.2	−0.4	77.1	78.7	79.0	79.4	79.1	−0.3
6～7	79.4	80.8	81.0	81.5	81.1	−0.4	77.8	79.5	79.9	80.3	80.0	−0.3
7～8	80.1	81.6	81.9	82.4	82.1	−0.3	78.5	80.2	80.8	81.1	81.0	−0.1
8～9	80.7	82.4	82.8	83.2	83.0	−0.2	79.2	80.9	81.7	81.9	81.9	0.0
9～10	81.4	83.2	83.6	84.0	83.9	−0.1	79.9	81.8	82.6	82.7	82.7	0.0
10～11	82.2	84.1	84.4	84.6	84.8	0.2	80.6	82.7	83.4	83.3	83.6	0.3
11～12	83.0	84.9	85.2	85.3	85.5	0.2	81.4	83.7	84.1	83.9	84.4	0.5
2年0～6月未満	85.0	87.1	87.2	87.4	87.1	−0.3	83.7	86.1	86.3	86.0	86.0	0.0
6～12	88.5	90.8	91.1	91.3	91.0	−0.3	87.2	89.5	90.2	90.1	89.9	−0.2
3年0～6月未満	91.9	94.4	94.8	95.0	94.7	−0.3	90.7	93.0	93.9	94.0	93.7	−0.3
6～12	95.0	97.8	98.2	98.6	98.3	−0.3	94.1	96.4	97.5	97.7	97.4	−0.3
4年0～6月未満	98.2	101.2	101.5	102.1	101.6	−0.5	97.3	99.8	100.9	101.3	101.0	−0.3
6～12	101.4	104.3	104.6	105.4	104.9	−0.5	100.4	103.1	104.1	104.7	104.3	−0.4
5年0～6月未満	104.4	107.1	107.6	108.6	108.1	−0.5	103.3	106.2	107.1	107.9	107.6	−0.3
6～12	107.4	109.6	110.6	111.6	111.4	−0.2	106.3	109.1	109.8	110.9	110.8	−0.1
6年0～6月未満			113.6	114.5	114.9	0.4			112.2	113.8	113.8	0.0

資料）平成13年厚生労働省「乳幼児身体発達報告書」

表12－2　昭和35年，昭和45年，昭和55年，平成２年および平成12年の調査結果（平均値）比較
体重（kg）年・月齢別，性別，年次別

年・月齢	男子						女子					
	昭和35年(1960)	昭和45年(1970)	昭和55年(1980)	平成2年(1990)	平成12年(2000)	平成2年からののび	昭和35年(1960)	昭和45年(1970)	昭和55年(1980)	平成2年(1990)	平成12年(2000)	平成2年からののび
出生時	3.1	3.2	3.23	3.15	3.04	－0.11	3.0	3.1	3.16	3.06	2.96	－0.10
0年1～2月未満	4.7	5.0	5.08	5.10	4.87	－0.23	4.5	4.6	4.76	4.66	4.60	－0.06
2～3	5.7	6.1	6.09	6.16	5.88	－0.28	5.2	5.6	5.55	5.61	5.53	－0.08
3～4	6.3	6.9	6.84	6.88	6.72	－0.16	5.8	6.4	6.24	6.32	6.22	－0.10
4～5	6.8	7.4	7.39	7.38	7.32	－0.06	6.4	6.9	6.83	6.84	6.75	－0.09
5～6	7.4	7.8	7.80	7.75	7.79	0.04	6.9	7.3	7.33	7.23	7.18	－0.05
6～7	7.8	8.2	8.15	8.09	8.17	0.08	7.2	7.7	7.71	7.54	7.54	0.00
7～8	8.1	8.5	8.47	8.40	8.48	0.08	7.5	8.0	8.00	7.82	7.82	0.00
8～9	8.3	8.7	8.77	8.69	8.74	0.05	7.7	8.2	8.24	8.09	8.05	－0.04
9～10	8.5	9.0	9.04	8.95	8.94	－0.01	8.0	8.5	8.47	8.35	8.26	－0.09
10～11	8.6	9.2	9.27	9.18	9.13	－0.05	8.2	8.7	8.70	8.60	8.46	－0.14
11～12	8.8	9.3	9.49	9.39	9.33	－0.06	8.4	8.9	8.91	8.83	8.67	－0.16
1年0～1月未満	9.1	9.5	9.71	9.58	9.51	－0.07	8.5	9.1	9.09	9.04	8.88	－0.16
1～2	9.3	9.7	9.91	9.75	9.68	－0.07	8.7	9.2	9.27	9.24	9.08	－0.16
2～3	9.4	9.9	10.07	9.95	9.85	－0.10	8.9	9.4	9.47	9.42	9.26	－0.16
3～4	9.6	10.1	10.20	10.15	10.02	－0.13	9.1	9.5	9.70	9.58	9.46	－0.12
4～5	9.8	10.3	10.33	10.36	10.19	－0.17	9.2	9.7	9.91	9.76	9.67	－0.09
5～6	10.0	10.4	10.50	10.56	10.37	－0.19	9.5	9.9	10.10	9.95	9.86	－0.09
6～7	10.2	10.6	10.73	10.75	10.55	－0.20	9.6	10.0	10.29	10.14	10.04	－0.10
7～8	10.3	10.9	10.98	10.95	10.75	－0.20	9.8	10.2	10.48	10.34	10.23	－0.11
8～9	10.5	11.1	11.21	11.14	10.92	－0.22	10.0	10.4	10.70	10.53	10.42	－0.11
9～10	10.6	11.3	11.43	11.33	11.10	－0.23	10.1	10.7	10.93	10.71	10.59	－0.12
10～11	10.8	11.5	11.64	11.51	11.28	－0.23	10.2	11.0	11.14	10.90	10.78	－0.12
11～12	11.0	11.6	11.82	11.70	11.43	－0.27	10.4	11.3	11.34	11.09	10.97	－0.13
2年0～6月未満	11.6	12.3	12.18	12.33	12.07	－0.26	11.1	11.7	11.89	11.72	11.55	－0.17
6～12	12.5	13.2	13.27	13.35	13.12	－0.23	12.0	12.6	12.88	12.79	12.58	－0.22
3年0～6月未満	13.3	14.1	14.28	14.32	14.13	－0.19	12.9	13.4	13.86	13.83	13.62	－0.21
6～12	14.2	15.0	15.22	15.28	15.15	－0.13	13.8	14.3	14.82	14.85	14.63	－0.22
4年0～6月未満	15.0	15.8	16.12	16.24	16.15	－0.09	14.6	15.2	15.76	15.88	15.73	－0.15
6～12	15.8	16.6	17.01	17.22	17.27	0.05	15.4	16.1	16.67	16.92	16.79	－0.13
5年0～6月未満	16.6	17.4	17.91	18.27	18.36	0.09	16.2	17.0	17.55	17.99	17.92	－0.07
6～12	17.4	18.2	18.86	19.38	19.48	0.10	17.0	18.0	18.38	19.11	18.94	－0.17
6年0～6月未満			19.88	20.60	20.56	－0.04			19.15	20.14	20.04	－0.10

資料）平成13年厚生労働省「乳幼児身体発達報告書」

表12－3　幼児・青少年における有酸素性能力の発達

年齢（歳）		3	4	5	6	7	8	9	10	11	12	13	14	15	16	17	18
被検者数	男	8	13	38	35	33	35	22	23	26	34	17	21	19	23	22	7
	女	6	24	33	24	22	23	17	13	20	26	22	19	19	17	23	9
絶対値最大酸素摂取量（L/分）（$\dot{V}O_2maxL \cdot min^{-1}$）	男	** 0.655	0.792	*** 0.924	*** 1.045	*** 1.166	** 1.358	* 1.502	1.543	1.652	1.879	2.062	*** 2.552	*** 2.998	*** 2.995	*** 3.047	*** 2.997
	女	0.523	0.766	0.822	0.892	1.023	1.197	1.349	1.567	1.620	1.744	1.982	2.040	2.199	2.134	2.206	2.072
体重当たり最大酸素摂取量，（mL/kg/分）（$\dot{V}O_2max \cdot TBW^{-1}$ $mL \cdot kg^{-1} \cdot min^{-1}$）	男	* 42.6	47.5	*** 50.5	*** 49.4	*** 49.9	*** 52.0	** 52.9	* 53.4	*** 51.7	*** 52.5	** 55.6	*** 55.2	*** 58.3	*** 54.9	*** 54.0	*** 52.4
	女	35.9	45.1	44.9	45.6	46.6	47.7	48.9	49.5	46.0	47.4	48.4	44.0	44.7	43.6	43.1	40.1
最高心拍数（拍/分）（HRmax, beats・min^{-1}）	男	204.8	199.7	202.2	203.9	200.5	203.4	199.6	195.2	191.1	194.5	193.8	194.0	191.1	190.0	193.2	190.0
	女	208.3	204.1	205.3	204.4	* 205.2	206.0	199.1	197.3	** 197.5	195.1	193.8	194.4	188.9	191.1	194.6	188.7
最大酸素脈（mL/拍）（$MaxO_2$_pulse, mL・$beat^{-1}$）	男	** 3.2	4.0	*** 4.6	*** 5.1	*** 5.8	*** 6.7	* 7.5	7.9	8.6	9.7	10.7	*** 13.2	*** 15.6	*** 15.8	*** 15.8	** 15.8
	女	2.5	3.8	4.0	4.4	5.0	5.8	6.8	7.7	8.2	8.9	10.3	10.5	11.7	11.2	11.4	11.1
呼吸商（respiratory quotient. RQ）	男	1.02	1.17	1.11	1.04	1.02	1.04	1.07	1.09	1.10	1.13	1.06	1.11	1.07	1.05	1.04	1.11
	女	1.07	1.18	1.12	1.04	1.03	1.06	** 1.11	1.08	1.13	1.09	1.07	1.13	1.10	1.10	1.10	1.08
5分間走（m）	男	－	799	*** 861	*** 934	*** 983	*** 1,026	*** 1,040	*** 1,085	*** 1,131	*** 1,199	*** 1,241	*** 1,302	*** 1,343	*** 1,327	*** 1,320	*** 1,340
	女	－	779	763	824	889	915	944	983	1,017	1,094	1,138	1,123	1,089	1,064	1,060	1,024

＊$p < 0.05$，＊＊$p < 0.01$，＊＊＊$p < 0.001$：t検定による群の比較でみられた性差の有意水準。標準偏差は割愛されている。
資料）吉澤茂弘『幼児の有酸素性能力の発達』杏林書院，p.18，2002

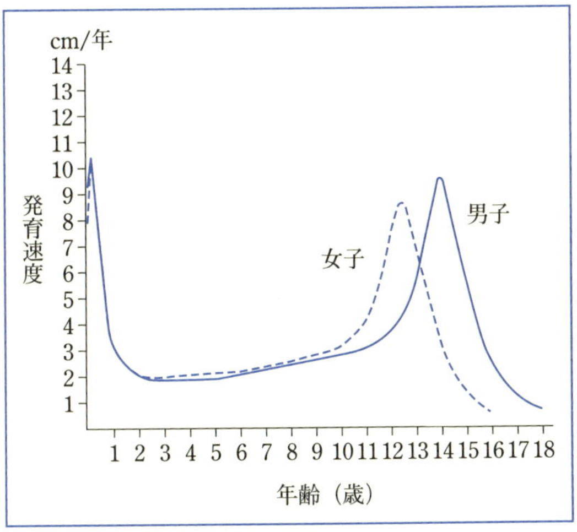

図12－2　体重の典型的な発育速度曲線

資料）ロバートM.マリーナ・クロード ブジャール 著 高石昌弘・小林寛通 監訳『事典　発育・成熟・運動』大修館，p.48，1995

ロバートM.マリーナらは，成人男女での身長差を，女子がPHVの状況にあるとき男子は年に約5 cmの割合で身長を伸ばしており，その後に続くPHVの期間も長く，かつ女子より高いことで説明している。身長の発育には，骨の成長が欠かせず，骨の成長には栄養，運動が必要となる。

しかし，骨が成長しているときに，過剰な負荷をかけることは禁物である。すなわち，筋肉トレーニングなどが成長軟骨に強い負荷を与えることは避けたほうがよい。

2）体重の発育

表12－3に乳幼児時期の体重変動を示した。身長と同じく過去10年での格別な変化は観察できない。

体重の発育速度をみたのが，図12－2で出生後ピークがみられ，2歳ぐらいまで減速し，それ以降徐々に速度を上げながら，ピークに達するが，

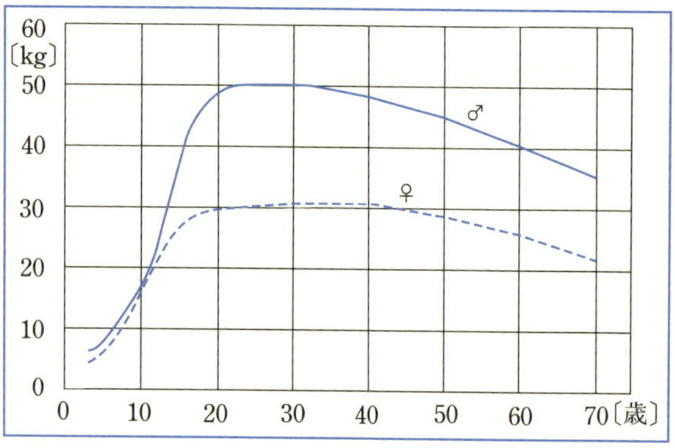

図12－3　握力の年齢による変化

資料）東京都立大学体力標準値研究会編『新・日本人の体力標準値　2000』不昧堂出版，2000

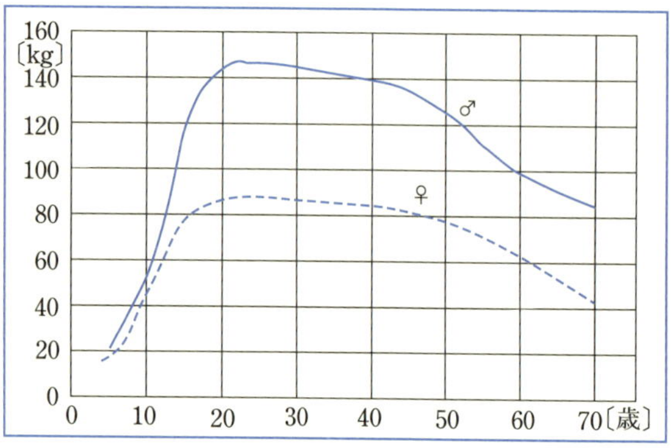

図12－4　背筋力の年齢による変化

資料）図12－3に同じ

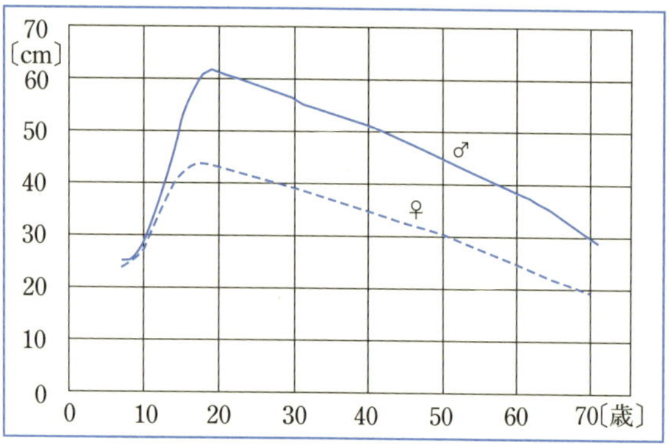

図12－5　垂直跳の年齢による変化

資料）図12－3に同じ

その年齢が男子では身長のそれとほぼ同時期であるが，女子では，約1年ほど遅れることがみてとれる。

3）力強さの発達

図12－3，4に握力と背筋力の加齢に伴う変化を示す。どちらも，小学生頃までは増加はゆるやかであるが，中学，高校年代になると急激に増加する。男子の方が伸び勾配は大きく，結果的に男性の方が女性より高値を示す。同様に，瞬発力を代表する垂直跳びをみると，発達過程は前者と同様であるが，成人に達した以降の減少は男女とも大きい（図12－5）。

以上は，**静的筋力**についての記述であるので，次に**動的筋力**について記述する。動的筋力としては**自転車エルゴメーター**を使った全力こぎで得られる最大無酸素パワーがある。最大無酸素パワーの測定は，測定時間によって種々あるが，ここでは，30秒間の**全力パワー**（ウインゲートテストとよばれる）について記述する。

この値は，男女とも年齢とともに増加するが，女子での頭打ちは早く，平均値でも女子は，男子の60～70％にすぎない（図12－6）。この種のテストは，実施年齢幅も小さく，近年のデータもあまりないので，類似するものとして，フィールドでの50m走を図12－7に示す。男子では，年間増加量のピークが，12歳の8.45秒から13歳の7.97秒へと最大を示すが，女子ではこのようなピークを示す年代はない。最も速い年齢は，女子では15歳頃，男子では17歳頃にみられ，その後は，加齢とともに遅延傾向を示す。

4）持久力の発達

一般に，**持久力**を評価する指標として用いられるのは，最大酸素摂取量である。測定の意味，測定方法については他章にゆずり（164，185頁参照），ここでは，発達の過程と意味について記述する。図12－8，に幼児お

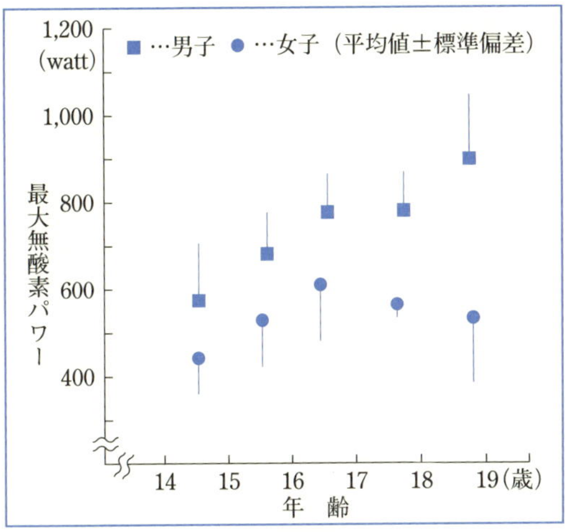

図12－6　最大無酸素パワーの発達

資料）宮下充正 他『小児科臨床 41』pp.2702－2709，1988

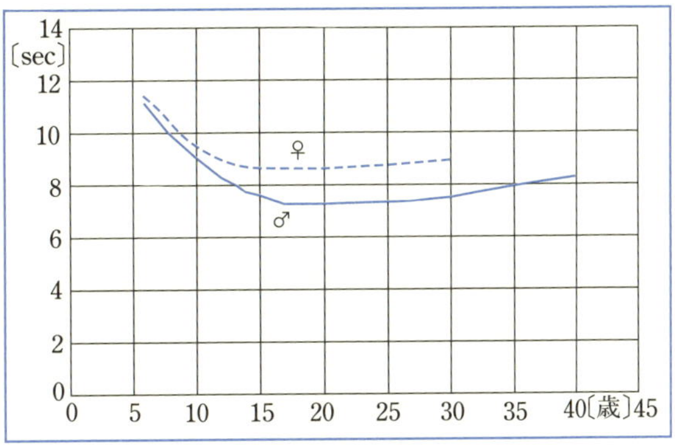

図12－7　50m走の年齢による変化

資料）図12－3に同じ

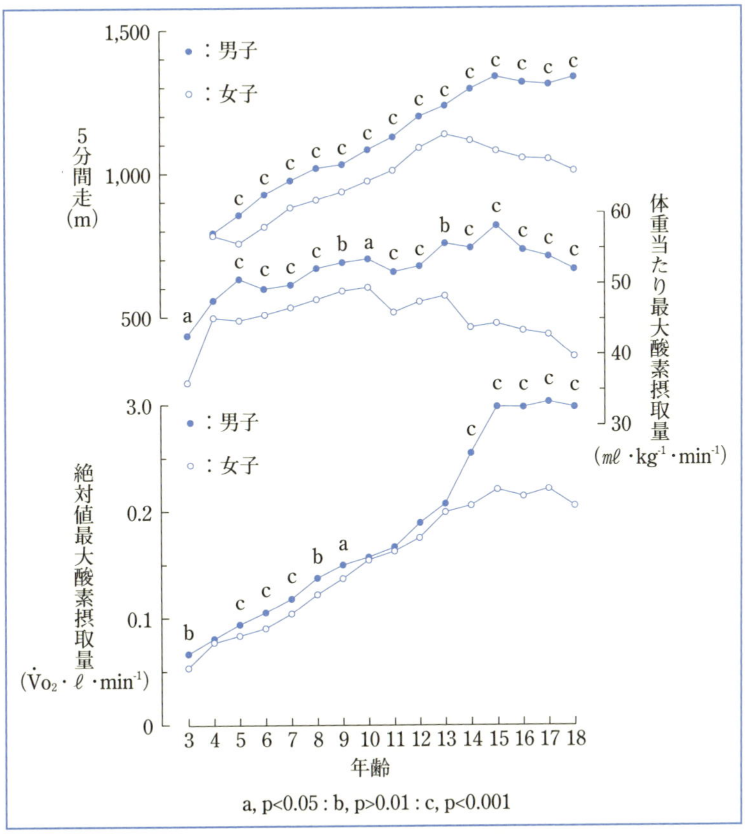

図12－8　幼児および青少年の最大酸素摂取量・5分間走の発達（性差の検定を含む）

資料）吉澤茂弘『幼児の有酸素性能力の発達』杏林書院，p.48，2002

よび青少年の最大酸素摂取量を示す。最大酸素摂取量は，絶対値では13歳以降男女差が大きくなり，18歳時にはかなりの男女差がみられる。

一方，体重当たりでは，絶対値ほどのピークは示さず，18歳ですでに低下傾向を男女とも示す。表12－3（193頁参照）には，幼児・青少年における最大酸素摂取量の発達を示した。最大酸素摂取量の加齢に伴う減少要因に，最大作業時の心拍出量や1回拍出量の減少，活動筋量の低下などがあげられるが，身体活動の減少，体重の増加，体脂肪量の増加，LBM（199，201頁参照）の減少などを要因としてあげることもできる。

2．血液および尿検査による判定

血液を用いて**栄養アセスメント**を行う場合は，食事や体動，体位によって影響を受ける場合があり，日内変動もあるので注意が必要である。原則として朝，空腹状態での採血が望ましい。以下に栄養アセスメントに用いられる項目をあげる。

1：ヘマトクリット，ヘモグロビン，赤血球数，白血球数

2：アルブミン，グロブリン，プレアルブミン，トランスフェリン，レチノール結合たんぱく，血漿（けっしょう）たんぱく質

3：総コレステロール，トリグリセリド，LDLコレステロール，HDLコレステロールなどの血漿脂質

4：血漿電解質：Na，Kなど

5：ビタミンおよびビタミン依存物質：血漿中のビタミンA，ビタミンE，ビタミンK，ビタミンC，ビタミンB_{12}，葉酸，および赤血球中のケトール転移酵素，グルタチオン還元酵素

6：血漿中のミネラル：鉄，亜鉛，銅，マンガン

（1）血清総たんぱく質

体たんぱくの多くは骨格筋中に存在するが，一部は内蔵たんぱくとして存在する。この内蔵たんぱくは摂取するたんぱく質の量に影響される。栄養状態が悪くなると，この値は低下するが，必ずしも摂取たんぱく質量の低下とはパラレルではない。その他の要因との関係を考えなければならない。

参考値は学童期以降6.0～7.8g/$d\ell$とされている。

（2）アルブミン

血漿たんぱく質は血中で**膠質浸透圧**（こうしつしんとうあつ）という圧をもっているが，その大部分は**アルブミン**によりもたらされる。

すなわち，アルブミンの濃度が低下すると，膠質浸透圧が低下して従来では血管外に出ない物質が血管外に出て，いわゆる浮腫をおこす。低栄養性の浮腫（ふしゅ）がおこりうるが，アルブミンの半減期が約20日と比較的長く，体内プールも存在するので，かなり長期にわたって低栄養状態が継続しないとアルブミンの濃度は低下

しない。このことは，比較的最近の栄養状態を反映しないということであり，栄養管理でアルブミン濃度を上昇させようとする場合にも時間がかかるということである。

アルブミンの参考値は学童期以降で3.5～5.0g/*dℓ*とされている。

(3) プレアルブミン

アルブミンと比較すると半減期が3～4日と短かく，たんぱく摂取を鋭敏に反映するので，動的指標として優れている。

しかし，**プレアルブミン**は肝臓で合成されて，肝機能の影響を受けやすいので栄養アセスメント時には注意が必要である。

参考値は22～40mg/*dℓ*とされている。

(4) レチノール結合たんぱく

レチノールとはビタミンAを示し，結合しているたんぱくはアルブミンで，合成される場所は肝臓で，最終代謝場所は腎臓である。ということは，**レチノール結合たんぱく**は肝機能，腎機能，血中ビタミンA濃度に影響されるということである。

レチノール結合たんぱくの半減期は平均約16時間と非常に短いことからも，たんぱく栄養状態の指標として有用である。

(5) トランスフェリン

トランスフェリンは糖たんぱくであるが，鉄代謝に関与しており約1/3は鉄と結合して血清鉄となっている。

肝臓での合成はたんぱく栄養，鉄欠乏により変化するので，たんぱく栄養アセスメントだけでなく，鉄欠乏状態の診断にも利用される。半減期は約1週間ぐらいである。上記プレアルブミン，レチノール結合たんぱく，トランスフェリンを**RTP（Rapid Turnover Protein）**とよび，比較的近い状態での栄養アセスメントの指標として有用である。

(6) 血漿遊離アミノ酸

血漿遊離アミノ酸はたんぱく質などを構成する**結合型アミノ酸**に対して，アミノ基やカルボキシル基が遊離している状態のアミノ酸の呼称である。

生体内にはアミノ酸プールがあり，遊離アミノ酸はその5％程度にすぎないが，全身のアミノ酸代謝をよく反映する。血漿を除たんぱく後，アミノ酸分析機にかけると，約40種類の遊離アミノ酸が同定されるが，そのすべてをアセスメントに用いることは煩雑であるし，意味をもたないことも多い。そこで，ある種のアミノ酸を集めて評価に使うことがなされている。

BCAA（Branched-chain amino-acid）分岐鎖アミノ酸のことで，バリン，ロイシン，イソロイシンをあわせたものとか，**AAA（Aromatic amino acid）芳**

香族アミノ酸のことで，チロシン，フェニールアラニンを一緒にしたもの。BCAA / AAAモル比をFischer比として表すことなどでアセスメントに用いられる。特に，肝臓疾患でのアセスメントでは重要である。

(7) 尿素窒素

尿素窒素はたんぱく質の最終代謝産物で，たんぱく質摂取が増加したり，たんぱく質の異化が増大すると血中濃度は上昇するが，腎機能が正常ならその値は8～20mg/dℓに保たれる。腎機能が低下するとその値は上昇し，60mg/dℓ以上になると腎不全と判定される。運動は腎臓に負担をかけるので，一般的には禁止もしくは制限がかかるが，スポーツ診療としては様子をみながら運動可能か否かを探る。

(8) クレアチニン

クレアチニンは大部分が筋肉中に存在し，血中に少量存在する。腎糸球体から排泄される。腎機能障害により血中濃度は上昇する。

(9) 尿　　酸

尿酸はたんぱく質の代謝と関係が深く，核酸・プリン体の最終産物であり，摂取過剰と腎臓からの排泄減少により体内に蓄積されることがあり，血中濃度が増加することがある。

通常は4～6 mg/dℓに保たれているが，7 mg/dℓ以上になると痛風の可能性がでてくる。その他，腎機能障害でも血中濃度は上昇する。

(10) 血清脂質

血清脂質とはコレステロール，中性脂肪，リン脂質，遊離脂肪酸や，各種のステロールをいい，これらの血清濃度が異常に上昇した状態を高脂血症とよんでいる。

脂質は基本的に油なので水には溶解できない。そこで，ある種のたんぱく質と結合して血中に存在する。この状態をリポたんぱくとして存在するという。

このリポたんぱくを電気泳動法にかけると，カイロミクロン，VLDL，LDL，HDL，に分けることができる。VLDLは肝臓で糖質からつくられた中性脂肪を運び，LDLは肝臓以外の組織に向かってコレステロールを運び，HDLは末梢組織からコレステロールを肝臓に戻して処理する働きがあるとされ，善玉コレステロールともよばれる。

(11) 免疫機能検査

1) 免疫機能

リンパ球の幼若化反応：T細胞機能を判定することにより判定。

定遅延型皮膚過敏反応：陰性で低栄養が示唆される。

2) 免疫細胞数

末梢血総リンパ球数：1500/mm^{3}以下で低栄養と判定。

3）そ　の　他

サイトカインの産生，免疫グロブリン，補体なども利用できる。

(12) 尿 中 窒 素

栄養素の中で，窒素を構成物としてもっているのはたんぱく質である。食事からたんぱく質を摂取すると，代謝されたたんぱく質は体外に窒素として排泄される。体外に排泄された窒素量と摂取した窒素量を測定して，バランスをみればたんぱく質の必要量，所要量を算出できる。

1）窒素バランス

バランスをみるためには，便中の窒素，汗中の窒素排泄量の測定も必要になる。運動時には汗中にかなりの窒素が失われるので十分考慮する必要がある。臨床的には次式を使って窒素バランスを算出することもある。

窒素バランス(g/日)＝たんぱく質摂取量(g)/6.25－(尿中尿素窒素量(g))＋4

上記式の中の6.25という数字は，たんぱく質6.25gが窒素１gに相当することからこの値で除したものが摂取窒素量となる。尿素窒素は尿中窒素の約80％といわれているが，尿素窒素以外の尿中窒素排泄量を２gとして，それ以外の排泄量を２gとして合計４gとする考え方である。

窒素バランスは小児の成長期，妊娠，術後回復期などには正となるが，低栄養状態，発熱，外傷時には負となるので，たんぱく栄養状態の指標になる。

2）尿中窒素量の測定法

尿は原則として連続３日間，朝８時に尿切りをして，それ以後翌朝８時までを１日として集める。あらかじめ採尿容器には防腐剤を少量入れておく。集めた尿はメスシリンダーで尿量を計測したのち，小分けして測定まで冷凍保存する。

測定時には解凍して，尿１～２mℓをケルダール用の酸化フラスコ内で酸化して，その後蒸留を行い，滴定をして求める。

便中や汗中の窒素も同様にケルダール法で求められるが，それぞれに異なる前処理があるので他書を参照されたい。

(13) 尿中クレアチニン

クレアチニンは筋肉において，クレアチンの脱水によって得られる。クレアチンは筋肉中では，クレアチンリン酸として筋運動のエネルギー源として働き，クレアチニンを産生する。クレアチニン産生量は筋肉量に比例するといわれている。

総クレアチニン排泄量を体重で除した値をクレアチニン係数とよび，男性で23mg/kg，女性で18mg/kgぐらいを標準としている。クレアチニンは腎臓で再吸収されないので，腎機能傷害があると尿中の値は低値を示す。

> **LBM**
> LBMとは体重から体脂肪量を差し引いた値をLean Body Massとよび，除脂肪体重という。
> この値は体にとって重要な骨，血液，筋肉の重さを含んでおり，減量などにおいてこの値が減少することは，減量の大目的である体脂肪の減少が必ずしもうまく行われてないことを示す。

(14) 3－メチルヒスチジン

このアミノ酸は主として骨格筋に存在している。このアミノ酸の内因性排泄量は筋たんぱく質分解の尺度とされている。3－メチルヒスチジンの尿中排泄は食事の影響を受け，肉食により増加する。さらに，除脂肪体重（LBM，Lean Body Mass）と相関を示すことや，3−メチルヒスチジンをクレアチニン排泄量で除した値が評価に有用であるともいわれている。

3．栄養状態の評価

（1）栄養アセスメントの必要性

1）管理栄養士に求められている能力

管理栄養士に必要な能力として，従来は献立作成，調理技術，事務能力が求められてきたが，現在では，マネージメント能力をはじめとするより高度な能力が求められ，**栄養士法**も改正された。2000（平成12）年4月公布。

改正された栄養士法の中で，管理栄養士が従来の「登録」から「免許」になった点と，業務としては「傷病者の栄養指導，健康の保持増進のための栄養指導，給食管理を必要とする施設における栄養指導」が提示され，広い範囲での栄養指導が求められている。すなわち，国家試験に合格して免許を取得することが第一条件として求められ，そのうえで栄養指導の能力が求められるているのである。

栄養指導には，人とのコミニケーション能力，相手の心理状態を理解する能力などが求められるが，最も求められるのは，対象とする人の栄養の状態を知る能力であろう。

2）食事療法指導のアセスメント

従来，栄養士・管理栄養士は食事の給与には一生懸命であったが，給与後の対象への効果や対象者の変化をとらえることをおろそかにしてきた。その結果，いくら食事療法を行ってもその効果を客観的にとらえることが困難であった。

それに加えて従来の栄養士法では医師の指示のもとに**食事療法**が展開されてきた。

しかし，今回の改正により指示から指導へと文言が変えられ，解釈しだいでは管理栄養士の出番が来たとも考えられる。出番が来たとはいえ，その実力がなければ絵に書いたもちである。

絵に書いたもちにならないようにするためには客観的な指標が必要であり，そのような指標を使って評価することを栄養状態の評価，あるいは栄養アセスメントを行うという。

アセスメントとは日本語にすると「査定」という意味であり，査定とは審査や調査をして決定することと辞書には書かれている。

「評価」とは価値や価格を見定めることと書かれている。意味合いに大きな差はないが，評価はどちらかといえば，ものごとの終わりの時に使い，査定は途中経過の時に使うと考えると，栄養アセスメントという言葉を使った方が妥当と考えられる。

（2）栄養アセスメントとは

個人の栄養素摂取の是々非々は体内では血液性状，尿中濃度にあらわれ，さらに進むと体内で生化学的，生理的変化をきたす。よって人の栄養状態を把握するには，身体計測，血液生化学指標，免疫機能，尿中指標，食事調査を行う必要がある。

1）身体計測

身体計測を行う際には人体の計測点を知っておくことが必要である（図12－9）。

①体　重

栄養アセスメントとしては価値の高いものである。測定は空腹時にできるだけ軽装で行うのが望ましい。体重計上では正面を向いておくことが原則である。

値の評価は標準体重と比較することが望ましいが，標準体重の算出法は種々あるので，ここでは**体格指数（BMI, Body Mass Index）**を示しておく。体格指数は身長の2乗を体重で除して表され，日本肥満学会では22を推奨している。

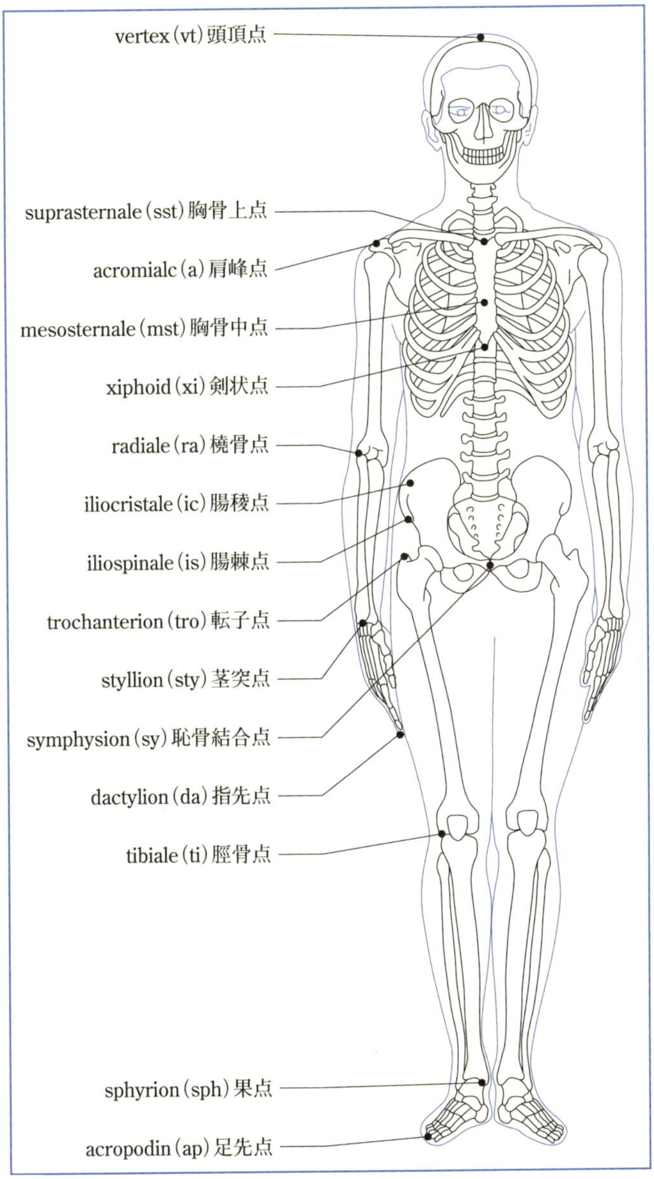

図12－9　生体の計測点

資料）東京都立大学体力標準値研究会編『新・日本人の体力標準値2000』不昧堂出版，p.16，2000

②身　長

長育の発達指標として有用である。測定方法は身長計を使用して，所定の位置に立ち，耳眼水平になるように気をつける。

日本人の成人男女20歳の平均値は男子173.2cm，女子159.0cmである。

③座　高

身長と同様に長育の指標となるが，身長と違って内蔵諸器官を包含しているので，生理学的機能面で意味をもつものである。

測定方法は座高計を用いて測定するが，臀部を尺柱に強く押しつけて素早く測ることが必要である。

日本人20歳男女の平均値は男90.9cm，女84.5cmぐらいとされる。

2）体組成

ここでは，体重を2つの部分にわけて考える。すなわち，体脂肪の部分とそれ以外の部分（これを**除脂肪体重**という）。除脂肪体重はLBM

表12－4　日本人の体密度推定式

年齢(歳)	男	女
9～11	D＝1.0897－0.00151X	D＝1.0794－0.00142X
12～14	D＝1.0868－0.00133X	D＝1.0888－0.00153X
15～18	D＝1.0977－0.00146X	D＝1.0931－0.00160X
18以上	D＝1.0913－0.00166X	D＝1.0897－0.00133X

(Lean Body Mass) ともよばれ，骨，骨格筋，などの人体における重要な部分の重量を示すものである。体重から体脂肪量を差し引いて求められる。

体脂肪の測定方法には種々あるが，管理栄養士が使用する可能性があるものについて記述する。

① 皮 脂 厚 法

皮脂厚計を用いて上腕背部の中点と肩甲骨下部直下を計測し，その合計値を長峰・鈴木の式に代入して体密度を求め（表12－4），この体密度を**ブロゼックの式**に代入して体脂肪率を算出する。

合計値が男性で35mm以上，女性で45mm以上，体脂肪率で男性20％以上，女性30％以上を肥満と判定できる。しかし，この方法は測定者間のばらつきが大きいという欠点をもつ。

表中のX＝上腕背部皮脂厚（mm）＋肩甲骨下部皮脂厚（mm）

体脂肪率％＝（4.570/D－4.142）×100：ブロゼックの式

② インピーダンス法

身体に微電流を通電し，電気の流れが物体の長さに比例し，容積に反比例することから，長さをL，容積をV，断面積をA，抵抗値をRとすると，

R＝比例定数×L/Aで表され，

V＝L×Aで表される。

この２式を使うと，

V＝比例定数×L^2/Rで表される。

Rを実測してVがわかれば，密度がわかる。測定装置としては，体重計タイプ，両手でにぎるタイプなどがある。

測定は容易であるが，測定条件を守らないと値が不正確になる場合がある。

③ 水中体重法

管理栄養士が使用することはあまりないが，上記方法の基礎となっているものなので記述する。密度は重量を体積で除することによって求められるので，水中に完全に水没することによって求められる水中体重から体積を求め，空気中の体重を除して密度を求める。

$$\text{体密度（D）} = \frac{\text{体　　重}}{\{(\text{体重}-\text{水中体重})/\text{水の密度}\}-\text{残気量}-0.100\text{（女）}\ \ -0.150\text{（男）}}$$

分母の数字は腸内ガス量を示す。

この方法での体脂肪率は男子15％～20％，女子20％～25％を正常値としている。

その他の方法としてTOBEC法，DEXA法，体内K測定法，X線CT，MRIがある。

３）周　囲　計

人体の周囲計で栄養と関連が深いのはウエスト/ヒップ比と上腕周囲である。

① ウエスト/ヒップ比

この場合のウエストとは臍の位置での周囲計のことで，測定にはスチール製のメジャーを使い，腹式呼吸をさせて状態の緊張をゆるめ，メジャーが水平位にあることを確認して計測する。食事などの影響を受けるので条件を一定にする。

ヒップ囲は腰囲測定と同様に行い，背面では臀部の最大突出部，外側では大転子の上，前面では恥骨部の上を通るようにメジャーをまわして測定する。

20歳前後の女性の値は0.7～0.8ぐらいで，中高年者になると1.0をこえる人もいる（表12－5）。

② 上腕周囲径（AC，Arm Circumference）

上腕周囲を計測することによって，筋肉の発達と皮下脂肪の沈着を知ることができる。測定方法はメジャーを用いて伸展囲で上腕の中点を計測する。

20歳前後の女性では25cmぐらいだが，表12－5にみられるように，中高年女性になると30cm以上になる場合もある。

③ 上 腕 筋 囲（AMC，Arm Muscle Circumference）

上腕を輪切りにして考えたとき，断面図を丸い円とすると，上腕周囲が作る円と上腕の筋肉が作る円との2つができあがるので，上腕周囲径と上腕の皮脂厚を測定しておけば，計算によって上腕の筋周囲を算出できる。

④ 大　腿　囲

栄養アセスメントとしては意義のある部分ではあるが，計測部位の不正確さが存在する。しかし，スポーツ選手のアセスメントとしては重要である。

測定にはメジャーを用い，大腿部の最大囲を被験者の背後から確認して計測する。その際，被験者は両足の踵を軽く開き，両足に体重が均等にかかるように立つ。

⑤ その他の測定部位

その他の大腿囲測定部位としては，膝蓋骨上端から5 cm，10cm部位での測定も行われている。

表12－5　中高年女性のデータ例（松枝ら未発表データ）

年齢	身長 (cm)	体重 (kg)	体脂肪率 (%)	ウエスト (cm)	ヒップ (cm)	ウエスト/ ヒップ比	上腕囲 (cm)
57	159.6	71.2	37.4	106.0	101.3	1.05	29.2
55	157.7	61.9	31.0	93.5	98.4	0.95	29.2
57	149.4	58.5	40.1	83.7	91.5	0.91	30.1
56	158.4	75.3	47.7	105.1	103.0	1.02	34.1
61	152.4	63.6	41.0	97.3	93.8	1.04	33.2
55	154.9	76.0	32.4	113.6	107.0	1.06	32.3
52	153.5	61.8	41.0	84.3	96.2	0.88	31.7
63	151.0	68.1	41.3	97.0	99.8	0.97	33.1
50	158.2	68.2	38.3	87.7	97.7	0.90	31.5
56	148.9	54.3	29.6	86.3	89.7	0.96	28.0
53	159.4	73.8	45.9	102.5	100.3	1.02	31.4
54	154.0	56.1	28.5	92.5	91.8	1.01	29.6
64	153.7	51.1	25.3	84.6	87.8	0.96	27.5
61	148.4	55.1	31.9	91.3	92.2	0.99	27.7

Body Mass Indexを計算してみよう。ウエスト/ヒップ比との関係を考えてみよう。

> **握力測定方法**
> 　スメドレー式握力計で指針が外側になるようにして，人さし指の第二関節がほぼ直角になるように握り，姿勢は両足を左右に自然に開き腕を自然に下げ，衣服や身体に触れないようにして力いっぱい握りしめる。
> 　得られた結果は，体の大きさによって値が異なるので，体重当たりあるいは除脂肪体重当たりに修正したほうが比較しやすい。

4）筋　　力

筋力には，握力，背筋力，脚筋力，屈腕力があるが，アセスメントとして使われるのは握力である。

① 握　　力

握力は上肢の静的筋力を代表するものとして古くから測定されてきた。しかし，あくまでも手筋や前腕屈筋群などの局部の筋力を測定しているにすぎない。それでも測定されてきたのは，測定方法が簡単であり，短時間に結果を知ることができること，全身の筋力と比較的よく相関することなどがあげられる。

5）エネルギー代謝

① エネルギー消費量の測定法

栄養士，管理栄養士はエネルギー摂取量を把握することを重要視していたが，エネルギー消費量を把握することは得意ではなかった。

エネルギー消費量の測定には直接測定法と間接測定法がある。間接測定法には閉回路式と開回路式とがある。閉回路式は機械内にある空気を利用する方法である。開回路式は大気中の空気を利用して呼出された呼気を集めてその中の酸素，二酸化炭素濃度を測定してエネルギー消費量を算出する方法である。

ダグラスバッグを使用するダグラスバッグ法や現在では，高価ではあるが呼吸代謝装置も種々利用されている。

② 基礎代謝量

前夜に早めに食事をすませ（測定まで10時間～12時間の空腹），翌朝の早朝空腹時に肉体的，精神的に快適な環境下で測定したエネルギー消費量のことを基礎代謝量とよぶ。この値は人の1日のエネルギー消費量の約60％程度を示すとされている。だから，この値を測定できれば，どの程度のエネルギー量を給与すべきかの参考になる。

近年では，空腹時のエネルギー消費量を測定して基礎代謝に準ずるものとしたり，単に安静時にエネルギー消費量を測定して，**Resting Energy Expenditure（REE）**と表す場合もある。REEは基礎代謝量の1.2倍とされていて，そこから基礎代謝量を算出することもできるが，可能なかぎり実測が望ましい。

この測定は，外科領域で盛んに利用されており，例えば，重症の熱傷時にはREEはかなり高値を示すといわれている。

③ 呼　吸　商

測定した酸素消費量と二酸化炭素産生量の比から**呼吸商（RQ：Respiratory Quotient）**を求めることもできる。

この値は0.7～1.0の間になることが多い。0.7近くでは体内では主として脂肪が燃焼しているといわれ，1.0近くでは主として糖質が燃焼しているとされる。なんらかの疾病に罹患している場合に何を中心に給与すればよいのかの指標となる。

近年では肝硬変，糖尿病，肥満のアセスメントとして利用されている。

6）食 事 調 査

栄養アセスメントの中で栄養士・管理栄養士が従来から行ってきたことで，方法として３つある。１つは24時間思い出し法，２つ目は秤量・目安量記録法，３つ目は食物摂取頻度調査法である。

① 24時間思い出し法

対象の人に，前日の食事や食事時間を思い出してもらい，それを聞き取る方法である。対象となる人が食事に関心がないと，正確に聞き取ることが困難となる場合がある。一方で，栄養士の聴き取りのスキルも重要視される。そういう意味では，対人関係をうまく作る能力が栄養士にも要求される。

この方法は推定の域を出ないことも頭に入れておくことが必要である。

② 秤量・目安量記録法

一定期間（多くは３日間から１週間），摂取したものを実際に秤量して記録するか，だいたいの目安量を記録する方法である。秤量は煩雑なので対象者が嫌うことも多く，栄養の知識の有無も関係するが，実施できれば正確である。

目安量記録法は記録が大ざっぱになる可能性もあるが，簡易カメラを同時に使用するなどして工夫すれば，より正確な結果が得られる。

経験的には，記録と写真内容との間に差があることがあるが，栄養指導時に確認すればよい。

③ 食物摂取頻度調査法

約１週間の食生活を思い出しながらアンケートに答えていく方法であり，栄養の知識，関心が低い対象でも実施が可能である。

スポーツ選手などもこの方法だと答えてくれるが，予想外の結果がでることもあるので，個別の栄養指導時に修正が必要である。

対象が子どもの場合は質問内容が理解できない場合もあるので，注意が必要である。

【参考文献】

1）ロバートM.マリーナ・クロード ブジャール 著，高石昌弘・小林寛通監訳『事典　発育・成熟・運動』大修館，p.48　1995

2）吉澤茂弘『幼児の有酸素性能力の発達』杏林書院，2002

3）東京都立大学体力標準値研究会編『新・日本人の体力標準値　2000』不昧堂出版，2000

4）宮下充正　他『小児科臨床』41，1988

基礎用語の解説

圧受容器（Baroreceptor）

血圧変化に対する受容器で，主に頸動脈洞や大動脈弓に集中して存在する。血管内外圧による血管壁の歪みを受容すると神経終末から信号が送り出される。

インスリン（insulin）

膵臓のランゲルハンス島β細胞で生成・分泌され，門脈を経て肝臓に達し，肝静脈経由で全身の組織へ送られる。インスリンは肝細胞，筋肉，脂肪組織などの細胞にあるインスリン受容体に結合しブドウ糖を細胞内に取り込む働きをする。インスリンの分泌停止か分泌低下あるいはその作用が不足した状態が糖尿病である（前者が1型，後者が2型）。

運動処方（exercise prescription）

肥満，糖尿病，高血圧，高脂血症をはじめ，さまざまな慢性疾患で習慣的な運動による治療および予防効果が認められている。運動による治療や予防を目途として，運動の種類，強度，持続時間，頻度，進め方などを個々の状態に合わせて作成し，対象者に処方することを運動処方という。

栄養所要量（RDA, recommended dietary allowances）

それぞれの年代に応じ，健康を維持し正常な発育を遂げるために摂取することが望ましいエネルギーおよび各栄養素の基準量。栄養指導，栄養摂取状況の調査，新食品開発の目安などに利用される。

エネルギー代謝（energy metabolism）

エネルギーは，電気的，機械的，化学的，熱エネルギーといろいろ形を変えて利用されるが，このエネルギー変換の過程をエネルギー代謝という。

エルゴジェニック　エイド（ergogenic aids, ergogenics）

エネルギー生成を助ける物質を示すが，特に運動能力の向上を目指した手段のことをいい，運動能力増強手段とも訳される。糖質，水分，ビタミン，ミネラルといった一般的な栄養素も含まれるが，ドーピング禁止対象薬物も含まれた総称である。

カテコールアミン（catecholamine）

チロシンを前駆体として生成されるカテコール基をもつ生体アミン。ドーパミン，ノルアドレナリン（ノルエピネフリン），アドレナリン（エピネフリン）の総称。神経伝達物質や副腎皮質ホルモンとして働く。ノルアドレナリンとアドレナリンは生体内の代謝調節や血圧調節などに重要な役割をもつ。

基礎代謝量（basal metabolism）

まったく作業を伴わない状態で動物が生きていくうえで最小限必要な代謝量。呼吸活動，心臓収縮，腎臓，肝臓機能などの生命機能の維持のために要求される一定の代謝量のことをいう。

筋グリコーゲン（muscle glycogen）

筋中に蓄えられているグリコーゲン。運動時には筋肉は筋グリコーゲンを利用してエネルギーを作り出し運動する。運動の種類，時間によっては筋グリコーゲンが枯渇し疲労困憊の原因になるため，事前にグリコーゲン濃度を高め（グリコーゲンローディング），また運動後には補給する事が必要である。

筋持久的運動（muscular endurance exercise）

持久性運動は，運動に用いられる筋が全身的である場合は全身持久力であり，局所的な筋の運動の場合は筋持久力と区別される。無酸素系と有酸素系の双方がエネルギー供給源となる。

筋紡錘（muscle spindle）

骨格筋の感覚受容器。筋紡錘は筋が引き伸ばされた速度，引き伸ばされた長さを感知し，それらの情報を上位中枢へ送るための感覚器官である。この情報は反射的筋収縮や高度な運動開始時の初期情報となる。

グリコーゲンローディング（glycogen loading）

長時間運動時ではエネルギーである筋グリコーゲンが枯渇すると運動ができなくなるため，運動前に多くの筋グリコーゲンを蓄積できれば，より運動が長くできることになる。グリコーゲンローディングとは運動前に筋グリコーゲン濃度を高める方法で，一度筋グリコーゲンを枯渇させその後高炭水化物食を摂る方法が用いられる。

高血圧（hypertension）

WHOによると収縮期血圧が140mmHg以上か，拡張期血圧が90mmHg以上の人である。高血圧は脳卒中，冠動脈疾患などの原因となる可能性があり，薬物療法や運動療法，食事療法が行われる。

抗酸化物質（antioxidant）

抗酸化酵素，抗酸化ビタミンなど，活性酸素やフリーラジカルを消去または減弱させる物質をいう。

高炭水化物食（high carbohydrate diet）

摂取エネルギーに対する炭水化物の比率が通常よりも極端に高率である食事。スポーツ選手で用いられ，激しいトレーニングの時期や試合前には高炭水化物食を摂取するようにし，筋グリコーゲンの枯渇予防や貯蓄を狙う。

呼気ガス交換比（RER，respiratory exchange ratio）

呼気ガス測定による酸素摂取量（$\dot{V}O_2$）と二酸化炭素排出量（$\dot{V}CO_2$）の比をいう。呼吸商は細胞レベルで利用される基質の情報を示すため，呼気ガスから推定する場合は生体が定常状態であることを前提とするが，呼気ガス交換比は細胞における代謝状況や生体内酸素貯蔵量，運動時の血中乳酸濃度などを含む生体内のおおまかな比率を示す。

呼吸商（RQ，respiratory quotient）

二酸化炭素排出量（$\dot{V}CO_2$）と酸素摂取量（$\dot{V}O_2$）の商（$\dot{V}CO_2/\dot{V}O_2$）である。糖代謝のみのRQは1.00，脂質代謝のみでは0.703である。運動時のRQは中強度の運動の場合，20分以降ではRQは低下し60分には0.7に近づき，脂質代謝のエネルギー供給に傾くと推測できる。

コレステロール（cholesterol）

環状構造をもつ高級アルコール。生体膜の構成成分，胆汁酸やステロイドホルモン，ビタミンDの前駆物質としての働きがある。生体内でコレステロールは各種リポたんぱく質に含まれ，LDLコレステロールは動脈硬化促進的，HDLコレステロールは抑制的に働く。

最大酸素摂取量（$\dot{V}O_2max$，maximal oxygen uptake）

運動負荷試験で得られる酸素摂取量の最大値。運動強度を低いレベルから段階的に上げていくと，骨格筋活動が徐々に盛んになり，酸素摂取量は直線的に増加する。強度が高くなると有酸素性代謝に無酸素性代謝が加わり，最終的には運動制限因子である乳酸値の上昇により運動継続が不可能となる。酸素摂取量もその直前に限界に達し，その値を最大酸素摂取量という。

サプリメント（supplement）

日常の食生活だけでは十分に摂取できない栄養素を補助することを目的に作られた食品。

除脂肪体重（LBM，Lean Body MassとLBW，Lean Body Weight）

体重から脂肪を除いた重量。重量は筋肉，骨，脳・神経，内臓が含まれる。除脂肪体重の約50％が筋肉で占められることから全身の筋量の指標として用いられる。

自律神経（系）（autonomic nervous system）

呼吸や体温の維持，循環器系や消化器系の働きなどの生命の維持に必要な働きを調節する神経系の総称。自律神経は交感神経系と副交感神経系に分けられる。交感神経の作用は，精神的興奮・緊張時に亢進し，発汗・瞳孔拡張・心臓活動および呼吸の促進が起こる。副交感神経系の作用は交感神経系の逆の作用が生じる。

生活習慣病（life - style related disease）

食習慣，運動習慣，休養，喫煙，飲酒などの生活習慣が，その病気の発症，進行に関与する疾患群（平成８年公衆衛生審議会）。疾患としては肥満症，心臓病，インスリン非依存型糖尿病，高脂血症，高尿酸血症，アルコール性肝疾患などがある。

生理的燃焼値

生体内における食物の燃焼値で，アトウォーターの係数と同じである。糖質4.0kcal/g，脂質9.0kcal/g，たんぱく質4.0kcal/g，アルコール7.0kcal/g。

超回復（super compensation）

超回復とは，以前の状態と比較して高い水準まで回復することをいう。高強度の運動（トレーニングなど）後には貯蔵エネルギーの消耗，筋細胞の損傷などが引き起こされ，一時的に生体機能は低下するが，休養·栄養補給によってその機能は徐々に回復する。その回復はその後も持続し，運動実施前の水準以上に回復が起こる。この現象が超回復である。グリコーゲンの超回復などがよく知られている。

乳酸性作業閾値（lactate threshold）

漸増運動負荷試験中，血中の乳酸濃度が急激に上昇し始める時点における運動強度をいう。運動処方の負荷強度の設定やトレーニングの指標として用いられる。

爆発熱量計（bomb calorimeter）

食物などのエネルギー値を測定する装置。

ビタミン（vitamin）

生体の機能を正常に維持するために必要な栄養素のうち，体内で合成されないか，または合成量が少ないために食物として対外から摂取する必要のある有機化合物をいう。溶解性から水溶性と脂溶性に分けられ，それぞれのビタミンで体内での働きが異なる。

物理的燃焼値

爆発熱量計によって実測された食物のエネルギー値である。

分岐鎖アミノ酸（BCAA，branched - chain amino acid）

側鎖に枝分かれ状態の構造をもつアミノ酸の総称。ロイシン，イソロイシン，バリンの必須アミノ酸が相当する。分岐鎖アミノ酸は，骨格筋内の分岐鎖アミノ酸トランスアミナーゼによって代謝され，TCA回路に入り込んで運動中のエネルギー源になると共に筋たんぱくの合成分解の調節にも関与する。

ヘモグロビン（hemoglobin）

鉄を含む赤血球中の色素たんぱく質。WHOによる成人男子の基準値は14～18g/$d\ell$，女子では12～16g/$d\ell$である。

ミオグロビン（myoglobin）

筋肉内で酸素を運搬する，鉄を含むたんぱく質である。骨格筋の細胞膜からミトコンドリアに酸素を運ぶ働きをもつ。

ミトコンドリア（mitochondria）

真核細胞に存在する細胞内小器官。外膜と内膜の２膜から構成され，内膜内側はマトリックスとよばれる。主要機能はATPを合成する酸化的リン酸化であり，それに関与する電子伝達系とATP合成酵素は全ての内膜に存在する。マトリックスにはTCA回路，脂肪酸β−酸化系，アミノ酸酸化分解系などが存在している。また糖質から脂肪への変換やアミノ酸からグルコースへの変換なども行う。

ミネラル（mineral）

体内で合成することができず栄養素として必須なもののうち無機質であるもの。骨に最も多く（カルシウム）存在する他，さまざまな生体内の生化学反応系の補因子としてかかわり，また種々の酵素やアミノ酸などの構成因子にもなる。

無酸素性作業閾値（anaerobic threshold）

漸増運動負荷試験中，二酸化炭素排泄量や換気量，血中乳酸値が非直線的な２次曲線的増加を示す変曲点があり，その点をいう。現在では，血中乳酸値を基準にする方法を乳酸性作業閾値，二酸化炭素排泄量と酸素摂取量の直線の傾きが変化する点を見る方法（V - slope法）を換気性作業閾値とよぶ。

有酸素運動トレーニング（aerobic training）

主に有酸素系機構によって産生されるエネルギーを用いて行う作業能力を向上させるトレーニングで，呼吸循環性持久力を高めるトレーニングでもある。

レジスタンス運動（resistance exercise）

筋力トレーニングやウェイトトレーニングのように筋に種々の負荷抵抗をかけて行うトレーニングの総称。または抵抗を加えた運動のこと。

索　　引

AAA（Aromatic amino acid）芳香族アミノ酸　199
Active 80 Health Plan－第二次健康づくり　3
Af　71，73
all out（オールアウト：疲労困憊）92
anaerobic threshold（AT：無酸素性作業閾値）96
AT（anaerobic threshold：無酸素性作業閾値）96
AVP（arginin vasopressin）127
BCAA（Branched-chain amino-acid）分岐鎖アミノ酸（分枝鎖アミノ酸）199
BMI（Body Mass Index：体格指数）203
BV（生物価）10
cAMP　120
DHA（ドコサヘキサエン酸）15
DIT（Diet-Induced Thermogenesis：食事誘発性熱産生）168
ECG（electrocardiogram：心電図）89
EPA（エイコサペンタエン酸）15
GI　20
GLUT 1　19
GLUT 4　19
GLUT 5　44
Gたんぱく質共役型受容体　119
HDLコレステロール　173
Healthy People 2010　2
Hypokinetic Disease　2
JADA（Japan Anti-Doping Agency：(財)日本アンチ・ドーピング機構）158
JOCアンチ・ドーピング規程　155
LBM　201
LDL受容体　13
mRNA　9
n－3系脂肪酸　15
n－6/n－3比　15
n－6系　15
Na$^+$/グルコース共輸送担体（SGLT 1）44
NPU（正味たんぱく質利用率）10
OBLA　96
PER（たんぱく質効率）10
PHV（peak height velocity）年齢　192
P波　89
QOL（Quality of Life：生活の質）3
QRS　89
QT間隔　89
Quality of Life（QOL：生活の質）3
R－R間隔　89
REE（Resting Energy Expenditure）206
Resting Energy Expenditure（REE）206
RNA分子（mRNA）9
RTP（Rapid Turnover Protein）199
S：M：P比　15
SDA（特異動的作用）168
SGLT 1　44
Shear Stress（シアストレス：ずり応力）173
SOD：スーパオキシドジスムターゼ　31
ST　89
TCA回路　8
Thermogenesis（DIT：食事誘発性熱産生）168
tRNA　9
T波　89
UDP－グルクロンクロ酸　19
α－アミラーゼ　18
α－カロテン　23
α－限界デキストリン　44
α－トコフェロール　23
β－アラニン　25
β－カロテン　23
β－クリプトキサンチン　23
β－刺激剤　156
β－トコフェロール　23
γ－カロテン　23
γ－トコフェロール　23
δ－トコフェロール　23

あ

アクチンフィラメント（actin filaments）102
アクティビティ・ファクタ（activity factor：*Af*）71，73
握力測定方法　206
アスコルビン酸　26
アセスメント　202
アセチルCoA　20
アセチルコリン　89
アディポサイトカイン　188
アトウォーターの係数　60
アドレナリン（adrenalin：A）92，118，121，122
アミノ基（$-NH_2$）9
アミノ酸　46
アミノ酸インバランス　9
アミノ酸スコア　10
アミノ酸多糖類　19
アミノ酸の補足効果　9
アミノ酸プール　8，57
アミノ酸輸送系　46
アミラーゼ　43
アミロース　17，43，44
アミロペクチン　18，43
アルドステロン　127
アルブミン　198
アンジオテンシン　127
安静時エネルギー消費量　73
安静時代謝　65
安静時代謝率　74
安静時代謝量（resting metabolic expenditure：RE）74
安静時の酸素摂取量　94

安静時の循環機能　136
アンチ・ドーピング　152
アンチ・ドーピング活動　158
アンチ・ドーピング教育活動　159
アンチ・ドーピング使用可能リスト　153

い

胃　38
胃液分泌　39
イオンチャネル内蔵型受容体　119
異化作用　52
胃　相　39
イソマルトース　18
Ⅰ型（インスリン依存性）糖尿病　173
胃リパーゼ　13，40，46
いわゆる健康食品　150
飲作用　35
インスリン　20，120，123
インスリン依存性（Ⅰ型）糖尿病　176
インスリン受容体　119，125
インスリン非依存性（Ⅱ型）糖尿病　176
インピーダンス法　204

う

ウエスト/ヒップ比　205
ウリジン2－リン酸グルコース（UDPG）　19
ウリジン3－リン酸（UTP）　19
ウロン酸回路　19
運　動　146，165，186
運動指導　79
運動時の呼吸　91
運動処方　136
運動処方の手順　136
運動神経系の機能障害　114
運動生理学　3
運動中の消化器症状　49
運動低下症（Hypokinesia，Hypokinesie）　2
運動ニューロン　113
運動による体重調節　169
運動負荷検査　137
運動負荷量　178
運動不足　2
運動不足症　2
運動量　137，186

え

エイコサペンタエン酸（EPA）　15
栄　養　162
栄養アセスメント　198，202
栄養機能食品　149
栄養士法　202
栄養所要量　180
栄養生理学　3
栄養と体力の関係　164
栄養補助食品　157
エクソペプチダーゼ　45
エステル化　13
エネルギー消費量の測定法　206
エネルギー所要量　75
エネルギー出納バランス　167
エネルギー代謝　61，206
エネルギー代謝率（RMR）　66
エフェドリン　153
エマルジョン　46
エラスターゼ　8
エルゴジェニック（エルゴジェニックエイド）　150
エルゴジェニックエイド（エルゴジェニック）　150
塩基配列　9
嚥下運動　48
塩酸（胃酸）　8
遠心性ニューロン　113
エンテロキナーゼ　42
エンドペプチダーゼ　45

お

オールアウト（all out：疲労困憊）　92
オリゴペプチド　45
オリンピック・ムーブメント　アンチ・ドーピング規程　153，154
オルガネラ（細胞内小器官）　162

か

解硬　101
外呼吸　84
解糖系（glycolysis）　52
解糖系酵素　52
ガイドライン　144
カイロミクロン　13
カイロミクロンレムナント　13
化学受容体　85
化学的（酵素的）消化　34
化学的調節　85
化学的評価法　10
核　酸　200
拡張期血圧　90，92
確率論　182
過酸化脂質　15
過酸化反応　15
下垂体　118
ガス交換　86
脚　気　114
拮抗筋　99
活動代謝　66
カテコールアミン（cate-cholamine）　118，121，122，123
カテコールアミン系ホルモン　119
カフェイン　153
過負荷　131
体づくり　162
カリウム　174
カルシウム　48，175
カルシフェロール　23
カルボキシペプチダーゼ　8
カルボキシル基（-COOH）　7
カロテン　23
管腔内消化　34，42，45
肝グリコーゲン分解　122
胆汁酸塩　41
肝性リパーゼ　13
肝　臓　41
管理栄養士　189，202
含硫アミノ酸　7

き

機械的（理学的）消化　34
基礎代謝（basal metabolic rate：BMR）　73
基礎代謝基準値　73
基礎代謝量（basal metabolic rate：BMR）　64
基礎代謝量　73，206
キモトリプシン　8
逆蠕動運動　48

求心性ニューロン　113
給水ボトル　148
吸息運動　82
牛乳・乳製品　146
競技会外検査　155
競技会検査　155
強縮（tetanus）100
狭心症　88
共同筋　99
局所ホルモン　15
許容上限摂取量　180
キロミクロン　47
筋グリコーゲン蓄積量　147
筋グリコーゲン分解　122
禁止物質　153
禁止方法　153
筋線維　134
筋　肉　133

く

果　物　146
グリコーゲン　20
グリコーゲンローディング　21, 147
グルカゴン　125
グルコアミラーゼ　44
グルコース　18
グルコーストランスポーター　124, 125
グルコース輸送体　125
グルコース輸送担体　19
グルココルチコイド　126
グルタチオンペルオキシダーゼ　31
クレアチニン　200, 201
クレアチン　152
クロム（Cr）31

け

血　圧　90, 92
血圧抑制　175
血　液　88, 198
血液の循環　88
結合型アミノ酸　199
血漿遊離アミノ酸　199
血清脂質　200
血清総たんぱく質　198
血中グルコース濃度　123
血中ヘモグロビン量　164
血中遊離脂肪酸　122
血糖上昇指数　20
血流配分　93
ケトーシス　16
ケト原性アミノ酸　8
嫌気性（anaerobic）過程　53
原形質　162
健　康　163
健康運動指導士　189
健康寿命　181
健康増進政策　2
健康増進法　181
「健康づくりのための運動所要量」185
「健康づくりのための運動所要量」策定検討会報告書　185
健康と体力の関係　163
「健康日本21」3, 167, 181

こ

高インスリン血症　176
効果器　113
交感神経　113
好気性（aerobic）過程　53
口　腔　35
高血圧　174
高脂血症　200
膠質浸透圧　198
拘縮（contracture）101
甲状腺ホルモン　120
高炭水化物食　147
行動体力　162
興奮剤　155
抗利尿ホルモン（antidiuretic hormone：ADH）127
コエンザイムA（CoA）25
呼　吸　84
呼吸運動の調節　84
呼吸ガス交換比　62（respiratory exchange ratio：RERまたはR）62
呼吸器　84
呼吸商（respiratory quotient：RQ）62, 206
呼吸中枢　91
呼息運動　84
骨塩密度　133
骨格筋（skeletal muscle）98
骨格筋線維　105
骨粗鬆症　177
骨密度　133
コバラミン　25
コバルト（Co）31
コリパーゼ　46
コルチゾール（副腎皮質ホルモン）120, 121
コレシストキニン（CCK）41
コレステロール　116
コレステロールエステル転送たんぱく質（CETP）14
献立研究　175

さ

最大運動時の酸素摂取量　94
最大運動時の循環機能　136
最大下運動時の循環機能　136
最大骨塩量（ピークボーンマス）28
最大骨量　177
最大酸素摂取量（maximal oxygen intake：$\dot{V}O_2max$）94, 122, 164, 166, 186
最大酸素摂取量に対する%（%$\dot{V}O_2max$）137
サイトカイン　6
細胞外液　28
細胞増殖因子型受容体　119
細胞内小器官（オルガネラ）162
刷子縁膜オリゴペプチダーゼ　46
刷子縁膜ペプチダーゼ　46
サプリメント　11, 149
酸化型LDL（低密度リポたんぱく質）コレステロール　171
酸素摂取率　92
酸素摂取量　94
酸素分圧　87

し

ジアシルグリセロール　13
シアストレス：Shear Stress：ずり応力）172
持久力　196
刺激伝導系　89
死硬直（rigor mortis）101
脂質エネルギー適正比率　12

視床下部　118
自転車エルゴメーター　196
シナプス　111，113
シナプス間隙　112
シナプス伝達　111
シナプス反射　114
脂　肪　46
脂肪球（ミセル）　13
脂肪酸の長鎖化　15
収縮期血圧　90，92
シュクロース　18
主　菜　146
主食＋主菜＋副菜　145
主働筋　99
受容器　113
シュワン細胞　111
消　化　34
障害蓄積説　179
消化器　49
消化器系　35
消化機構　34
上限量　182，183
脂溶性ビタミン　22
小　腸　40
少糖類　17
静　脈　90
静脈血　88
食育　182
食育基本法　182
食　塩　174
食事摂取基準　79，144，182
食事調査　206
食事バランスガイド　184，190
食事誘発性熱産生（DIT：Diet-Induced Thermogenesis）　168
食事療法　202
食事療法指導　202
食生活指針　183
食　道　38
食物摂取頻度調査法　207
食物繊維　16
食　欲　170
除脂肪体重（LBM，Lean Body Mass）　169，203
自律神経　110，112，132
自律反射　114
心筋（cardiac muscle）　98，106
心筋梗塞　88
心筋の収縮力増大　92
神経筋伝達　112
神経系の分類　110
神経線維　132
神経的調節　84
神経伝達物質　122
新生児メレナ　24
振戦（tremor）　114
心臓のポンプ作用　136
身体活動　186
身体活動量　186
身体的トレーニング　131
身　長　203
伸張性収縮（exccentric contraction）　100
心電図（electrocardiogram：ECG）　89
人乳価　10
心拍出量　90，92
心房性Na利尿ペプチド（ANP）　122
心房性ナトリウム利尿ペプチド（atrial natriuretic peptid：ANP）　127
心容積　136

す

随意運動　113
随意筋（voluntary muscle）　98
膵液リパーゼ　13
髄　鞘　111
推奨量　182，183
膵　臓　41
水中体重法　204
推定平均必要量　182，183
水分補給　147
膵ホスホリパーゼA_2　47
睡眠代謝量　74
水溶性ビタミン　22
膵リパーゼ　46
スクラーゼ・イソマルターゼ複合体　44
スクリーニング検査　137
ステロイド（steroid）　116
ステロイドホルモン　119
スポーツ心臓　136
スポーツ診療　200
ずり応力（シアストレス：Shear Stress）　172

せ

生活活動強度　77
生活活動強度の区分　76
生活活動強度別生活動作　75
生活習慣病　3，114，171
生活の質（Quality of Life：QOL）　3
制限アミノ酸　9
成長ホルモン（growth hormone：GH）　118，121，126
成長ホルモン放出ホルモン（growth hormone-releasing hormone：GRH）　126
静的筋力　196
静的収縮（static contraction）　98
生物学的評価法　10
生理活性ペプチド　10
生理的燃焼値　58
世界アンチ・ドーピング機構（World Anti-Doping Agency：WADA）　153，158
脊　髄　110
脊髄神経　112
セクレチン　41
セルロプラスミン　31
善玉コレステロール　200
蠕動運動　48
全力パワー　196

そ

総エネルギー消費量　71
促進拡散　35
組織呼吸　84
組織呼吸からみた酸素摂取量　94
速　筋　104
ソマトスタチン　126

た

第１次国民健康づくり対策　3，181
第一制限アミノ酸　10
第１発育急進期　192
体格指数（BMI，Body Mass Index）　203
第３次国民健康づくり対策　181
代　謝　52
代謝水　32
体　重　203

体重調節　167
体循環　88
体性神経系　132
体組成　203
大腿囲　205
体たんぱく質　19
大　腸　42
第２次国民健康づくり対策　181
第２発育急進期　192
体密度（D）204
体　力　130，162，186
体力の定義　162
体力の分類　130
唾　液　35
脱アミノ反応　20
脱共役たんぱく質（Un-Coupling Protein：UCP）168
脱　水　147
多糖類　17
短縮性収縮（concentric contraction）100
単純拡散　34
炭水化物　43
単糖類　17
たんぱく質　44，177
たんぱく同化剤　155

ち

遅　筋　104
窒素バランス　201
窒素分圧　87
中枢神経　110
長鎖脂肪酸　12
腸　相　39
腸リパーゼ　13

て

定常状態　95
低密度リポたんぱく質（酸化型LDL）コレステロール　172
適性体重　167
鉄　199
デヒドロアスコルビン酸　26
転写因子　9

と

同化作用　52
糖原性アミノ酸　8
動作強度（Activity factor：*Af*）137
糖質摂取　146
糖質のエネルギー摂取構成比　16
糖質補給　146，148
糖質溶液　148
等尺性運動　92
等尺性収縮（isometric contraction）100
等速性収縮（isokinetic contraction）100
等張性収縮（isotonic contraction）100
動的筋力　196
動的収縮（dynamic contraction）100
動的平衡　9
糖尿病　176
動物性たんぱく質比率　6
動　脈　90
動脈血　88
動脈硬化の成因　172
ドーパミン（dopamine）118
ドーピング　152
ドーピング・コントロール委員会　155
ドーピング検査　155
特異動的作用（Specific Dynamic Action：SDA）65
特異動的作用　168
特定保健用食品　149
ドコサヘキサエン酸（DHA）15
トコフェロール　23
トランスフェリン　199
トリアシルグリセロール（中性脂肪）13，46
トリプシン　8
トリプトファン　25
トレーニングの原則　131
トレハラーゼ　44
トロポニン-トロポミオシン複合体（troponin-tropomyosin complex）（T-TMC）103

な

ナイアシン　25
内呼吸　84
内分泌（enodocrine）116
難消化性オリゴ糖　20
難消化性多糖　16

に

Ⅱ型（インスリン非依存性）糖尿病　176
ニコチン酸　25
ニコチン酸アミド　87
二酸化炭素分圧　87
24時間思い出し法　207
日本人の食事摂取基準　182
日本アンチ・ドーピング機構（Japan Anti-Doping Agency：JADA）158
乳　化　13
乳　酸　91
乳酸性作業閾値（lactate threshold：LT）122
ニューロン　110，114
ニューロンの機能　110
ニューロンの構造　111
尿　酸　200
尿素窒素　200
尿中窒素　201

ね

ネガティブフィードバック機構　118
熱産生量　168
熱　量　58

の

脳　110
脳神経　112
脳　相　39
能動輸送　35
ノルアドレナリン（noradrenalin：NA）89，92，118，121，122

は

肺活量　134
肺換気量　86
肺呼吸　84
肺呼吸からみた酸素摂取量　94
肺循環　88
ハイドロパーオキサイド（過酸化物）15
排便反射　48
肺胞換気量　85

肺容量　85
ハイリスク・アプローチ　187
バゾプレッシン（VP）127
発　育　192
発育速度曲線　192
発育率　192
発酵代謝産物　18
発　達　192
パントイン酸　25

ひ

非運動群　171
皮脂厚法　9
ビタミン　48
ビタミンA　23
ビタミンB_1　24
ビタミンB_2　24
ビタミンB_6　25
ビタミンC　26
ビタミンD　23
ビタミンD_2（エルゴカルシフェロール）23
ビタミンD_3（コレカルシフェロール）23
ビタミンDレセプター遺伝子　177
ビタミンE　23
ビタミンH　26
ビタミンK　24
ビタミンK_1（フィロキノン）24
ビタミンK_2（メナキノン）24
ビタミンK_3（メナジオン）24
非たんぱく質呼吸商（non-protein respiratory quotient：NPRQ）63
必須（不可欠）アミノ酸　8，9
必須脂肪酸　14
ヒドロキシアミノ酸　7
非必須（可欠）アミノ酸　9
非ヘム鉄　30
肥　満　167
肥満の改善　168
ピリドキサール　25
ピリドキサミン　25
ピリドキシン　25
ピルビン酸　20
疲労困憊（オールアウト：all out）92

ふ

ファーター乳頭　40
フェニルプロパノールアミン　153
フェリチン　29
負　荷　129
不可避尿　32
不感蒸泄　32
副交感神経　113
副　菜　146
副腎皮質刺激ホルモン（ACTH）119
副腎皮質ホルモン（コルチゾール）116，120，122
不随意筋（involuntary muscle）98
物質代謝　52
物理的燃焼値
プテロイルグルタミン酸　25
不飽和脂肪酸　12
不飽和化　15
プリン体　200
フルクトース輸送担体（GLUT５）44
プレアルブミン　199
プログラム（遺伝）説　179
ブロゼックの式　204
プロテインスコア　10
プロトロンビン　24
プロビタミンA　23
分岐鎖アミノ酸（分枝鎖アミノ酸）７，11
分枝鎖アミノ酸（分岐鎖アミノ酸）７，11

へ

平滑筋（smooth muscle）98，107
ヘーリング・ブロイエル反射　85
壁細胞　8
ペプシノーゲン　8
ペプシン　8
ペプチド（peptide）118
ペプチド結合-CO-NH-　7
ペプチドホルモン　127
ペプチド輸送担体　46
ヘム鉄　30
ヘモグロビン　６，29，87
ヘモグロビンの酸素解離曲線　87
ヘモクロマトージス（血色素症）30
ヘモシデリン　29

ほ

防衛体力　162
傍分泌（paracrine）116
飽和脂肪酸　12
ボーア効果　88，92
保健機能食品　149
保健師　189
歩行・走行の動作強度　141
骨　133
ポピュレーション・アプローチ　187
ホルモン（hormone）６，116
ボンブ・カロリーメーター（bomb calorimeter：爆発熱量計）59

ま～も

膜消化　18，34，42，46
マグネシウム　175
マクロファージ　172
末梢神経系　110
マルトース　18
マルトトリオース　18
マンガン（Mn）31
ミオシンフィラメント（myosin filaments）102
水　31
ミネラル　48
脈　圧　90
無酸素性作業閾値（anaerobic threshold：AT）96
メタボリックシンドローム　187，188
メチルテストステロン　153
メッツ（METs：metabolic equivalents：代謝当量）67
目安量　182，183
免疫機能　200
免疫細胞数　200
目標量　182，183
モノグリセロール　13
モリブデン（Mo）31
門　脈　90

や～よ

や　せ　167
やせの問題　168
有効換気量　85，86

有酸素運動トレーニング　166
有髄線維　111
遊離脂肪酸　13，127
葉　酸　25

ら〜ろ

ライフステージ　130
ラクターゼ・フロリジン水解酵素　44
ラクトース　18
ラジオアイソトープ（radioactive isotope：放射線同位体）　52
卵　価　10
ランビエーの絞輪　111
リコピン　23
リポたんぱく質　13
リポたんぱく質リパーゼ（LPL）　13
両性電解質　7
リン脂質　13
ルタチオンペルオキシダーゼ（GPX）　16
レシチンコレステロールアシルトランスフェラーゼ（LCAT）　13
レチノール　23，197
レチノール結合たんぱく　199
レニン　127
レムナント受容体　13
攣縮（twitch）　100
老化学説　179
老化を予防　172
ロコモーション　112
ロドプシン（視紅）　23

ネオ エスカ 運動・栄養生理学

2003年4月15日　第一版第1刷発行
2006年4月　1日　第二版第1刷発行
2011年4月　1日　第二版第4刷発行

編著者　橋本　勲
著　者　上原　万里子
　　　　南　久則
　　　　山田　哲雄
　　　　工藤　一彦
　　　　青地　克頼
　　　　稲山　貴代
　　　　松枝　秀二
　　　　齋藤　実
発行者　宇野　文博
発行所　株式会社　同文書院
　　　　〒112-0002
　　　　東京都文京区小石川5-24-3
　　　　TEL　(03)3812-7777
　　　　FAX　(03)3812-7792
　　　　振替　00100-4-1316
印刷・製本　中央精版印刷株式会社

Printed in Japan　ISBN978-4-8103-1285-0